PROF. DR. MED. MICHAEL SCHÄFFER
JEDER MAGEN HAT SEINEN REIZ

PROF. DR. MED. MICHAEL SCHÄFFER

JEDER MAGEN HAT SEINEN REIZ

Warum wir Sodbrennen bekommen
und Liebe durch den Magen geht.
Alles über unser empfindsamstes Organ

In Kooperation mit Christiane Paulsen

HEYNE ‹

Aus Gründen der besseren Lesbarkeit wird im Text das generische Maskulinum verwendet. Die Personenbezeichnungen gelten jedoch gleichermaßen für alle Geschlechter.

Diese Publikation enthält Links auf Webseiten Dritter, für deren Inhalte wir keine Haftung übernehmen, da wir uns diese nicht zu eigen machen, sondern lediglich auf deren Stand (Februar 2021) zum Zeitpunkt der Erstveröffentlichung verweisen.

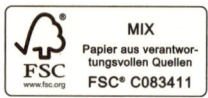

Penguin Random House Verlagsgruppe FSC® N001967

2. Auflage
Originalausgabe 2021

Copyright © 2021 by Wilhelm Heyne Verlag, München,
in der Penguin Random House Verlagsgruppe GmbH,
Neumarkter Straße 28, 81673 München
Redaktion: Anne-Kathrin Janetzky
Illustrationen: Ann-Kathrin Hahn, Das Illustrat
Umschlaggestaltung: Hauptmann & Kompanie
unter Verwendung eines Fotos von: © Kay Blaschke
Satz: Satzwerk Huber, Germering
Druck und Bindung: CPI books GmbH, Leck
Printed in Germany
ISBN: 978-3-453-20738-7
www.heyne.de

All jenen Menschen gewidmet,
denen der Magen mehr als er sollte zu schaffen macht
und die auf Linderung hoffen.

Und außerdem: Von Michael Schäffer für
Julia, Leopold, Luise, Ludwig

sowie von

Christiane Paulsen für ihre Familie und
allen, die sie bei ihren Buchprojekten seit Jahren
mit Interesse begleiten.

Inhalt

Prolog

Er ist Schwerstarbeiter, Sicherheitsdienst, Kommunikationsexperte und Gefühlsbarometer. Kaum vorstellbar, dass in 80 Lebensjahren 30 Tonnen Nahrung (bei Männern sogar 35 Tonnen) – und eben soviel Flüssigkeit (!) den Weg durch Ihren Magen passieren. Und wenn alles gut geht, nehmen Sie nicht einmal Notiz davon. Ihr Magen ist ein Allround-Künstler. Er sortiert, desinfiziert und zerkleinert die Nahrung im Vorhof zum Darm. Doch manchmal bekommen Sie zu spüren, dass das Powerzentrum Magen auch ein wahres Sensibelchen ist. Dann nämlich, wenn Sie allzu viel oder Verdorbenes gegessen haben. Da fackelt der Magen nicht lange, verweigert die Annahme und befördert alles flugs wieder nach oben.

Das Wunderwerk Magen kann uns mitunter auch richtig böse mitspielen. Übersäuerung und eine Infektion mit dem Keim Helicobacter pylori plagen so manchen und führen zu einer Magenschleimhautentzündung, zu Magengeschwüren und im schlimmsten Fall zu Magenkrebs. Zum Glück ist es aber meist nicht ganz so dramatisch. Häufig streikt der Magen auch ohne erkennbare Ursache. Wir nennen das Reizmagen. Wenn ihm etwas nicht passt – oft ist es schwer zu ergründen woran es mangelt – lässt er uns sauer aufstoßen. Ja, der scheinbare Grobarbeiter ist ein wahres Sensibelchen. Er lässt uns auf verschiedene Weise spüren, wenn wir Kummer haben und uns »etwas auf den Magen schlägt« und – weit positiver empfunden – wenn wir Schmetterlinge im Bauch haben, weil wir verliebt sind. Nicht umsonst heißt es, dass Liebe durch den Magen geht. Bei genauer Betrachtung erkennen wir –

weitaus mehr, als wir gemeinhin glauben – dass Signale nach dem Motto »Magen an Hirn« in unser Denkzentrum gehen und umgekehrt. So ist unser Bauchgefühl ein wichtiges Stimmungsbarometer, wenn unser Kopf nicht weiterweiß. Der Magen ist Projektionsort unserer körperlichen und seelischen Freuden und Leiden. Dass es dennoch möglich ist, auch ohne Magen zu leben, ist ein Wunder der modernen Chirurgie, die aufgrund der robusten Schale des Organs am Magen buchstäblich »das Laufen gelernt« hat.

Von all diesen emotionalen und medizinischen Fakten, vom Magenkribbeln bis zum Magendurchbruch, vom Magen ausleiern und vom Magen verkleinern, alles, was einem Arzt und Chirurgen im Alltag begegnet, davon handelt dieses Buch. Sie erfahren, wie Aperitifs und Digestifs wirken, was gegen Gallenbeschwerden hilft, welche Möglichkeit der Krebsvorsorge es beim Magen gibt und wie Sie Ihr Sodbrennen loswerden. Reale, erstaunliche und beeindruckende Geschichten zum Magen und spektakuläre Erlebnisse aus dem OP-Saal erwarten Sie. Kommen Sie mit auf eine Reise in Ihr eigenes Inneres und lernen Sie Ihren Magen kennen und lieben.

Anmerkung: Es erwarten Sie in diesem Buch spannende Fakten und Geschichten rund um das Thema Magen und zum Teil spektakuläre Magenoperationen, mit denen akut in Lebensgefahr schwebende Menschen gerettet werden konnten. Sollten Sie ungeduldig sein, so beginnen Sie das Lesen mit dem Kapitel »Achtung Ekelalarm« auf Seite 40. Doch versäumen Sie nicht, das Anfangskapitel »Haben alle den gleichen Magen?« ebenfalls zu lesen. Denn um die spannende Welt des Magens zu verstehen, ist es wichtig, einige Grundlagen zu kennen. Und die sind ganz bewusst den anderen Teilen des Buches vorangestellt. Sie werden es daher nicht bereuen, gleich mit dem ersten Kapitel zu beginnen und Erstaunliches über dieses Organ und die verschiedenen Untersuchungsmethoden zu entdecken.

Haben alle den gleichen Magen – und was treibt den Magen eigentlich an? Ein kleiner Überblick

»Bei leerem Magen sind alle Übel doppelt schwer.«

Christoph Martin Wieland (1733-1813)

»Wer interessiert sich denn schon für seinen Magen«, habe ich lachend gesagt, als Christiane Paulsen bei einem unserer Gespräche anregte, doch diesem Körperorgan ein ganzes Buch zu widmen. Begeistert war sie von meinen Erzählungen über Magenverkleinerungen, komplette Magenentfernungen und all die Funktionen des Magens. »Genauso gut könnte man auch sagen, wer interessiert sich schon für sein Herz, das Gehirn, den Darm oder die Haut, wenn er keine Krankheit hat«, entgegnete Christiane Paulsen und überzeugte mich mehr und mehr, doch wenigstens einen Teil meiner Freizeit zwei Jahre lang dem Projekt »Magen-Buch« zu widmen. Ganz einfach das aufzuschreiben, was mich als ärztlichen Direktor der Chirurgie des Marienhospitals in Stuttgart und auch in den Berufsjahren zuvor an verschiedenen Kliniken und medizinischen Berufsstationen immer wieder beschäftigt und gleichermaßen fasziniert hat.

Die meisten Menschen interessieren sich so gut wie nicht für ihre Organe. Warum auch? Solange diese funktionieren und keine Beschwerden verursachen, gibt es ja auch keinen Grund dafür – außer es ist jemand generell an medizinischem Wissen interessiert. Sei es aus reiner Neugier, sei es, weil man Verwandten oder

Freunden, die ein Leiden haben, beistehen will, oder weil jemand mit zunehmendem Alter selbst Beschwerden bekommt. Eigentlich müssten alle über die grundlegenden Funktionen ihres Körpers und seiner Organe Bescheid wissen. Eigentlich! Doch wird leider in Elternhaus, Kindergarten oder Schule heute viel zu wenig Grundlagenwissen vermittelt, und dies oft nicht unter ganzheitlicher Betrachtung. Dennoch gibt es immer wieder Menschen, die mehr wissen wollen – über sich selbst, über ihr Inneres. Nach anfänglichen Zweifeln dieses Buch anzugehen, wurde ich durch meine Familie, durch Freunde, aber auch Kolleginnen und Kollegen bestärkt, allgemein verständlich (frei nach dem Motto: »Seinen Magen muss man mögen«) die erstaunliche Welt des Magens, seiner Funktionen, aber auch potenziellen Erkrankungen im Dialog mit Christiane Paulsen aufzuschreiben.

Auf den ersten Blick ist der menschliche Magen nicht besonders spektakulär. Er besteht ganz schlicht aus einer Kammer. Im Grundsatz ist der Magen ein Hohlorgan aus Muskelgewebe, das innen mit Schleimhaut ausgekleidet ist. Der obere Magenteil, der direkt an die Speiseröhre anschließt, hat eine relativ gleichbleibende Wandspannung und besitzt vor allem eine Speicherfunktion. Der untere Magenabschnitt ist viel aktiver und bewegt sich fast die ganze Zeit. Denn er besitzt so etwas wie ein Schrittmacherzentrum in seiner Muskelschicht und hat vor allem Durchmischungs- und Aufbereitungsfunktionen. Der Magen von Wiederkäuern (wie Hirsche, Gämsen, Rinder, Schafe oder Antilopen) und Vögeln besitzt im Gegensatz zu dem des Menschen mehrere abgegrenzte Hohlraumsysteme, ist also mehrhöhlig. Insekten haben zum Teil hoch spezialisierte Organe, magenlos sind etwa Karpfenfische. Möglicherweise spielt bei diesem Fisch die Anpassung an die ursprüngliche Schnecken- und Muschelnahrung eine Rolle, gegen deren Kalkschalen Magensäure machtlos ist.

Nicht nur ein Magen

Bei den Wiederkäuern ermöglicht der mehrteilige Magen, durch eine mikrobielle Verdauung auch solche Pflanzen (insbesondere Kohlenhydrate aus ihnen) als Nahrung zu nutzen, welche für Tiere mit nur einem Magen unverdaulich sind. Der Ausdruck »Wiederkäuer« kommt daher, dass der vorverdaute Mageninhalt hochgewürgt und nochmals zerkaut wird, bevor die mechanisch weiter zerkleinerte Nahrung erneut geschluckt und der eigentlichen Verdauung zugeführt wird. Formal besteht der Wiederkäuermagen aus drei Vormägen, entwicklungsgeschichtlich unterschiedlich differenzierte Abschnitte der Speiseröhre, und dem Labmagen. Der Labmagen entspricht dem Magen jener Spezies mit nur einem Magen wie bei uns Menschen. Die Vormägen der Wiederkäuer werden Pansen, Netzmagen und Blättermagen genannt. Grob zerkaute Pflanzennahrung wird im Pansen und Netzmagen »fermentiert«, das heißt, sie wird mithilfe von Bakterien und anderen Mikroorganismen angedaut. Dabei frei werdende Gase (vor allem Methan und Kohlendioxid) werden durch Rülpsen an die Umwelt abgegeben. Nicht nur für uns Menschen unverdauliche Pflanzen können so verwertet werden. Die Produktion von Aminosäuren durch Mikroorganismen in den Vormägen macht Wiederkäuer auch unabhängig von mit der Nahrung zugeführten Aminosäuren – ganz anders als bei uns Menschen.

Zu unserer Nahrung gehören sogenannte essenzielle Aminosäuren, ohne die wir nicht leben können. Diese können wir nicht selbst herstellen. Ansonsten gibt es noch die nicht essenziellen Aminosäuren, die der Mensch wiederum aus anderen Aminosäuren selbst herstellen kann. Aminosäuren sind die Bausteine der Proteine, also von Eiweiß. Eiweiß benötigt der Mensch für die unterschiedlichsten Körperfunktionen. Dass Muskeln aus Eiweiß bestehen, wissen viele, dass ohne Proteine im Körper aber auch sonst fast nichts geht, ist eher wenigen bekannt. Proteine erfüllen Transportfunktionen im Blut – etwa als roter Blutfarbstoff Hämoglobin. Viele

Hormone und Nervenbotenstoffe sind Proteine, aber auch Enzyme, oder auch das in der Haut, im Bindegewebe und in Knorpel und Knochen vorkommende Eiweißgerüst Kollagen. Daher ist es so wichtig, dass wir uns ausgewogen ernähren. Denn nicht in allen Nährstoffen sind die gleichen Aminosäuren enthalten, und Eiweiß ist nicht gleich Eiweiß. Interessanterweise kommen aber alle essenziellen Aminosäuren in für den Menschen geeigneten Pflanzen vor – günstig für die Veganer unter uns.

Der Nahrungsbrei im Wiederkäuermagen wird, nachdem er angedaut und durchgemischt wurde, durch Kontraktionen der Vormägen und durch rückwärtslaufende, sogenannte peristaltische Wellen der Speiseröhre wieder in die Mundhöhle befördert.[1] Nach dem »Wiederkauen« wird die Nahrung erneut geschluckt. Der Netzmagen gibt dann kleine Nahrungsbestandteile an den Blättermagen ab, hier wird der Nahrungsbrei eingedickt, indem Wasser rückresorbiert wird. Von dort geht es in den Labmagen, in dem – ähnlich wie bei Tieren mit nur einem Magen – durch Salzsäure ein saures Milieu vorherrscht. Die Verdauung von Eiweißen und Fetten beginnt mithilfe körpereigener Enzyme. Neugeborene Wiederkäuer haben noch keinen funktionierenden Wiederkäuermagen. Hier nimmt der Labmagen die wichtigste und größte Fraktion ein. In dieser Phase sind die Neugeborenen stark von der Muttermilch abhängig. Durch die rasche Besiedelung des Pansens mit Mikroorganismen und der Umstellung auf pflanzliche Nahrung bilden sich jedoch rasch ein großer Pansen und damit auch ein funktionierender mehrkammeriger Wiederkäuermagen.

Haben alle Menschen den gleichen Magen?

In Form und Größe variiert der Magen beim Menschen genauso wie alle anderen Organe – so wie jeder eine andere Nase hat, groß, klein, breit oder flach, gerade oder krumm. Das durchschnittliche

Fassungsvermögen des Magens beträgt ein bis zwei Liter, größere und dickere Menschen haben tendenziell einen etwas größeren Magen – allerdings längst nicht in dem Ausmaß, wie man vermuten würde. Der »typische« Magen ist asymmetrisch nach rechts geschwungen und besitzt einen kleinen nach links oben gerichteten Blindsack mit Reservoirfunktion. Im Stehen bildet er sogar eine Art »Hakenform«.

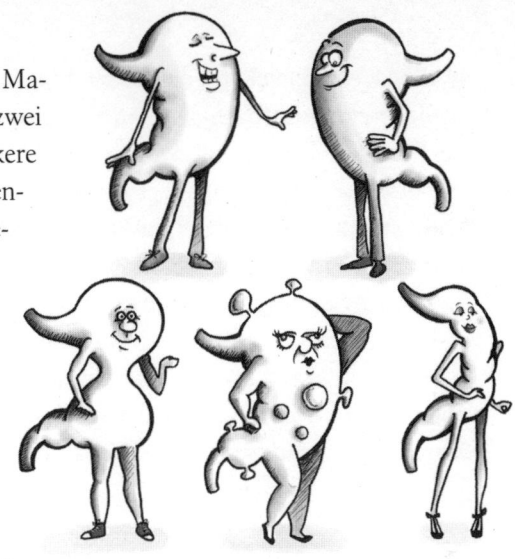

Bereits beim etwa fünf Zentimeter großen Embryo hat der Magen seine endgültige Form und Lage im Körper eingenommen, anschließend wächst er nur noch proportional weiter. Die Form eines jeden Magens verändert sich mit dem Füllungszustand, mit der Körperstellung – im Stehen streckt sich der Magen entsprechend der Schwerkraft – und mit der Lagebeziehung zu den benachbarten Organen. Hat der Magen etwa mehr Platz, weil die ansonsten neben ihm liegende Milz nach einem Unfall mit Milzriss entfernt werden musste, dehnt sich der Magen sofort aus und nimmt diesen Platz für sich in Anspruch. Die Magenform verändert sich entsprechend, da der Mageneingang an der Speiseröhre und der Magenausgang zum Zwölffingerdarm in ihrer Position festgelegt sind. Der Magen wirkt plump und liegt eher quer. Es gibt aber auch durchaus kuriose Magenformen, zum Teil als Geburtsfehler, zum Teil im späteren Leben erworben. Als Fehlbildung bei der Geburt etwa gibt es eine doppelte Ausführung mit zwei Mägen, umgekehrt kann der Magen ganz fehlen (Agenesie) oder man findet den Magen nur als schlankes Rohr (Mikrogastie). Auch Einschnürungen in der Mitte sind bekannt, dann sieht er aus wie eine Sanduhr, oder Ausstülpungen, sogenannte Divertikel. Häufig machen diese Fehlbildungen schon direkt nach der Geburt große Probleme, können aber glücklicherweise durch eine Operation meist weitgehend korrigiert werden. Im Laufe des Lebens erworbene, »kuriose« Lage- und Formvarianten sind am häufigsten durch einen Zwerchfellbruch bedingt. Der Magen rutscht dann teilweise oder ganz in den Brustraum und führt dabei oftmals sogar noch Teildrehungen um die eigene Achse durch (siehe S. 63 ff.).

Es gibt sogar die Variante »Alles verkehrt herum«, ein sogenannter *Situs inversus* – zum Glück keine Krankheit, sondern nur eine anatomische Besonderheit, denn alle Organe funktionieren normal. Otto Spiegel, der sich mit krampfartigen linksseitigen (!) Oberbauchbeschwerden bei mir vorstellte, musste uns Ärzte erst einmal auf die richtige Spur bringen. »Ich glaube, ich habe es an der Galle«, sagte er. Als er unsere ungläubigen Gesichter sah – Gallenbeschwerden sind normalerweise im rechten Oberbauch lokalisiert –, schmunzelte er und sagte: »Wundern Sie sich nicht, bei mir ist alles spiegelverkehrt. Gallenblase und Leber liegen links, auch der Magen macht eine Krümmung nach links und nicht nach rechts, sogar das Herz liegt auf der rechten Seite.« Und wirklich, unsere weiteren Untersuchungen mit Ultraschall und Computertomografie – wir wollten einfach auf Nummer sicher gehen, denn ein kompletter Situs inversus kommt höchstens bei einem von 8000 Menschen vor – zeigten ein spiegelverkehrtes Bild aller inneren Organe. Herr Spiegel erzählte weiter, dass er schon als Jugendlicher von seiner anatomischen Besonderheit erfuhr, aber unter eher unangenehmen Umständen. Damals wurden noch Röntgenbilder an Leuchtschirmen zur Betrachtung aufgehängt und nicht, wie heute meist üblich, digital am Computer begutachtet.

Schnell war so ein Röntgenbild auch einmal verkehrt herum aufgehängt – ein typischer Anfängerfehler, denn die Organe bildeten sich nun verkehrt herum ab, genauso, wie sie beim Situs inversus tatsächlich liegen. Man ahnt es nun schon – der damalige Arzt bezichtigte die arme Röntgenassistentin, die Bilder falsch herum beschriftet und aufgehängt zu haben, während sie natürlich und zu Recht ihre Unschuld beteuerte. Ein Wort gab das andere und die Assistentin verließ türknallend den Raum. Wir dagegen waren glücklicherweise vorgewarnt und bereiteten alles für die nun anstehende Gallenblasenoperation vor. Ich muss gestehen, dass ich mich richtig auf diesen Eingriff freute. Als Linkshänder versprach ich mir sogar gewisse Vorteile, denn eine »normale« Gallenblase wird mit rechts operiert. Aber die Macht der Gewohnheit und Übung zeigte uns, wie schwierig das Umdenken manchmal sein kann – in etwa so, als ob man zum ersten Mal im Linksverkehr in England oder Südafrika Auto fährt, am besten in einem mehrspurigen Kreisverkehr. Im Operationssaal stand das ganze Team mit OP-Schwester und Ärzten dann auch komplett spiegelverkehrt, die Kamera bei der Schlüssellochoperation kam von der gegenüberliegenden Seite – immer wieder mussten wir uns neu orientieren und uns versichern, dass alles korrekt verlief. Letztendlich ging die Operation gut und Herr Spiegel konnte das Krankenhaus nach wenigen Tagen gesund und ohne Gallenbeschwerden verlassen.

Gibt es einen Magenschrittmacher?

Der Verdauungsprozess im Magen ist stark von der Muskelaktivität der Magenwand abhängig. Die Muskelaktivität wiederum unterliegt elektrischen Impulsen aus verschiedenen Nerven. Wissenschaftler nehmen an, dass es ähnlich wie beim Herzen auch am Magen so etwas wie einen Schrittmacher gibt, der speziell die unteren Abschnitte des Magens koordiniert. Entsprechend gibt es krankhafte Veränderungen, die mit einer verminderten oder erhöhten Muskelaktivität einhergehen. So ist bei Patienten mit Blutzuckererkrankung (Diabetes) die Muskelaktivität vermindert, es entsteht ein »schlaffer« Magen. Die Folge ist eine verlangsamte Magenentleerung. Patienten leiden dann selbst schon bei kleinen Mahlzeiten unter chronischem Völlegefühl und Übelkeit. Umgekehrt können wir bei übergewichtigen Patienten eine vermehrte Muskelaktivität mit entsprechend beschleunigter Magenentleerung beobachten. Ein voller Magen bedeutet für den Körper: »Ich bin satt.« Eine schnellere Magenentleerung führt zu einem kürzer anhaltenden Sättigungsgefühl, da der Speisebrei rascher in den hinter dem Magen liegenden Zwölffingerdarm abgegeben wird. Die Folge ist erneuter Hunger und die Versuchung sofort wieder zu essen.

Bei »Verdauungsproblemen«, für die der Magen verantwortlich gemacht wird, werden von Ärzten zunächst meist eine ganze Reihe verschiedener Tropfen oder Tabletten verschrieben. Diese sollen die Magenentleerung beschleunigen. Meist helfen diese dann auch, allerdings unterschiedlich gut. Ist die Wirkung dieser Medikamente nicht ausreichend, führt in sehr seltenen und besonders hartnäckigen Fällen der Weg schließlich zum Chirurgen.

Aus der Erkenntnis, dass es auch am Magen einen natürlichen Schrittmacher gibt, wurde die Idee geboren, im Falle einer Fehlfunktion einen künstlichen Schrittmacher mit Elektroden in den Magen einzusetzen. Und so funktioniert es: Die Elektroden werden in einem kleinen chirurgischen Eingriff in Schlüssellochtechnik (in Vollnarkose) nahe dem Magenausgang platziert, da hier der größte Effekt zu erwarten ist. Das Steuerungsgerät, über Kabel mit den Elektroden verbunden, ist ein kleiner Computer und wird direkt unter der Haut eingesetzt. Dadurch kommt man leichter an das Steuergerät heran, falls die Batterie ausgetauscht werden muss oder der Ersatz des Gerätes erforderlich ist. Wird nun das Steuergerät entsprechend eingestellt, kommt es zu einer verlangsamten Magenentleerung und damit zu einem länger währenden Sättigungs- und Völlegefühl. Umgekehrt können die Elektroden aber auch so platziert und eingestellt werden, dass sie die Magenaktivität insgesamt stimulieren und damit eine schnellere Magenentleerung bewirken. Dies ist bei Patienten mit Blutzuckerkrankheit und einer verlangsamten Magenentleerung bis hin zur kompletten Magenlähmung erwünscht. Die Erfolge einer solchen Therapie sind leider sehr unterschiedlich und die Erwartungen sollten nicht zu groß sein. Eine völlige Normalisierung kann meist nicht erreicht werden. Aber für manche Menschen bedeutet ein solcher künstlicher Magenschrittmacher dennoch eine Verbesserung der Lebensqualität.

Wie so häufig bei chronischen Erkrankungen und nur mäßigen Erfolgen der Schulmedizin, sind auch hier alternative Behandlungsmethoden nachgefragt. Eine davon ist Akupunktur. Bei der Akupunktur, die eine Behandlungsmethode der traditionellen chinesischen Medizin darstellt, werden in mehreren Sitzungen meist dünne Nadeln an bestimmten Stellen im Körper eingestochen, an den sogenannten Akupunkturpunkten. Hierüber soll der Fluss der »Lebensenergie«, auch Qi genannt, beeinflusst und so eine Wirkung auf Organe und Körperfunktionen ausgeübt werden. Die Ergebnisse der Akupunktur beim Magen sind im Einzelfall ganz gut, im Rahmen von wissenschaftlichen Überprüfungen aber häufig widersprüchlich. Eine systematische Analyse kommt daher auch zu dem Schluss, dass keine verlässliche Aussage zum Stellenwert der Akupunktur bei der Behandlung von Magenentleerungsstörungen getroffen werden kann – das heißt, man weiß bis heute nicht wirklich, ob sie hilft oder nicht.

Näherung an das große Unbekannte –
Testen, Tasten, Technik:
Wie untersucht man einen Magen?

»Zuerst die Beobachtungen und dann der Versuch, dann das Denken ohne Autorität, die Prüfung ohne Vorurteil.«

Rudolf Virchow (1821–1902)

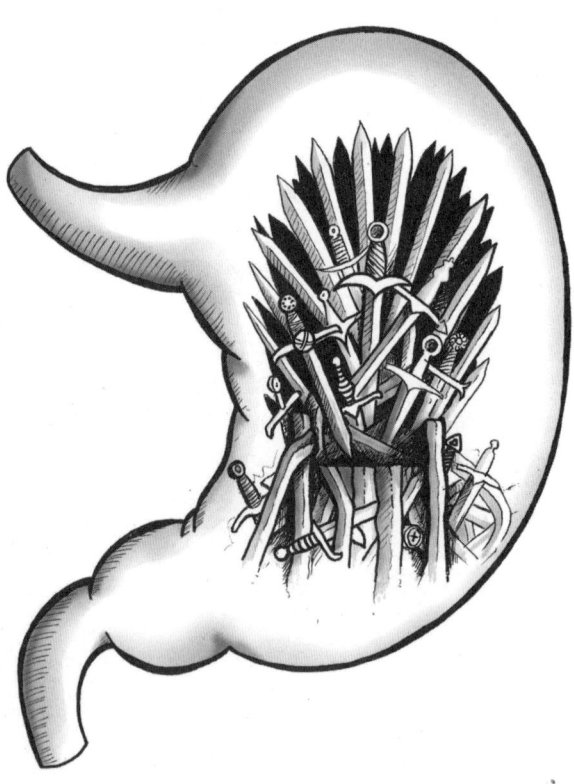

Schwertschlucker und die Idee
der Magenspiegelung

Wenn hinter der Koutoubia-Moschee in Marrakesch die Sonne untergeht, wird unweit davon auf dem Marktplatz Djemaa el-Fna – das heißt »Platz der Geköpften« – das Nachtleben aufgedreht. Nur etwa vier Flugstunden von Frankfurt, dreieinhalb Stunden von Zürich und etwas mehr als vier Flugstunden von Wien entfernt, taucht man ein in eine exotische, fremdartige Welt. Dann kommen sie, Gaukler, Jongleure, Schlangenbeschwörer, Wahrsagerinnen, Henna-»Künstlerinnen« und unterschiedlichste Garküchen-Betreiber. Das laute Treiben bildet zusammen mit den unterschiedlichen Düften des Vorderen Orients eine eigenartige, fremde Kulisse, die nicht nur Augen und Ohren, sondern auch die Geruchssinne vereinnahmt. Wer schon dort war, wird dies nicht so schnell wieder vergessen.

Was der La Place, wie das Areal heute genannt wird, und das allabendliche Treiben mit dem Magen zu tun hat? Nun, mehr, als sich das manche begeisterte Besucher denken. Zum einen kann man sich durch den unvorsichtigen Genuss der Speisen aus den Garküchen Magenverstimmungen oder Magen-Darm-Infektionen »einfangen«. Dann hat man nicht nur exotisch anmutende Urlaubsbilder als Andenken, sondern noch tage- und im schlimmsten Fall wochenlang Magen-Darm-Probleme. Zum anderen gibt es auf dem La Place immer wieder auch Schwertschlucker zu sehen. Und diese wagemutigen Menschen kommen ihrem Magen mit den kühn und mit gespielter Selbstverachtung in den Rachen geschobenen Degen oder Schwertern sehr nahe. Schwertschlucker sind seit jeher spektakuläre Jahrmarktsattraktionen. Keineswegs ist dies aber auch für »Profis« eine harmlose Angelegenheit; leichtere Verletzungen sind sehr häufig. Allerdings gibt es auch wahre Experten unter den Schwertschluckern. Viele können mehrere Schwerter gleichzeitig bis in den Magen einführen, einzelne bis zu zehn Schwerter. Der

Rekord eines lebenden Schwertschluckers liegt bei 16 auf einmal geschluckten Schwertern.

Dazu muss man wissen, dass gemäß der internationalen Schwertschluckervereinigung eine Schwertklinge mindestens zwei Zentimeter breit und 38 Zentimeter lang sein muss. 50 bis 60 Zentimeter lange Schwerter sind keine Seltenheit, der Rekord liegt angeblich bei 82,5 Zentimetern. Jeder fünfte Schwertschlucker hat einer Untersuchung zufolge schon einmal ein Loch im Rachen oder in der Speiseröhre gehabt, jeder dritte eine Blutung in der Speiseröhre oder im Magen. Einem von 46 befragten Schwertschluckern musste sogar einmal ein Brotmesser durch einen Bauchschnitt aus dem Magen geholt werden. Nur bei stark überstrecktem Kopf bildet die Speiseröhre, die durchschnittlich etwa 25 Zentimeter lang ist, eine gerade Linie. Entsprechend wird das Schwert immer in dieser Position eingeführt. Schwertschlucker müssen sich zudem den Würgereflex abtrainieren und in der Lage sein, die Muskulatur im Rachen und in der Speiseröhre, die nach gängiger Lehrmeinung nicht einer willkürlichen Beeinflussung unterliegt, komplett zu entspannen. Tägliche Übungen über Monate und Jahre sind daher Voraussetzung für eine erfolgreiche Schwertschluckertätigkeit.

Die erste Magenspiegelung unter Verwendung von Spiegeln und einer Gaslampe wurde entsprechend mit einer starren Röhre 1868 von Adolph Kußmaul (1822–1902) an einem Schwertschlucker in einer Weinschenke – wohl die »Wolfshöhle« – der Breisgaumetropole Freiburg vorgenommen. Was aus der Versuchsperson wurde, ist nicht überliefert. Und dem damaligen Experiment hätte ich auch nicht beiwohnen wollen. Es ist erstaunlich, welchen Torturen sich Menschen schon unterzogen haben – sei es aus Übermut, im betrunkenen Zustand oder einfach nur, um den »starken Mann« zu spielen. Wir wären jedoch um manche Erkenntnisse ärmer, wenn nicht irgendwelche Leute aus medizinischer Neugier heraus oder einfach als »Mutprobe« den Anfang gemacht hätten, unsere

Körper-Innenwelt zu erforschen. Heute jedenfalls ist eine »Magenspiegelung«, bei der typischerweise Speiseröhre, Magen und meist auch der erste Abschnitt des Zwölffingerdarms untersucht werden, in Expertenhänden eher ungefährlich. Verletzungen kommen nahezu ausschließlich an vorgeschädigten Speiseröhren vor, also wenn die Speiseröhre aus irgendeinem Grund ganz besonders empfindlich ist, oder wenn diagnostische oder therapeutische Maßnahmen ergriffen werden. Muss etwa ein Tumor aus der Speiseröhre oder dem Magen entfernt oder eine Probe außerhalb des Magens mit einer Nadel durch die Magenwand entnommen werden, kann es in seltenen Fällen zu einer Verletzung kommen. Ein richtiges Loch in der Speiseröhre oder im Magen ist immer gefährlich. Winzige Löcher »verklebt« unser Körper von allein, größere müssen aktiv verschlossen werden.

Magenspiegelung

Heute sind es biegsame und bewegliche schwarze Schläuche, die in den Magen eingeführt werden. Die Spitze des Schlauches kann aktiv bewegt werden, damit man besser um Ecken und Kurven sehen kann. In den Schläuchen verlaufen ein Lichtkanal zum Ausleuchten der Organe, ein Kanal mit einer Glasfaseroptik, der meist an einen Bildschirm angeschlossen ist sowie ein oder mehrere Arbeitskanäle, durch die sehr feine Arbeitsgeräte, wie etwa Zangen oder Punktionsnadeln, eingeführt werden können. Damit es für den Patienten nicht so unangenehm ist, wird heutzutage während der Untersuchung meist ein kurz wirksames Schlafmittel gespritzt. Patienten müssen vor einer Magenspiegelung nüchtern sein, das heißt, sie dürfen am Tag der Untersuchung nichts gegessen oder getrunken haben. Mit »nüchtern« im Sinne von »kein Alkohol« hat der medizinische Begriff – anders, als man leichthin annehmen könnte – nichts zu tun.

Das Gastroskop (von griechisch *gaster*: Magen, Bauch), wie das Gerät zur Magenspiegelung genannt wird, ist das wichtigste Instrumentarium für Untersuchungen am Magen. Die allermeisten Erkrankungen des Magens spielen sich in seinem Inneren bzw. auf der Innenfläche der Magenwand ab. Wird eine Erkrankung des Magens vermutet, wird dieser daher auch meist als Erstes von innen betrachtet. Da hat es natürlich ein Hautarzt leichter, er benötigt nur seine eigenen Augen und gegebenenfalls spezielle Vergrößerungsgläser. Ein Gastroenterologe, also ein Internist mit Spezialisierung auf Magen-Darm-Erkrankungen, der »seine« Organe betrachten möchte, muss immer zuerst zum Gastroskop für den Magen und zum Koloskop (von lateinisch *colon*: Darm) für den Darm greifen. Mit dem Gastroskop können Speiseröhre, Magen und Zwölffingerdarm untersucht werden. Neben der reinen Blickdiagnose beim Betrachten des Magens von innen können auch Proben entnommen werden. Gut- und bösartige Veränderungen lassen sich so nach einer Analyse im Labor unterscheiden. Auch Geschwüre oder Magenschleimhautentzündungen können erkannt werden, genauso wie eine Infektion mit dem Magenkeim *Helicobacter pylori*.

Neben der Diagnostik kann mit dem Gastroskop auch behandelt werden. In erster Linie kommen hier Blutungen infrage. Mit Clips oder in die Magenwand eingespritzter Flüssigkeit können kleine Gefäße verschlossen und Blutungen gestillt werden. Das ist manchmal recht knifflig, wenn ein spritzendes Gefäß gefasst werden soll, ohne dabei permanent die Optik vollzukleckern. Moderne Gastroskope haben daher auch immer eine Spülvorrichtung, mit der man sich sofort wieder klare Sicht verschaffen kann. Neben Blutungen können auch oberflächliche Tumoren behandelt werden, die noch nicht zu sehr in die Magenwand eingewachsen sind. Solche kleineren Tumoren und Polypen, die manchmal wie blumenkohlartige Wucherungen aus der Magenwand ragen, können oft über eine Magenspiegelung abgetragen werden. Gelingt es nicht, eine Blutung mittels Magenspiegelung zu stillen, oder ist der Tumor zu groß oder bereits zu tief in die Magenwand eingewachsen, muss es der Chirurg richten. Gastroenterologe und Chirurg müssen sich daher immer gut absprechen, welcher Patient wie am besten geheilt werden kann. Häufig, etwa bei einer Blutung im Magen, versucht zunächst der Gastroenterologe die Blutung zu stillen, weil es das schonendere Verfahren ist, und übergibt den Patienten direkt an den Chirurgen, falls er nicht erfolgreich ist. Zum Glück für unsere Patienten gelingt es heute aber in den meisten Fällen, Blutungen durch eine Magenspiegelung zum Stillstand zu bringen.

Vor »innen« kommt »außen«

Doch bevor es zu einer Magenspiegelung kommt, sind andere, sehr wichtige Untersuchungsschritte erforderlich. Zunächst fängt nach dem Gespräch mit dem Patienten alles von außen an. Den Magen von außen zu untersuchen ist schwierig. Auch sind die Aussagen von Patienten, sie hätten Magenschmerzen, für uns Chirurgen mit Vorsicht zu genießen. Gerne werden alle möglichen Empfindungen und Schmerzen im Bauch zwischen Brustbein und Nabel mit dem Magen in Verbindung gebracht. Oft klagen nämlich Patienten, die in die Notaufnahme kommen, über »Magenschmerzen« und meinen »Bauchschmerzen«. Selbst auf Nachfrage, ob sie denn Bauchschmerzen hätten, antwortet manch Geplagter, nein, er hätte »Magenschmerzen«. Wäre die Lage nicht so ernst, könnte man die Situation fast komisch finden. Wir Ärzte wissen, dass der Magen häufig nicht an den Schmerzen und der zugrunde liegenden Krankheit beteiligt ist. Schmerzen in der Magengrube können nämlich genauso gut vom Zwölffingerdarm, Dünndarm, Blinddarm, von der Bauchspeicheldrüse und Gallenblase herrühren. Bei der Untersuchung des Bauches gilt es für uns Ärzte daher, sowohl das richtige Organ als Ursache des Übels zu identifizieren als auch in der Folge daraus die Art der Erkrankung zu erkennen – handelt es sich also etwa um eine harmlose Magenverstimmung, ein gutartiges Magengeschwür oder gar einen bösartigen Tumor im Magen?

So wie bei Anna-Lena Häberlein. Die 19-jährige Studentin im 2. Semester wollte erst gar nicht zum Arzt gehen. Seit etlichen Tagen fühlte sie sich nicht wohl. Sie hatte nach eigenen Angaben ein »komisches Gefühl« im Bauch. »Du wirst doch nicht schwanger sein«, habe ihre Mutter gesagt. »Natürlich nicht«, sei ihre Antwort gewesen, schließlich habe sie sich vor einem halben Jahr von ihrem Freund getrennt. Weil ihre Mutter ihr einfach nicht glauben wollte, habe sie einen Schwangerschaftstest gemacht, um diese zu überzeugen. Eigentlich wolle sie aber nur ihre Ruhe und keine Bauchschmerzen mehr, sagt mir Anna-Lena Häberlein. Geschickt hatte sie ihr Vater. Ihn hatte ich zwei Jahre zuvor operiert und er war es auch, der um einen Termin für seine Tochter gebeten hatte. Bei diesem Fall ging ich klassisch vor. Erst einmal machte ich Anna-Lena klar, dass es sehr fürsorglich von ihren Eltern sei, darauf zu drängen, sich bei weiterem Unwohlsein ärztlichen Rat einzuholen. Auf Nachfrage berichtete sie mir, dass sie seit einigen Wochen krampfartige Bauchschmerzen habe, vor allem nach dem Essen. Operiert worden sei sie im Bauch bislang noch nie. Zudem klagte sie über vermehrte Blähungen und Aufstoßen, aber nicht über Probleme mit dem Stuhlgang. Je länger wir uns unterhielten, desto mehr verstärkte sich mein Eindruck, dass wahrscheinlich keine ernste Erkrankung vorlag. Eher war es der empfundene »Stress« aufgrund der anstehenden ersten Uni-Prüfungen, das »ewige Nachfragen« ihrer Eltern, wie es denn liefe, und die dauernden Anrufe ihres Ex-Freundes. Ich schlug ihr vor, sich mit ihren Eltern und ihrem Ex-Freund auszusprechen, ihren Zigarettenkonsum einzuschränken, auf den morgendlichen Kaffee und die Tablette Ibuprofen gegen die »Magenschmerzen« zu verzichten und wieder mit ihrem früher so geliebten Tennissport anzufangen.

Morgens und abends eine Tasse Kamillen- oder Ingwertee wären vermutlich auch ganz gut, zumindest vorübergehend. Sollte sich in den nächsten vier Wochen keine Besserung einstellen, so versprach ich ihr, würden wir über eine Magenspiegelung sprechen. Ich vermutete, dass zu viele Reize ihr buchstäblich auf den Magen geschlagen hatten, und baute auf die Selbstheilungskräfte mit Umstellung der körperlichen und psychischen Stressfaktoren – ein klassischer Fall von beginnendem Reizmagen.

Untersuchung mit den Ohren

Unter der körperlichen Untersuchung verstehen wir Ärzte eine Untersuchung des Patienten mit unseren eigenen Sinnen, gegebenenfalls unter Zuhilfenahme einfacher Instrumente. Einfache Hörrohre sind bereits im Altertum beschrieben. So berichtete der in Rom tätige griechische Arzt Archigenes im 2. Jahrhundert nach Christus von einem solchen Hörrohr als Mittel gegen Schwerhörigkeit und zur Verstärkung anderer Körpergeräusche. Heute benutzen wir natürlich feinere Instrumente; das Pendant zum Hörrohr ist das Stethoskop. Selbst zu einer Zeit, als das schmerzfreie Operieren innerer Organe noch lange nicht möglich war, wollten Ärzte mehr über die Vorgänge im Körper erfahren. Detaillierte anatomische Kenntnisse waren in Europa bis ins 12. Jahrhundert nicht vorhanden. Medizinhistoriker vermuten, dass die ersten Lehrsektionen – also ein bewusstes Eröffnen und Zerlegen des menschlichen Körpers zum Studium der Anatomie – um 1300 in Bologna durchgeführt wurden. In den meisten Kulturen stand das Eröffnen des menschlichen Körpers bis dahin unter strengsten Strafen.

Wie alle Ärzte möchte ich bei der Benutzung des Stethoskops zur Ergründung scheinbarer Magenbeschwerden etwas über die Geräusche des Magens und des Darms herausfinden. Ob Sie es glauben oder nicht – aber andere Organe im Bauch machen ganz einfach keine Geräusche. Besonders aufschlussreich sind die Töne des Dünndarms. Hier können wir ein leises Gurgeln und Glucksen, meist etwa alle fünf bis zehn Sekunden, hören. Das ist so völlig in Ordnung. Flüssigkeit und Gase werden im Darm transportiert. Sind die Geräusche nicht normal, können wir vermuten, dass auch die Darmbewegungen nicht normal sind. Auch der Magen macht Geräusche. Besonders laut ist oft auch das Magenknurren bei nüchternem Magen und Hunger. Jeder von uns kann das selbst immer wieder gut wahrnehmen. Wenn wir mit dem Stethoskop nichts im Bauch hören, bewegt sich auch der Darm nicht. Das ist definitiv nicht normal. Wir Mediziner sprechen dann von »Totenstille« und »Darmlähmung«. Diese ist äußerst gefährlich. Als Ursache kommt eine ganze Reihe von Erkrankungen infrage. Jegliche Art einer schweren Entzündung kann sie verursachen – angefangen von einer schweren Blinddarmentzündung über eine Bauchspeicheldrüsenentzündung bis hin zu einem Magen- oder Darmdurchbruch mit Bauchfellentzündung. Auch andere Erkrankungen könnten es sein, etwa eine Nieren- oder Gallenkolik. Nach Operationen im Bauch kann der Darm für einige Tage »beleidigt« sein und sich einfach noch nicht wieder richtig bewegen. Starke Schmerzmittel fördern diesen Zustand, denn Morphium oder Morphium ähnliche Medikamente blockieren den Darm.

Umgekehrt können Magen-Darm-Geräusche auch »vermehrt« sein. Hier ist der Darm besonders aktiv. Berichtet der Patient gleichzeitig über Durchfälle und Übelkeit oder Erbrechen, liegt die Vermutung nahe, es könnte sich um eine Gastroenteritis (Magen-Darm-Entzündung) handeln. Die häufigsten Ursachen sind Virusinfektionen und Lebensmittelvergiftungen mit Bakterien. Virusinfektionen muss man buchstäblich oft mit vielen Toilettenaufenthalten »aussitzen«. Denn ähnlich wie beim Schnupfen, bei der Grippe oder dem Anfang 2020 als Pandemie aufgetretenen Coronavirus gibt es auch für den Magen und Darm keine gezielte Therapie, welche die Erreger abtötet. Antibiotika helfen nur bei Bakterien und richten nichts gegen Viren aus. Gefährdet sind besonders kleine Kinder, kranke und ältere Menschen. Mit den Durchfällen gehen dem Körper Flüssigkeit und Elektrolyte (Salze) verloren, die es wieder zu ersetzen gilt. Bei gleichzeitig bestehender Übelkeit oder Erbrechen ist das manchmal gar nicht so einfach. Versuchen kann man es mit Elektrolytlösungen zum Trinken, gern mit etwas Traubenzucker, der erleichtert die Flüssigkeitsaufnahme im Darm. Hilft das alles nichts, muss im Zweifel künstlich über eine Infusion nachgeholfen werden.

Ein besonderes Augenmerk bei der Untersuchung des Bauches mit dem Stethoskop gilt neben der Quantität der Geräusche (also keine, wenige oder vermehrte) auch der Qualität. Nicht normal sind sogenannte »hochgestellte« Darmgeräusche, auch »metallisch klingend« genannt. Diese hören sich so an, als würden wir uns in einer Tropfsteinhöhle befinden und neben uns Tropfen in eine Wasserlache fallen. Ursache ist meist eine starke Engstelle im Darm, die nichts oder kaum noch etwas durchlässt. Der Darm vor der Engstelle ist dann aufgestaut und hier hören wir, eben wie in der Höhle, die hochgestellten Geräusche. Der Hohlraum wirkt wie ein Resonanzkörper in der Musik, der Klänge und Töne verstärkt.

Untersuchung mit den Händen

Nach dem Abhören des Bauches kommt die Untersuchung mit den Händen. Ähnlich wie am Brustkorb kann man den Bauch mithilfe beider Hände abklopfen. Über die Schallqualität können wir Ärzte Rückschlüsse über Ausdehnung und Veränderung der Organe gewinnen. Hierbei wird mit der Fingerspitze des rechten Mittelfingers (als Hammer) auf den flach auf den Bauch aufgelegten Mittelfinger der linken Hand geklopft (wenn der Arzt ein Rechtshänder ist). Viel Luft im Bauch ergibt einen anderen Klopfschall (hypersonor genannt) als festes Gewebe. Festes Gewebe hat etwa die Leber. Können wir also über einer größeren Fläche im rechten Oberbauch einen dumpfen, gedämpften Schall erzeugen, spricht dies für eine vergrößerte Leber. Auch viel Flüssigkeit im Bauchraum ergibt einen gedämpften Schall an den Flanken. Hier sammelt sich das Wasser zuerst, die zum Teil mit Luft gefüllten Darmschlingen schwimmen dann oben in der Bauchmitte. Durch die heute meist überall und jederzeit verfügbare Ultraschalluntersuchung des Bauches hat die Bedeutung des Abklopfens allerdings stark abgenommen. Trotzdem verzichte ich nicht darauf. Mithilfe des Ultraschalls kann ich dann die Informationen des Abklopfens genauer und in ihrer Aussagekraft umfassender gewinnen.

Anders verhält es sich mit dem Abtasten des Bauches. Das Abtasten ist bis heute durch keine medizintechnische Untersuchung zu ersetzen. Häufig hängt sogar die Entscheidung zu einer Operation, insbesondere einer Notoperation, allein von dem Befund des Abtastens des Bauches durch einen erfahrenen Chirurgen ab. Beurteilt wird dabei, ob im Bauch gerade etwas »Schlimmes« oder »nicht so Schlimmes« passiert, auch wenn die genaue Ursache noch nicht bekannt ist. Die Beurteilung spezieller Organe entzieht sich dabei meist jedoch einer genauen Untersuchung. Manchmal kann der Arzt, wenn er stark in den Bauch drückt, beim Einatmen des Patienten Informationen über die Leber gewinnen, denn die Leber kommt beim Einatmen durch das Absenken des Zwerchfells unter dem Rippenrand hervor. Auch große Tumoren werden gelegentlich dadurch entdeckt, dass der Patient selbst oder der Arzt einen großen, festen »Bollen« im Bauch ertastet. Die meisten Tumoren erzeugen allerdings Beschwerden, bevor sie so groß sind, dass sie durch die Bauchdecke getastet werden können. Da Patienten heute eher zum Arzt gehen als früher, ist das Ertasten großer Tumore im Bauch heute eher die Ausnahme als die Regel. Zum Glück, denn große Tumore sind meist gefährlicher als kleine, zumindest wenn es sich um die gleiche Art von Tumor handelt. Ein verändertes Körperbewusstsein, Aufklärung über vielfältige Untersuchungs- und Behandlungsmöglichkeiten, eine flächendeckende medizinische Versorgung sowie die verpflichtende Krankenversicherung für alle haben hier viel verändert. Noch Mitte des letzten Jahrhunderts, als die Medizin bereits mit Meilenstiefeln Fortschritte erzielte – man denke nur an die erste Herztransplantation 1967 –, kamen viele Patienten erst mit sehr fortgeschrittenen Befunden zum Arzt. Wucherungen, welche den Patienten entstellten – wie etwa riesige Kröpfe am Hals (monströse Schilddrüsenvergrößerungen) –, oder Tumoren, die bereits durch die Haut durchgebrochen waren und nicht nur schlimm aussahen, sondern häufig auch ebenso rochen, gehörten zum Alltag eines jeden Arztes.

Heutzutage ist das Abtasten des Bauches bei akuten Schmerzen viel wichtiger. Steckt eine Entzündung dahinter, was sehr oft vorkommt, und ist der Bauch weich und lässt sich vorsichtig eindrücken, so ist die Entzündung meist noch auf das Organ begrenzt, etwa bei einer einfachen Blinddarmentzündung. Ist der Bauch hingegen fest oder spannt sich ohne Willen des Patienten beim Abtasten an, deutet das auf eine Bauchfellentzündung hin. Spätestens, wenn dieses Phänomen des unwillkürlichen Anspannens der Bauchdecke nicht mehr nur auf eine Region begrenzt ist, etwa beim Blinddarm im rechten Unterbauch, sondern sich über den ganzen Bauch ausgedehnt hat, ist Gefahr in Verzug. Ärzte sprechen dann von einem »diffusen Peritonismus«. Die Ursache ist meist eine Bauchfellentzündung im gesamten Bauchraum. Bei einer Blinddarmentzündung kann das bedeuten, dass der Blinddarm geplatzt ist und sich Eiter im gesamten Bauch verteilt hat. Nur eine Notoperation kann solch einen Patienten retten. Die Entscheidung, ob ein Patient mit Bauchschmerzen wieder nach Hause geschickt wird oder zur Überwachung im Krankenhaus bleiben oder vielleicht sogar innerhalb weniger Stunden notoperiert werden muss, hängt also ganz stark davon ab, wie der Arzt den Ernst der Lage im Bauch einschätzt. Hier sind gleichermaßen Erfahrung und Gründlichkeit angesagt.

Ganz ohne ergänzende »technische« Untersuchungsbefunde geht es aber meist doch nicht. Blutuntersuchungen, EKG und Ultraschall gehören heute zu den wichtigsten Hilfsmitteln in der Notaufnahme und sind praktisch überall und jederzeit verfügbar.

Technische Untersuchungen
von Magen und Bauch

Laboruntersuchungen

Spezielle Laboruntersuchungen gibt es in der Notfallsituation für den Magen nicht, für den Darm im Übrigen auch nicht. Man kann im Blut also keinen »Magenwert« bestimmen – ganz im Gegensatz zu Leber und Herz. Hier gibt es die sogenannten Leberwerte oder Herzenzyme, die ganz speziell eine Erkrankung dieser Organe anzeigen. Zu den Notfällen des Magens gehören vor allem die Blutungen aus einem gutartigen Geschwür, aus einem bösartigen Tumor oder aus Krampfadern am Mageneingang. Ein Magendurchbruch, etwa bei einem großen Magengeschwür, bei dem Magensäure in den Bauch fließt, ist deutlich seltener, dafür aber meist gefährlicher. Auch starke Schmerzen in der Magengrube, ohne dass man eine ernste Ursache findet, plagen so manchen Notfallpatienten. Es gilt also rasch abzuklären, ob es sich um etwas Schlimmes handelt, das möglicherweise sogar sofort behandelt werden muss, oder ob es doch eher etwas Harmloses ist. Entscheidende Blutparameter sind daher der sogenannte Hb-Wert[2], der anzeigt, ob der Patient Blut verloren hat, und die Entzündungswerte. Zur Beurteilung einer Entzündung bedienen wir uns meist der weißen Blutkörperchen – die Abwehrzellen im Körper – und eines weiteren Parameters. Häufig wird dazu im Blut das sogenannte C-reaktive Protein (CRP) gemessen, das von Immunzellen in der Leber gebildet wird. Manchmal dient der Untersuchung einer Entzündung auch die »Verklumpungseigenschaft« des Blutes, die sogenannte Blutsenkungsgeschwindigkeit (BSG). Stellt man Blut in einem Röhrchen ab, sinken die roten Blutzellen, welche die Hauptmasse der Zellen im Blut ausmachen, nach unten. Kommt es nun zu einer Entzündung gleich welcher Art, ballen Entzündungsstoffe im Blut die roten Blutkörperchen stärker zusammen, sodass diese schneller zu Boden sinken. Je schneller die Blutkörperchen absinken – und das kann man messen –, desto stärker ist also die Entzündung. Unglücklicherweise sind alle diese Tests nicht spezifisch, das heißt, ein erniedrigter Hb-Wert zeigt nur eine Blutarmut an, nicht jedoch, wie schnell diese aufgetreten ist und wann oder wodurch. Es ist also möglich, dass der Patient über Wochen, langsam, jeden Tag ein bisschen Blut verloren hat oder aber in den letzten 24 Stunden ganz plötzlich und sehr viel. Außerdem kann die Blutung gewissermaßen »überall« im Körper aufgetreten sein. Eine Milzblutung in den Bauch nach einem Sturz sieht also in den Blutwerten genauso aus wie eine Magen- oder Darmblutung. Ähnlich verhält es sich mit den Entzündungswerten. Sie zeigen nur an, dass sich irgendwo im Körper eine Entzündung befindet, aber nicht wo oder wodurch sie entstand. Eine eitrige Ohrenentzündung lässt die Blutwerte ebenso ansteigen wie eine Nagelbettentzündung am Fuß, eine Blinddarmentzündung oder ein Magendurchbruch mit Bauchfellentzündung. »Gerätemedizin« allein bringt einen offensichtlich nicht weiter, sondern nur in Kombination mit Anamnese (Befragung) und körperlicher Untersuchung.

Außerhalb der Notfallmedizin gibt es eine Reihe von speziellen Laboruntersuchungen, welche für den Magen wichtig sind. Am häufigsten ist die Untersuchung auf den Keim, den man für den Hauptschuldigen für Magenschleimhautentzündungen und Magengeschwüre hält: Helicobacter pylori[3]. Meist fängt man sich den Keim schon in der frühen Kindheit ein und ohne Behandlung bleibt er ein Leben lang. Ist der Helicobacter pylori erst einmal erfolgreich mit Antibiotika beseitigt, ist das Rückfallrisiko gering. Experten schätzen es auf etwa ein bis zwei Prozent pro Jahr. Will man nun den Keim nachweisen, gelingt dies am besten über eine Probe aus dem Magen während einer Magenspiegelung. Anschließend kann das Bakterium angezüchtet und somit erkannt werden. Alternativ kann eine Helicobacter-Infektion auch mit speziell markiertem Harnstoff nachgewiesen werden. Dazu schlucken Patienten sogenannten C13-Harnstoff in einer kleinen Kapsel. Liegt eine Infektion vor, spaltet das vom Bakterium produzierte Enzym Urease den Harnstoff und setzt dabei C13-Kohlendioxid frei, welches schon nach 10 bis 30 Minuten in der Ausatemluft gemessen werden kann (daher auch C13-Atemtest genannt). Anders als man vielleicht denken könnte, ist dieser Test nicht radioaktiv und kann daher auch bei Schwangeren oder Kindern durchgeführt werden. Natürlicher Kohlenstoff (chemisch: C) besteht in der Natur zu 99 Prozent aus C12 und zu einem Prozent aus C13. Beide sind stabil, zerfallen also nicht und geben daher keine Strahlung ab. Der Unterschied der beiden Kohlenstoffe liegt darin, dass C13 ein Neutron im Atomkern mehr hat als C12. In der normalen Ausatemluft findet man demnach zu 99 Prozent C12-Kohlendioxid und nur ein Prozent C13; bei einem positiven Testergebnis, wenn also Helicobacter pylori vorhanden ist, entsprechend mehr. Benützt wird der C13-Atemtest gern zur Therapiekontrolle, wenn überprüft werden soll, ob der Helicobacter pylori nach einer Antibiotikatherapie noch vorhanden ist. Neben diesen beiden Tests kann auch im Blut und im Stuhl eine Helicobacter-Infektion des Magens nachgewiesen werden.

Ultraschalluntersuchung (Sonografie) des Magens

Ultraschalluntersuchungen gehören heute zu den am häufigsten eingesetzten technischen Untersuchungen in der Medizin. Schallwellen einer bestimmten Wellenlänge werden von dem Gerät ausgesendet und dringen in das zu untersuchende Gewebe ein. Ultraschall können wir nicht hören, da die Frequenz (= Anzahl der Schwingungen pro Sekunde) oberhalb unseres Hörbereichs liegt (daher »ultra«). Je nachdem wie das Gewebe beschaffen ist, gehen die Schallwellen mehr oder weniger stark hindurch oder werden zurückgeworfen (reflektiert) und von dem Ultraschallgerät wieder aufgefangen. Ein Computer errechnet dann ein Bild aus den zurückgeworfenen Schallwellen. Der große

Vorteil der Ultraschalluntersuchung ist, dass sie schmerzfrei und schnell angewendet werden kann, und dass die Strahlen, anders als Röntgenstrahlen, unschädlich sind. Bekanntermaßen wird Ultraschall daher auch zur Untersuchung des ungeborenen Kindes bei Schwangeren eingesetzt.

Normale Ultraschalluntersuchungen des Magens von außen haben heute in der Praxis nur eine geringe Bedeutung. Insbesondere Luft stört eine Ultraschalluntersuchung, und davon gibt es im Magen meist recht viel. Wird eine Ultraschalluntersuchung des Oberbauchs gemacht, also von jener Gegend, in welcher der Magen liegt, so sind es meist die übrigen Organe, die gut erkannt und beurteilt werden können. Dazu gehören speziell die Leber, Gallenblase und Milz. Wir Ärzte können also häufig die Organe um den Magen herum gut beurteilen und anschließend sagen, ob es Hinweise darauf gibt, dass die abzuklärenden Beschwerden diese anderen Organe betreffen oder nicht. Besonders bei der Gallenblase gilt der Ultraschall heute sogar als die beste Untersuchungsmethode überhaupt, noch vor der Computertomografie oder Kernspintomografie. Wenn der Magen mithilfe des Ultraschalls durch die Bauchdecke untersucht wird, können manchmal größere Tumoren erkannt werden; kleinere Veränderungen werden, technisch bedingt, leicht übersehen. Gut erkennbar ist jedoch, ob der Magen mit Flüssigkeit gefüllt ist. Das ist beispielsweise von Bedeutung, wenn der Magen nach einer Operation noch nicht wieder richtig arbeitet und der Patient über Übelkeit klagt. Wenn wir dann einen vollen, flüssigkeitsgefüllten Magen im Ultraschall sehen, wissen wir, woher die Übelkeit kommt.

Es gibt am Magen noch eine zweite Form des Ultraschalls, die sogenannte Endosonografie – »endo-« deshalb, weil der Ultraschall von innen gemacht wird. Dazu wird, wie bei der Magenspiegelung, ein Schlauch mit einer kleinen Ultraschallsonde durch den Mund in den Magen eingebracht und direkt am Ort des

Geschehens der Ultraschall durchgeführt. Die Bilder der Untersuchung werden auf einen Bildschirm neben dem Patienten übertragen und können so in aller Ruhe betrachtet werden. Da man bei dieser Untersuchung viel näher an möglichen Veränderungen im oder neben dem Magen dran ist, ist die Aussagekraft häufig viel besser als bei der Beurteilung von außen. Kleine Tumoren im Magen oder auch Lymphdrüsen neben dem Magen, die wir für die Analyse von Tumorerkrankungen brauchen, können so sehr genau erkannt werden.

Auch die Bauchspeicheldrüse, die hinter dem Magen liegt, kann mittels Endosonografie gut beurteilt werden. Da man die Bauchspeicheldrüse sonst schlecht erreicht, können mithilfe des Ultraschalls von innen auch Proben gewonnen werden. Unter Kontrolle des Ultraschalls werden kleine Stanzen ausgefahren und winzigste Proben über den Magenschlauch aus dem Magen oder aus der Bauchspeicheldrüse entnommen. Bei einer Punktion der Bauchspeicheldrüse muss natürlich – ähnlich wie bei einer Punktion durch die Bauchdecke, bei der man naturgemäß immer zuerst durch die Haut muss – erst einmal der Magen durchstoßen werden, um dann in die Bauchspeicheldrüse vorzudringen. Nur über eine solche Punktion lassen sich kleine Tumoren in diesem Organ abklären. Hierbei geht es immer um die Frage: Muss man den Tumor operieren und entfernen – weil er bösartig sein oder werden könnte – oder kann man ihn belassen?

Röntgenuntersuchungen des Magens

Röntgenuntersuchungen gehören zu den ältesten technischen Untersuchungen, die es für den Magen gibt. Wird ein normales Röntgenbild des Bauches ohne Kontrastmittel oder andere Vorkehrungen gemacht (sogenannte Bauchübersichtsaufnahme), wird grundsätzlich immer der ganze Bauch auf einmal geröntgt. Röntgenstrahlen sind nach Wilhelm Conrad Röntgen (1845–1923) benannt, der diese unsichtbaren Strahlen 1895 in Würzburg entdeckte und 1901 dafür den ersten Nobelpreis für Physik erhielt. Bei der Bauchübersichtsaufnahme interessiert vor allem, ob Luft außerhalb des Magens und Darms im Bauchraum zu erkennen ist. Das würde für einen geplatzten Magen oder Darm sprechen. Auch erkennt man auf so einer Röntgenaufnahme, ob der Darm arbeitet oder ob er wegen eines Darmverschlusses lahmgelegt ist. Bei einem Darmverschluss sieht man mehrere Flüssigkeitsansammlungen mit Luftblasen direkt über den Flüssigkeitshorizonten, sogenannten Flüssigkeitsspiegeln. Ein geplatzter Magen oder Darm bzw. ein Darmverschluss bedeuten fast immer eine Notoperation, sodass diese Diagnosen von größter Bedeutung sind.

Weitergehende Röntgenuntersuchungen am Magen werden immer mit Kontrastmittel gemacht, welches der Patient vor der Untersuchung trinken muss. Durch das Kontrastmittel können die Strukturen in und um den Magen besser auseinandergehalten werden. Wenn mehrere Röntgenaufnahmen hintereinander gemacht werden, können wir Ärzte sogar einen Eindruck davon gewinnen, wie gut das Kontrastmittel in den Magen hinein- und wieder herausfließt. Fließt es in Kopftieflage in die Speiseröhre zurück, so spricht dies für eine Störung der Verschlussfunktion am Mageneingang und erklärt die Ursache bei Sodbrennen. Fließt es zu langsam aus dem Magen heraus in den Zwölffingerdarm, handelt es sich um eine Magenentleerungsstörung.

Computertomografie (CT) des Magens

Bei der Computertomografie werden durch einen Computer aus verschiedenen Röntgenstrahlen digital Schnittbilder des Körpers rekonstruiert. Während die Anfang der 70er-Jahre des letzten Jahrhunderts erstmals beim Menschen eingesetzten Computertomografen noch relativ ungenau in ihrer Darstellung waren und länger als 30 Minuten für eine Untersuchung brauchten, sind die heute verwendeten, modernen Geräte brillant genau und rasend schnell. In feinsten Schichten wird der Körper in verschiedenen

Ebenen in Sekunden »gescannt« und in Schwarz-Weiß-Schattierungen dargestellt. Trotz der Strahlenbelastung sind daher CT-Untersuchungen in vielen Notfallsituationen zur Abklärung unklarer Befunde im Bauch und bei Tumoren heute Standard, auch beim Magen. Ärzte können auf den CT-Aufnahmen Größe, Form und Beschaffenheit von Organen sehen, sie können erkennen, wie die Organe zueinander liegen, ob Tumoren oder Entzündungen vorliegen, ob Flüssigkeit und Luft in den Organen an der richtigen Stelle oder womöglich durch einen Riss ausgetreten sind. Auch die Durchblutung der Organe kann mithilfe von Kontrastmittel, das in den Blutkreislauf gespritzt wurde, beurteilt werden. Wird etwa bei einer Magenspiegelung am Magen ein Tumor entdeckt, erfolgt anschließend immer eine CT-Untersuchung des Bauches, um zu sehen, ob dieser Tumor vielleicht auch schon andere Organe angegriffen hat. Häufig sind die verschiedenen Untersuchungen daher keine Entweder-oder-Entscheidung, sondern die verschiedenen Techniken ergänzen sich und geben jeweils andere Informationen.

Magnetresonanztomografie (MRT, Kernspintomografie)

Auch bei der MRT-Untersuchung wird der Körper in feinen Schichten dargestellt. Die Technik verzichtet auf Röntgenstrahlen und setzt auf die Wirkung starker Magnetfelder. Bestimmte Strukturen im Körper, etwa die Leber, können damit etwas genauer dargestellt werden als in der CT, andere, wie Zähne, dagegen weniger gut. Auch dauern die MRT-Untersuchungen deutlich länger als bei der CT, sie sind für viele Patienten trotz Kopfhörer beängstigend laut und für solche mit Platzangst wegen der meist engen Röhren häufig nicht unproblematisch. Metallgegenstände im Körper, wie künstliche Gelenke, oder auch Herzschrittmacher vertragen sich oft nicht mit den starken Magnetfeldern und machen daher eine MRT-Untersuchung unmöglich. Radiologen (Röntgenfachärzte) müssen somit immer entscheiden, welche Untersuchung für den Patienten die beste ist – je nach dem, was man bei welchem Patienten untersuchen möchte. Spezielle MRT-Untersuchungen des Magens sind aber insgesamt eher selten und werden meist nur durchgeführt, wenn ein Patient das Kontrastmittel, welches für ein CT benötigt wird, nicht verträgt.

Achtung Ekelalarm:
Wenn der Magen platzt – und andere unfeine Geschichten

»Iss was gar ist. Trink was klar ist. Red was wahr ist.«

Martin Luther (1483–1546)

Nichts für schwache Nerven

Um es gleich vorweg zu sagen: Dieses Kapitel ist schon eine Zumutung. Vor allem für Menschen, die zart besaitet sind und schon beim Anblick von Bildern oder Filmen, in denen offene Wunden, Blut oder detailgetreue Aufnahmen von Operationen zu sehen sind, sogleich Brechreiz oder Schwächegefühle verspüren. Alle anderen, also Leute mit starken Nerven oder solche, die vielleicht doch aus Neugier ihre Ekelgefühle überwinden können und wollen, erhalten hier Einblicke in besondere Situationen der Magenwelt, die nicht gerade zu den Lieblingsbeschäftigungen von uns Viszeralchirurgen[4] gehören, mit denen wir jedoch immer wieder konfrontiert werden. Und manche Konfrontationen vergisst man nie.

Kloake im Bauchraum

So war es auch an jenem schönen Sommerabend. Nach einem anstrengenden Operationstag, einer intensiven Sprechstunde und letztem Kalendercheck mit meinem Team zur finalen Planung der kommenden Woche freute ich mich an jenem Freitagabend auf zu Hause. Wir erwarteten Gäste und ich war voller Vorfreude auf ein leckeres Essen und einen leichten Sommerwein auf unserer Terrasse. Zu früh gefreut! Denn gerade als ich die Klinik verlassen wollte, wurde ich über mein Mobiltelefon wieder zurückgerufen. Es war ein etwa 38-jähriger, vollkommen alkoholisierter Mann in der Notaufnahme eingeliefert worden, bei dem der Verdacht eines Magendurchbruchs bestand. Alle anderen Ärzte unserer Klinik, die für Notoperationen in solchen Fällen infrage kommen, waren bereits mit anderen Notfällen beschäftigt. Wieder einmal ging es um Leben oder Tod, und wieder einmal – sicherlich kennen Sie in anderem Zusammenhang solche Tage – kam alles zusammen, was auch bei bester Planung und viel Fantasie normalerweise nicht zusammenkommen kann. Weil jede Minute, ja jede Sekunde zählte, begab ich mich sofort auf den Rückweg und machte mich bei den Kolleginnen und Kollegen der Notaufnahme kundig. Kein Gedanke mehr an Gartenterrasse, Grillgemüse, Garnelen und Grauburgunder! Steht eine OP an, ist immer – und ist es noch so spät – volle Aufmerksamkeit angesagt. Alles andere muss dann zurücktreten. Eigene Bedürfnisse wie Durst, Hunger und der Gang zur Toilette sind wie ausgeschaltet. Egal wie lange die OP dauert, nur eines zählt: volle Konzentration auf den Menschen vor mir, auf den medizinischen Befund, auf die chirurgischen Erfordernisse und die Operation selbst. Eigentlich so manches gewohnt, hatte ich zusammen mit dem eilends zusammengerufenen OP-Team einen für normale Nerven schrecklichen Anblick vor mir: Doch was heißt Anblick – es war die Gesamtsituation. Der Patient hatte wohl tagelang Alkohol konsumiert – nein, er hatte im wahrsten Sinne des Wortes gesoffen wie ein Loch, hatte Essen in sich hineingestopft und sich kurz vor dem Einliefern mit dem Rettungswagen erbrochen. Schnell wurde uns klar, dass hier etwas Dramatisches passiert war. Ich dachte nur – Holland in Not! Der Patient war bei meiner Ankunft kaum noch bei Bewusstsein, erhielt bereits Sauerstoff über eine »Nasenbrille« und trotz einer Infusion gegen die Schmerzen krümmte er sich nach wie vor. Nachdem die ersten Blutuntersuchungsergebnisse vorlagen – wir mussten wissen, ob es eine innere Blutung gab und die Blutgerinnung einigermaßen in Ordnung war –, entschieden wir uns ohne weitere Maßnahmen zur Notoperation. Der Patient wurde auf dem kürzesten Weg in den Operationssaal gebracht.

Drama ohne Ende

Als ich den Bauchraum mit einem großen Schnitt öffnete, die Bauchdecke rechts und links zur Seite klappte, wo sie mit Haken für die Operation festgehalten werden, wurde das ganze Drama sichtbar: Der Mann hatte sich dermaßen heftig übergeben, dass die Speiseröhre an der Cardia – so wird der Mageneingang oder auch Magenmund bezeichnet – abgerissen war. Ein großer Teil des Mageninhaltes hatte sich in den Bauchraum entleert. Kaum zerkaute Wurststücke, Pommes frites, Ketchup, Salatfetzen und unbestimmbare Teile hatten sich zusammen mit der Flüssigkeit der wohl letzten beiden Biere zu einer weitgehend undefinierbaren Kloake vereint, die alle Organe umgab und bis in die letzten Winkel des Bauchraumes vorgedrungen war. »Überblick verschaffen«, schoss es mir durch den Kopf. Erst einmal mussten wir dafür den gesamten Bauch von allen Essensresten und den Magensäften freispülen. Mehr als zehn Liter Kochsalzlösung schütteten wir nach und nach in den offenen Bauch und saugten den damit verdünnten Inhalt mit einem großen Sauger wieder aus. Wenn unsere Reinigungskräfte gesehen hätten, womit wir uns da abmühen mussten! Allmählich bekamen wir einen Überblick über den entstandenen Schaden. Es war fast nicht zu glauben, was wir dort am Mageneingang sehen konnten. Das Innere des Magens und der Speiseröhre starrte uns aus einem großen Loch an. Der Mageneingang war dabei derart zerrissen, dass an eine einfache Reparatur mit Naht nicht zu denken war. In so einer Situation ist man auch als erfahrener Bauchchirurg in Not. Nur durch einen schwerwiegenden

Eingriff war der Patient zu retten. Die einzig sinnvolle Möglichkeit war, den Magen vollständig zu entfernen und stattdessen den Dünndarm an die etwas gekürzte Speiseröhre wieder anzunähen (siehe auch S. 164). »Nur« eine Teilentfernung des oberen Magenanteils mit anschließender Naht des verbliebenen Magens an die Speiseröhre war aufgrund des hinterher zu erwartenden schwersten Sodbrennens nicht möglich.

Geschafft – Patient lebt

Glücklicherweise verheilte nach der Operation alles gut und der Patient konnte nach 14 Tagen entlassen werden – nicht ohne dass wir ihm dringlich Maßhaltung im Allgemeinen und eine Diätberatung im Speziellen ans Herz legten und ihm zusätzlich zu einer Kontaktaufnahme mit einer Beratungsstelle für Alkoholabhängige rieten.

Nach drei Stunden Operation, der Nachbesprechung mit den Kolleginnen und Kollegen und den notwendigen ärztlichen Anordnungen für die Weiterbehandlung habe ich erst einmal zwei Glas Wasser zu mir genommen und mich auf den Nachhauseweg gemacht. Ein lauer Sommerabend. Und wie wenn man ein Licht anknipst, war alles wieder da – die Freude auf Zuhause, die Gäste, und natürlich hatte ich einen riesigen Hunger. Schön, dass die Gäste noch da waren. Es hat mich überhaupt nicht gestört, mir das Essen alleine munden zu lassen – die anderen waren bereits beim Dessertwein angekommen – und den Gesprächen der Freunde zu lauschen. Die kennen mich lange genug, um zu wissen, dass ich nicht über die Ereignisse in der Klinik sprechen wollte.

Kann ein gesunder Magen platzen?

Zum Glück sind solche Fälle Ausnahmen. Denn eigentlich kann unter normalen Bedingungen ein gesunder Magen nicht platzen. Schließlich ist der Magen – wenn er nicht »missbraucht«

wird – gemessen an der Leistung eines unserer robustesten Organe. Es gibt jedoch eine seltene genetische Störung, das Prader-Willi-Syndrom[5]. Diese durchschnittlich bei einem von 10.000 bis 15.000 Menschen auftretende Erkrankung wurde hinsichtlich der Genbesonderheit als Ursache erst im Jahr 1981 vollends aufgeklärt. Betroffene Menschen haben durch eine vererbbare Hormonstörung ständige Hungergefühle, was wiederum zu einer unkontrollierten Nahrungsaufnahme und Dickleibigkeit führt. Von solchen Menschen wurden infolge wahrer Essattacken tatsächlich Fälle von geplatzten Mägen berichtet. Tragischerweise haben diese Patienten manchmal gleichzeitig eine Magenentleerungsstörung in Richtung Darm. Hemmungsloses Essen führt so zu einem unweigerlichen Auffüllen des Magens, bis dieser buchstäblich wie ein Luftballon platzt.

Doch »normalerweise« ist der Magen, dessen Wand durch eine kräftige Muskelschicht gestärkt wird, extrem widerstandsfähig. Dies gilt auch für Heilungsprozesse, bei denen sich der Magen sehr genügsam zeigt. Nicht umsonst hat die Chirurgie im Körperinneren buchstäblich am Magen das Laufen gelernt. Unter der Führung des auf Rügen geborenen Chirurgen Theodor Billroth (1829–1894) wurden in Wien bereits in der zweiten Hälfte des 19. Jahrhunderts erste Magenteilentfernungen durchgeführt. Bis heute ist die Methode nach ihm benannt. Möglich wurden solche Magenoperationen jedoch erst nach 1846, nachdem die erste Äthernarkose in Boston eine fast schmerzfreie Tumoroperation am Kiefer ermöglichte. Begleitet wurde dieser Eingriff vor den Augen mehrerer Ärzte und Studenten im damals üblichen Operations-Vorlesungssaal mit den Worten »Gentlemen, this is no Humbug«.

Rettende Betäubung

Bis Mitte des 19. Jahrhunderts wurden notwendige Operationen, etwa auch nach Verletzungen, meist ohne jegliche Betäubung durchgeführt. Kein Wunder, dass Operationen von Schmerzensschreien und Angstgejammer begleitet waren. Ruhig wurde es bei solchen Eingriffen meist erst dann, wenn Behandelte in Ohnmacht fielen oder im Schock starben, was gar nicht so selten geschah. Wie bei fast allem Neuen gab es anfangs große Skepsis; vielen europäischen Chirurgen galt die Narkose als »typisch nordamerikanische Windbeutelei«. Doch schon bald gab es keine Operation mehr ohne Narkose. Bereits 1856 entschied sich die englische Königin Victoria vor der Geburt ihres achten Kindes für eine Vollnarkose.

Eine solche ist auch notwendig, wenn es tatsächlich zu einem Loch in der Magenwand kommt. Magengeschwüre können die Wand so porös machen, dass der Magen plötzlich durchbricht, vor allem auch in leerem Zustand – etwa nachts. Infolge des Säureaustritts können Patienten den Zeitpunkt durch die plötzlich und stark einsetzenden Schmerzen minutengenau angeben (siehe auch S. 126 ff.). In seltenen Fällen kann ein Teil des Magens durch eine Einklemmung in einem Loch im Zwerchfell von der Blutversorgung abgeschnürt werden. Stirbt dadurch ein Teil des Magens ab – was ebenfalls innerhalb von wenigen Stunden zu einem Loch in der Magenwand führen kann –, ist der Austritt von Gasen und Salzsäure in den Bauchraum die schmerzhafte Folge. Alle Patienten mit einem Loch im Magen sind natürlich lebensbedrohlich erkrankt und müssen umgehend in die Notaufnahme eines Krankenhauses gebracht werden.

Wenn sich Magen und Speiseröhre wehren – das Mallory-Weiss-Syndrom

Es ist kein schöner Anblick, wenn Menschen sich schwallartig übergeben müssen. Leider wird man immer häufiger Zeuge solcher Momente, wenn man sich von Volksfesten – wie dem Cannstatter Wasen oder dem Oktoberfest in München – auf den Nachhauseweg macht. Nicht nur auf den berüchtigten Pissoirs und

Toiletten passiert es, sondern unvermittelt auch an Biertischen nebenan, hinter Zelten, in Rettungsgassen, an so manchem Gebüsch oder an Haltestellen des öffentlichen Nahverkehrs. Manche Zeitgenossen vergessen das Genießen, weil sie sich nicht beherrschen können und ihren Alkoholkonsum nicht mehr im Griff haben. Ähnlich unserem geschilderten Fall reißt manchmal beim plötzlichen Erbrechen und Würgen am Mageneingang, also am Übergang von der Speiseröhre zum Magen, die innerste Schicht des Magens (Schleimhaut). Dann kann es zu starken Blutungen kommen. Man nennt diesen Schleimhauteinriss Mallory-Weiss-Syndrom[6]. Dies tritt besonders häufig bei bereits vorgeschädigter Schleimhaut, etwa bei Alkoholikern oder bei chronischem Reflux (Rückfluss von Magensäure in die Speiseröhre), nach Alkoholexzessen auf. Neben starken Schmerzen kann es zu Blutungen aus der Schleimhaut mit anschließendem Bluterbrechen kommen. Typisch ist dabei schwallartiges Erbrechen von Mageninhalt, gefolgt vom Erbrechen von Blut. Betroffene gehören zweifelsfrei sofort in das nächste Krankenhaus, da das Ausmaß der Blutung nicht abgeschätzt werden kann – auch wenn die Blutung meist »von alleine steht«, also von alleine aufhört. Das Blut muss nicht zwangsläufig erbrochen werden, es kann ja auch nach unten in den Darm abfließen. Dies ist erst dann erkennbar, wenn es am anderen Ende wieder herauskommt. Durch den Kontakt des Blutes mit Magensäure entsteht aus dem roten Blutfarbstoff (Hämoglobin) das schwarz gefärbte Hämatin. Da der Stuhl dabei schwarz und klebrig-glänzend erscheint, wird er auch Teerstuhl genannt. Zu allem Überfluss riecht er auch noch übel. Wird ein Patient mit einer vermuteten Magenblutung in ein Krankenhaus eingeliefert, ist eine zeitnahe Magenspiegelung angesagt. Da diese Personen meist stark alkoholisiert sind, steht zudem eine Alkoholvergiftung und das Risiko, Erbrochenes in die Luftröhre zu bekommen, was wiederum zu einer schweren Lungenentzündung führt, im Raum. Eine engmaschige Überwachung ist daher selbstverständlich.

Nach der Magenspiegelung, bei der eine möglicherweise noch nicht von alleine zum Stillstand gekommene Blutung gestoppt wurde, bekommen Patienten hochdosierte Magensäureblocker verschrieben. Sie sind ohnehin dringlich angehalten, auf alle Fälle vorläufig auf Alkohol zu verzichten und eine Lebensweise ohne Alkoholexzesse anzustreben.

Wenn die Speiseröhre reißt – das Boerhaave-Syndrom

Schweres Erbrechen muss nicht immer mit Alkoholexzessen zu tun haben, sondern kann auch durch andere Ursachen hervorgerufen werden. Betroffen sind bis zu 80 Prozent Männer im Alter von 20 bis 40 Jahren; in ganz seltenen Fällen aber auch Neugeborene oder andere Kinder. Durch schweres Erbrechen kann es dabei zu einem kompletten Einriss im Bereich der unteren Speiseröhre kommen. Denn unsere Speiseröhre ist bei Weitem nicht so stabil gebaut wie der Magen und hat somit Gewalteinwirkungen von innen und außen erheblich weniger entgegenzusetzen. Ein solcher Vorfall wird Boerhaave-Syndrom[7] genannt. Hierbei kommt es zu einem plötzlich auftretenden starken Druckanstieg in der Speiseröhre bei gleichzeitigem, negativem Druck im Inneren des Brustkorbs. Die Speiseröhre platzt. Andere Ursachen für den kompletten Einriss der Speiseröhre können auch extreme körperliche Anstrengungen sein. Zum Glück ist das Boerhaave-Syndrom eine sehr seltene Erscheinung. Tritt es jedoch auf, zählt jede Stunde, sonst ist der Patient verloren. Betroffene klagen typischerweise nach dem Erbrechen über stärkste Schmerzen in der Brust. Wir nennen das in der Medizinersprache auch »Vernichtungsschmerz«. An der Haut im Brustkorbbereich ist dann ein seltsames Knistern zu ertasten. Dieses kommt durch Luftaustritt aus dem Magen und der Speiseröhre bis unter die Haut zustande.

Solche Patienten müssen sofort in ein Krankenhaus und nach rascher Diagnostik in den Operationssaal.

Gut kann ich mich an einen 45-jährigen Patienten erinnern, der an einem »ganz normalen« Vormittag zu uns in die Notaufnahme kam und über Schmerzen in der Brust klagte, die er seit mehreren Stunden hatte. Auch wenn schnell klar ist, dass umgehend operiert werden muss, ist eine Anamnese, also die systematische Erfragung der Krankengeschichte und Ergründung der Beschwerden, erforderlich. Es wäre ja sonst so, als ob man in einen Zug einsteigen und nicht wissen würde, wohin man fährt. Da der Patient ansprechbar und auch seine ihn begleitende Ehefrau anwesend war, konnten wir uns zügig ein Bild von der Situation machen. Vorausgegangen war eine Feier am Abend mit moderatem Alkoholgenuss, berichtete Alexander Mäßig mit schmerzverzerrtem Gesicht. »In den frühen Morgenstunden hat er sich dann einmal übergeben müssen«, ergänzte seine Frau Barbara. Vorerkrankungen verneinten die beiden auf mehrfache Nachfrage. Unser erster Gedanke bei dem leicht übergewichtigen Patienten war ein Herzanfall, also ein drohender oder schon eingetretener Herzinfarkt. Die ersten Untersuchungen mittels EKG, Ultraschall des Herzens und bestimmter Blutwerte waren jedoch negativ, also ohne Hinweis auf eine Herzschädigung. Während die Untersuchungen noch liefen, verschlechterte sich der Allgemeinzustand des Patienten jedoch zunehmend, der Puls wurde immer schneller, der Blutdruck sackte ab, die Gesichtsfarbe wurde blasser und Herr Mäßig klagte über leichte Atemnot. Der Patient rutschte ganz offensichtlich in einen Kreislaufschock, ohne dass eine Blutung vorlag. Jetzt war Eile geboten!

Luft, wo sie nicht hingehört

Ein in der Zwischenzeit angefertigtes Röntgenbild des Brustkorbs zeigte Luft außerhalb der Lunge in der Brustkorbwand, also dort, wo definitiv keine Luft sein sollte. Sofort veranlassten wir eine Computertomografie (CT) des Brustkorbs, um weitere Aufschlüsse über die Herkunft der Luft und über das Ausmaß der Erkrankung zu gewinnen. Sicherheitshalber wurde jetzt ein Anästhesist (Narkosearzt) zur Unterstützung der Überwachung des Patienten hinzugezogen. Im CT sah ich dann, dass die Lunge nicht der Ursprung der Luft sein konnte. Dies ist nämlich häufiger Ursache bei vergleichbaren Symptomen. Doch die Lunge sah völlig unauffällig aus. Auffallend war dagegen Luft um die Speiseröhre. Wir hatten den schlimmen Verdacht auf eine geplatzte Speiseröhre.

Nach Verlegung des Patienten auf die Intensivstation erfolgte sofort eine Spiegelung der Speiseröhre und des Magens. Dies geschieht mithilfe eines schwarzen Schlauchs mit einer Kamera an der Spitze. Eingeführt wird das Ganze über Mund und Rachen. So konnten wir das ganze Übel von innen betrachten. Doch mit unserer »Schwarzen Mamba«, wie das sogenannte Endoskop von uns Ärzten auch gern ehrfürchtig genannt wird, konnten wir aufgrund eines riesigen, weit klaffenden Risses, den wir jetzt erkannten, nichts ausrichten. Bei kleinen Defekten kann nämlich versucht werden, das Loch von innen mit einer kleinen Edelstahl-Federkralle zu verschließen. Diese befindet sich am Kopf der Schwarzen Mamba. Im gespannten und geöffneten Zustand erinnert die Federkralle an ein Haifischgebiss, welches nach dem »Abschießen« vom Kopf der Schwarzen Mamba fest zubeißt. Leider gibt es immer nur eine Chance, denn entfernen lässt sich die Kralle anschließend praktisch nicht mehr. Alles oder nichts. Auch ist sie einer zusätzlichen zweiten Kralle, die möglicherweise gebraucht wird, falls das Loch etwa nur halb verschlossen ist, im Weg. Die erste Kralle muss also das Loch vollständig verschließen. Da der Riss bei unserem Patienten aber viel zu groß für einen Verschluss mit unserer »Haifischkralle« war und es dem Patienten zunehmend schlechter ging, da sich eine beginnende Blutvergiftung zeigte, entschlossen wir uns zu einer Notoperation. Jetzt wurde das ganze Drama der Erkrankung sichtbar. Als wir den Brustkorb mit einem tiefen Schnitt öffneten, befand sich praktisch der halb verdaute, entsetzlich riechende Mageninhalt des Vorabends im Brustkorb. Fleischreste, Karotten- und Spätzleteile sowie wenig zerkaute Kartoffelscheiben von grauer Farbe und von weich-schleimiger Konsistenz schwammen in einer gräulich-bräunlichen Brühe.

Nur mit doppelten Handschuhen

Teils mit unseren handschuhbedeckten Händen, teils mithilfe eines an eine zentrale Absaugvorrichtung im OP angeschlossenen Schlauchs schöpften und saugten wir die menschliche »Jauchegrube« leer. Sicherheitshalber zogen wir ein zweites Paar sterile OP-Handschuhe über unsere Hände. Aus unserer Erfahrung aus Operationen am stuhlganggefüllten Dickdarm wissen wir Chirurgen, dass der Geruch solcher Körpersäfte trotz Verwendung steriler Einmalhandschuhe über viele Stunden an den Chirurgenhänden haften bleibt. Da hilft auch vielfaches Händewaschen nichts. Schon so mancher unserer Liebsten hat sich nach einem langen Arbeitstag über die zärtlich gemeinten »Streicheleinheiten« naserümpfend beschwert. Ja, selbst der sonst so anhängliche Hund zieht dann den Schwanz ein und verdrückt sich im Garten. Ein doppeltes Paar Handschuhe hilft zum Glück dagegen. So ausgerüstet konnten wir die Erstarbeit als Klärwärter verrichten und uns Stück für Stück Sicht verschaffen: Die Speiseröhre war vom Mageneingang aufwärts über fast zehn Zentimeter aufgerissen, buchstäblich zerfleddert. Flicken, also einfach zunähen, war nicht möglich. Genauso gut könnte man probieren, ein modriges und zerschlissenes Kleidungsstück mit Nadel und Faden funktionstüchtig zu reparieren. Am Ende blieb uns dann nur, die zerstörte Speiseröhre im Bereich des Brustkorbs komplett zu entfernen. Normalerweise kann ein fehlendes Stück Speiseröhre vom unteren Hals des Patienten bis zum Mageneingang mit körpereigenem Gewebe überbrückt werden. Hierzu dient entweder der Magen selbst, indem dieser im Sinne einer plastischen Operation zu einem langen Schlauch umgebildet wird und so bis zum Hals reicht, oder – wenn auch wesentlich komplizierter – es wird ein Stück Dickdarm vom selben Patienten zwischen Hals und Magen »eingebaut«. Bei Herrn Mäßig war weder das eine noch das andere aufgrund der instabilen Kreislaufsituation und gleichzeitig beginnender Blutvergiftung möglich. So konnten wir lediglich die Speiseröhre am Hals wie bei einem künstlichen Darmausgang als »Stoma« an der Haut offen enden lassen. Dies war nach dreistündiger OP nach der medizinischen Lage die einzig machbare Zwischenlösung. Alles, was unser Patient – der nach drei Wochen zunächst entlassen wurde – dann aß oder trank, kam daher umgehend und unverdaut wieder am Hals heraus und landete in einem aufgeklebten Beutel. Ernährt wurde Alexander Mäßig mit flüssiger Kost über einen über die Bauchdecke in den Magen eingebrachten Kunststoffschlauch (Katheter). Glücklicherweise hatte unser Patient die Blutvergiftung und die Operation den Umständen entsprechend gut überstanden. Er erholte sich sogar so gut, dass er praktisch wieder alle Alltagsaufgaben normal erledigen konnte. Als begeisterter Radfahrer setzte er sich sogar zusammen mit seinen Freunden zu regelmäßigen Ausfahrten auf sein Rad. Die Freude am Essen ließ er sich trotz aller widrigen Umstände nicht vollständig nehmen. Er erzählte uns in der Kontroll-Sprechstunde, dass er gelegentlich sogar sein Lieblingsvesper aus Kindertagen – Fleischsalat mit Brot – verzehrte, wohlwissend, dass dies nicht seiner Ernährung dienen konnte, sondern unverdaut wieder am Hals herausquoll.

Zurück in den »Normalmodus« – nur wie?

Sechs Monate später, als alles auch innerlich verheilt und der Patient wieder vollständig bei Kräften war – er hatte sogar fünf Kilogramm Körpergewicht zugenommen –, planten wir den Wiederanschluss der Speiseröhre an den Verdauungstrakt. Schließlich sollte Herr Mäßig wieder normal essen und seinen Fleischsalat genießen können. Es gab zwei Möglichkeiten: Entweder war der Magen noch in einem Zustand, in dem wir ihn in einen Magenschlauch umformen konnten, um ihn dann bis in den Hals zu ziehen, um so die fehlende Speiseröhre zu ersetzen. Geht das nicht, gilt es nach einer anderen Lösung zu suchen. Muss ein Stück Speiseröhre entfernt werden, wie etwa bei einem bösartigen Tumor, wird in aller Regel das fehlende Stück mit so einem Magenschlauch überbrückt. Der Magen fängt also exakt dort an, wo die Speiseröhre am Hals oder im Brustkorb aufhört. Nur sehr selten, wenn der Magen nicht dafür geeignet ist – etwa weil dieses Organ selbst zu einem früheren Zeitpunkt schon einmal operiert wurde –, wird eine Alternative benötigt. Die Überbrückung zwischen Hals und Bauchraum mit einem künstlichen Schlauch ist jedoch nicht möglich. Denn es sind natürlicherweise zu viele Bakterien mit im Spiel – Kunstmaterialien im Körper aber vertragen praktisch keine Bakterien, insbesondere wenn sie gut einwachsen sollen. Und Organtransplantationen sind leider bei der Speiseröhre auch nicht etabliert. Aufgrund der notwendigen Länge kommt daher nur körpereigener Darm als Ersatzspeiseröhre infrage. Das scheint für Laien zunächst ungewöhnlich zu sein. Aber durch den Darm geht ja schließlich auch nur das, was zuvor die Speiseröhre hinabbefördert wurde. Nimmt man für die nicht mehr vorhandene Speiseröhre also ein Stück Darm, so ist lediglich die Abfolge des Verdauungstraktes vertauscht – nicht funktionell natürlich, aber von der Positionierung her. Es ist schon erstaunlich, was heutzutage mit dem medizinischen Wissen, der Hygiene, der medizinischen Ausstattung sowie solider chirurgischer Praxis, Präzision und Fingerfertigkeit machbar ist.

Wir entschlossen uns also, bei unserem Patienten als Plan B – sollte sich bei der Operation herausstellen, dass der Magen, umgeformt zu einem Schlauch, nicht bis in den Hals reicht (unser Plan A) –, ein Stück Dickdarm zwischen die Speiseröhre am Hals und den verbliebenen Magen im Bauch zu setzen. Vorbereitung ist alles, und so stellten wir uns auf beide Optionen ein. Vor der

Operation führten wir noch eine Dickdarmspiegelung durch. Damit wollten wir sicherstellen, dass keine Polypen oder andere Veränderungen im Darm uns einen Strich durch die Rechnung machen würden, weil dann der benötigte Darmabschnitt als Ersatzspeiseröhre nicht geeignet wäre. Auch analysierten wir die Blutversorgung des Dickdarms anhand einer speziellen CT-Untersuchung, um sicher zu sein, dass der möglicherweise in den Hals zu ziehende Dickdarm auch ausreichend mit Sauerstoff und Nährstoffen aus dem eigenen Blutkreislauf versorgt werden könnte.

Operationsmarathon

Der Eingriff erforderte ein perfektes Zusammenspiel zwischen uns drei Chirurgen, den zwei Anästhesisten (Narkoseärzten) und den zwei erfahrenen OP-Schwestern, die assistierten. Nach Öffnung des Bauchraumes mussten wir sehr bald feststellen, dass der Magen von Herrn Mäßig in den letzten Monaten geschrumpft war. So war es aussichtslos, einen Magenschlauch als Ersatz der Speiseröhre zu formen. Deshalb wurde sogleich unser Plan B ausgelotet. War der Dickdarm lang genug? Der Dünndarm kommt für solche Fälle wegen der kurzen Blutgefäße nämlich nicht infrage. Schließlich gelang es uns, ein Stück Dickdarm zu identifizieren, das sowohl lang genug war, als auch von seiner Blutversorgung her geeignet erschien. Allerdings mussten wir den Darm »verkehrt herum« einsetzen, das heißt, das untere, näher am After gelegene Ende wurde nach oben an den Hals geschlagen. Dies war technisch aufgrund des Verlaufs der Blutgefäße nicht anders möglich. Dann musste die Frage gelöst werden, welchen Weg der Dickdarm in den Hals nehmen sollte. Es gab drei Möglichkeiten. Entweder entlang des natürlichen Speiseröhrenverlaufs hinter der Lunge und neben der Wirbelsäule. Aber an dieser Stelle erwarteten uns stärkste Vernarbungen. Sie waren nach der schweren Vereiterung infolge des Platzens der Speiseröhre entstanden. Also: no way! Die zweite Variante wäre die Verlegung der Darm-Ersatz-Speiseröhre hinter dem Brustbein, aber vor dem Herzen hindurch, die dritte wäre die Verlegung vor dem Brustbein direkt unter der Haut. Uns erschien – auch aus der Erfahrung früherer Operationen heraus – die Option »hinter dem Brustbein und vor dem Herzen« als die beste. Da der Patient jedoch ein kräftiger Mann und der Dickdarm ebenso stark ausgeprägt war, hatten wir eine schwere Aufgabe vor uns. Doch es gelang schließlich, den Darm dorthin zu bekommen, wo er hin sollte – in den Hals. Allerdings mussten wir aufgrund des kräftigen Dickdarms so viel Platz zwischen Brustbein und Herz schaffen, dass ich meinen ganzen Arm hindurchstecken konnte. Passgenau ließ sich nun das etwa 30 Zentimeter lange Stück Darm zwischen dem Rest der Speiseröhre im Hals und dem Magen einfügen und mittels Nadel und Faden verbinden. Die Darmenden im Bauch, zwischen denen das Stück Dickdarm für die Überbrückung der Speiseröhre entnommen worden war, wurden ebenfalls wieder zusammengenäht. Der Durchgang vom Rachen zum After war so wieder vollständig hergestellt.

Das gesamte OP-Team war nach über fünf Stunden mit seinen Kräften am Ende, aber überglücklich über den OP-Verlauf. Glücks- und Erschöpfungszustand, ausgelöst durch Endorphine, kennzeichnen uns Chirurgen in einem solchen Moment, ähnlich wie einen Marathonläufer nach dem Zieldurchlauf oder einen Extrembergsteiger am Gipfel. Mit einem Schmunzeln auf den Lippen sagte ich beim Verlassen des OP-Saals zu unserem Anästhesisten, der den Patienten durch die Narkose geleitete: »Jetzt muss es ja nur noch heilen ...«, wohl wissend, dass es in den nächsten Tagen galt, mit Argusaugen den Heilungsverlauf zu überwachen. Ich machte mich vom OP auf den Weg zu meiner Sekretärin, die wie immer in solchen Situationen schon einen starken Kaffee und eine kleine Brotzeit vorbereitet hatte. Nach der ersten Verschnaufpause griff ich zum Telefonhörer und rief die bangende Ehefrau zu Hause an, um ihr vom positiven Verlauf der OP zu berichten. Ihre Erleichterung und die von ihr abfallenden Ängste konnte ich buchstäblich spüren und mir vorstellen, wie die Freudentränen kullerten. Auch die nächsten Tage verliefen so, wie wir es uns für unseren Patienten erhofften. Der Darm heilte zwischen Speiseröhrenrest im Hals und Magen im Bauch gut ein, und schon nach wenigen Tagen konnte Alexander Mäßig wieder flüssige Nahrung wie Joghurt und Suppe zu sich nehmen. Schon bald ging es ihm wieder besser und nach etwa zehn Tagen kam er mir während meiner Abendvisite freudestrahlend entgegen und berichtete, dass er heute Leberkäse mit Kartoffelsalat – den ihm seine Frau gebracht hatte – gegessen habe. »Das ist sogar viel besser gegangen als der komische Brei der letzten Tage, Herr Professor«, sagte Herr Mäßig selbstbewusst. Mir entglitten schier die Gesichtszüge. So viel hatte ich ihm noch nicht zugestanden, aus Sorge, etwas könnte auf halbem Wege hinter dem Brustbein stecken bleiben. Natürlich war hier Vorsicht geboten – die Nahrung kann nur mithilfe der Schwerkraft und dem Nachspülen von Flüssigkeit in den Magen gelangen. Gut kauen war und ist daher oberstes Gebot. Die »Belastungsprobe« mit Leberkäse und Kartoffelsalat war zum Glück gut gegangen. Bald konnte der Patient entlassen werden, ohne künstlichen Ausgang (Stoma) am Hals und ohne Ernährungskatheter im Bauch, denn beides war während der Operation mit entfernt worden. Herr Mäßig konnte sich endlich wieder auf natürlichem Weg ernähren.

Jeder Magen hat seinen Reiz – mancher mehr: von Geschwüren, Verdrehungen, Blutungen

Der Reizmagen

Viele Menschen kennen das: häufig wiederkehrende Beschwerden in der Magengegend mit brennenden, krampfartigen oder dumpfen Schmerzen, Druck- und Völlegefühl sowie Aufstoßen ohne erkennbare organische Ursachen. Solche Erscheinungen werden als Reizmagen bezeichnet. Weitere Zeichen können Sodbrennen,

Übelkeit, Erbrechen und Appetitlosigkeit sein. Möglicherweise spielt eine sogenannte Überempfindlichkeit (»Hypersensitivität«) des Körpers und auch des Gehirns eine Rolle, bei der Betroffene Reize, die Gesunde nicht spüren, als unangenehm oder gar als Schmerz wahrnehmen. Dazu gehören etwa Bewegungen der Magenwand während des Essens. Fast ein Fünftel aller Deutschen – Frauen doppelt so häufig wie Männer; warum weiß man wirklich nicht so genau – kennt diese Symptome. Oft besteht ein Zusammenhang mit psychischen Belastungssituationen. Ursachen und Folgen lassen sich dabei aber nicht immer unterscheiden. Psychischer Stress, Unruhe und Schmerzen schlagen buchstäblich auf den Magen. Umgekehrt können Magen-Darm-Beschwerden psychische Reaktionen auslösen. Bis zu zehn Prozent der Patienten mit einem Reizmagen leiden unter Angststörungen oder einer Depression. Die Bedeutung der Magensäure dabei ist ungeklärt. Zwar produziert jeder fünfte Betroffene zu viel Magensäure – die Ursache ist unklar –, aber andere Patienten mit einem Reizmagen haben überraschenderweise einen Mangel an Magensäure.

Genauso verhält es sich mit dem Keim Helicobacter pylori. Weltweit verbreitet, wurden über 300 verschiedene Stämme des Bakteriums nachgewiesen. Helicobacter pylori kann eine Reihe ganz unterschiedlicher Magenerkrankungen verursachen, welche von einer verstärkten Magensäureproduktion gekennzeichnet sind – für diese Entdeckung gab es 2005 den Medizin-Nobelpreis. Rund drei Viertel der Magengeschwüre und über 90 Prozent der Zwölffingerdarmgeschwüre gehen auf ihn zurück. Chronische Infektionen mit diesem Keim gelten als Risikofaktor für die Entstehung von Magenkrebs. Es ist nicht vollständig geklärt, wie Helicobacter pylori – der weltweit die Hälfte aller chronischen bakteriellen Infektionen verursacht – übertragen wird. In Deutschland gelten über 26 Millionen Menschen als mit Helicobacter pylori infiziert; allerdings entwickeln nur etwa 10 bis 20 Prozent der Betroffenen Beschwerden. Obwohl also etwa ein Drittel der Patienten mit einem Reizmagen den Keim Helicobacter pylori im Magen mit sich herumträgt, führt noch nicht einmal bei jedem Zehnten eine Behandlung dieses Keims mit Antibiotika zu einer Symptomlinderung. Andererseits scheint aber eine Veränderung der Zusammensetzung der Mikroorganismen im Magen-Darm-Trakt sehr wohl eine Rolle zu spielen. Magen-Darm-Infektionen, aber auch Antibiotikatherapien, lösen bei manchen Patienten einen Reizmagen aus. Auch bestimmte Nahrungsmittel, insbesondere Alkohol und Koffein, können Ursache für entsprechende Symptome sein. Hier ist es für uns Ärzte relativ einfach eine Therapieempfehlung auszusprechen: Es müssen nur die auslösenden Lebensmittel vermieden werden. Auch sollten eher kleine, ballaststoffreiche und fettarme Mahlzeiten eingenommen werden. Langsames Essen (hierbei wird weniger Luft verschluckt) hilft gegen Blähungen, welche die Beschwerden häufig verstärken, genauso wie der Verzicht auf Kohlgemüse, Hülsenfrüchte oder unreifes Obst. Sind psychische Umstände die Ursache für einen Reizmagen, ist es naturgemäß schwieriger, diese auszuschalten. Entspannungsübungen wie autogenes Training, Verhaltenstherapien und andere psychologische Ansätze können manchmal helfen. Zu den allgemeinen Empfehlungen gehört weiterhin, einen »gesunden« Lebenswandel zu führen – kein Nikotin, wenig Alkohol, viel Sport und ausreichend Schlaf. Als Medikamente werden beim Reizmagen Säureblocker oder Präparate eingesetzt, welche die Magenaktivität steigern und so eine Magenentleerung fördern. Auch pflanzliche Substanzen wie Pfefferminze, Kümmel, Fenchel, Ingwer oder Kamille – etwa in Form von Tee – können helfen, die Magenschleimhaut zu beruhigen.

Zum Chirurgen kommen Patienten mit einem Reizmagen eher selten. Gelegentlich bekommen manche davon betroffene Menschen jedoch so starke Schmerzen, dass sie in der Notaufnahme eines Krankenhauses »landen«. Dort muss auf alle Fälle ein Magendurchbruch ausgeschlossen werden. Ultraschalluntersuchung und eventuell eine Computertomografie geben meist Entwarnung. Am nächsten Tag führen wir in aller Regel zum Ausschluss eines Magengeschwürs eine Magenspiegelung durch. Hierbei kann auch eine Magenschleimhautentzündung oder, was in dieser Situation eher unwahrscheinlich ist, ein Magentumor erkannt werden. Die Therapie eines Reizmagens gestaltet sich für Betroffene und deren nahestehende Personen sowie für die behandelnden Ärzte häufig langwierig. Glücklicherweise kann ein Reizmagen aber keine anderen schwerwiegenden körperlichen Erkrankungen auslösen.

Wenn der Magen blutet

Das möchte keiner erleben: schwallartiges Erbrechen von purem, hellrotem Blut, von geronnenen Blutklumpen oder schwarzen Blutkrümeln, manchmal auch als Mischung aller drei Facetten. Blutspucken bei einer stärkeren Blutung, im Volksmund auch »Blutsturz« genannt, ist meist ein dramatisches Ereignis. Nicht nur der Magen oder die Speiseröhre kommen zunächst als Ursache infrage, auch aus der Nase, dem Rachen oder aus der Lunge kann es bluten und sich ähnlich bemerkbar machen. Auch Johann Wolfgang von Goethe soll im Alter von 18 Jahren an einem Blutsturz fast gestorben sein.

Eine Magenblutung ist auch heute noch, je nach Ursache und Intensität, ein lebensbedrohliches Krankheitsbild. Manchmal ist es die Blutung selbst, die gefährlich ist und im schlimmsten Fall zum inneren Verbluten führt. Die Ursache für starke Blutungen aus dem Magen liegt an der ausgesprochen guten Blutversorgung dieses Organs. Sie ist entsprechend der Aufgabe des Magens als »Erst-Zerkleinerer« deutlich besser als die des gesamten Dünn- und Dickdarms. Auch schützt die gute Durchblutung der Magenwand den Magen selbst vor der aggressiven Salzsäure im Mageninneren. Die Versorgung mit Sauerstoff und Nährstoffen über das

Blut ist ein Garant für eine schnelle Heilung bei kleinen Wunden im Magen. Platzt jedoch ein Blutgefäß in der Magenwand oder wird diese durch eine Entzündung angegriffen, kann es zu einer dramatischen Blutung in den Magen kommen. Nach außen in Richtung Bauchhöhle blutet der Magen – bedingt durch die feste Gewebehaut, die ihn umgibt – zum Glück praktisch nie. Die häufigste Ursache für eine Magenblutung ist ein gutartiges Magengeschwür. Seltener kommen Krampfadern im Magen bei Patienten mit einer Leberzirrhose (siehe auch S. 237, 241) oder gar bösartige Tumoren infrage. Meist ist die genaue Ursache zum Zeitpunkt der Blutung jedoch unbekannt.

Als erste Maßnahme wird heute immer eine Magenspiegelung durchgeführt. Die Blutungsquelle kann hierbei in den meisten Fällen lokalisiert und, wenn notwendig, direkt gestillt werden.

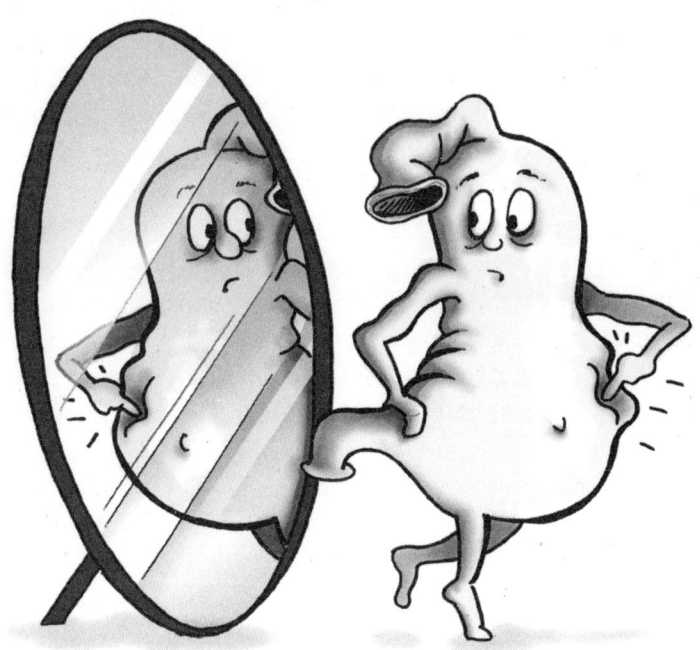

Häufig hat die Blutung zum Zeitpunkt der Untersuchung durch den Gerinnungseffekt bereits spontan aufgehört, so wie wir es auch von äußeren Wunden an der Haut kennen. Sollte es jedoch immer noch bluten, kann über eine Sonde mit einem Clip das Blutgefäß abgeklemmt werden oder mit einer Spritze Kochsalzlösung oder Adrenalin in die Region der Blutung gespritzt werden. In den allermeisten Fällen »steht« dadurch die Blutung – wie wir Ärzte sagen. Adrenalin, unser bekanntes Flucht- und Stresshormon, verengt die Blutgefäße in Magen und Darm, während es gleichzeitig den Blutdruck erhöht und unsere Muskeldurchblutung verbessert – genauso, wie wir es für eine Fluchtreaktion benötigen. Der Effekt der Durchblutungsverminderung an der Magenschleimhaut wird beim Einspritzen neben ein blutendes Magengeschwür ausgenützt. Die Blutgefäße um das Geschwür ziehen sich zusammen, damit fließt weniger Blut zum Geschwür, die Blutung wird schwächer. Zusätzlich werden durch die eingespritzte Flüssigkeit im Gewebe die kleinen Adern buchstäblich abgedrückt – die Wirkung, wenn nur Kochsalzlösung eingespritzt wird. Gelingt es allerdings nicht die Blutung zu stillen, kommt der Chirurg ins Spiel.

Kaffeesatz-Erbrechen

Ein dramatischer Fall war die damals 49-jährigen Helena Xanthopouli. Sie kam mit einem Schwächeanfall direkt aus ihrem Heimaturlaub auf dem Peloponnes in unsere Notaufnahme. Außer sich vor Aufregung berichtete sie, sie habe sich vor einigen Tagen einmalig erbrochen. Dann am Morgen der Abreise hätte sie trotz nüchternem Magen wieder brechen müssen. Das Erbrochene habe krümelig und schwarz ausgesehen. Wir Ärzte bezeichnen das als »Kaffeesatz-Erbrechen« und es lässt bei uns sofort die Alarmglocken läuten. Denn Blut im Magen nimmt unter dem Einfluss vom Magensäure (= Salzsäure) genau dieses Erscheinungsbild an. Die Blutbilduntersuchung zeigte eine ausgeprägte Blutarmut und deutete auf eine möglicherweise schon seit geraumer Zeit bestehende Sickerblutung, also eine leichte, aber anhaltende Blutung, bei Frau Xanthopouli hin. Eine noch am selben Tag durchgeführte Magenspiegelung ergab ein Magengeschwür im oberen Magenanteil mit einer aktiven Blutung, welche in diesem Fall leider nicht gestillt werden konnte. Wir sahen keinen Gefäßstumpf, daher konnte kein Clip gesetzt werden. Auch ein Unterspritzen mit Adrenalin führte nicht zum Erfolg. Irgendwie wirkte es so, als steckte eine derbe Geschwulst, vielleicht sogar ein Tumor hinter der Blutung. Wir entschieden uns deshalb zu einer raschen Operation. Wie in solchen Fällen üblich, planten wir, wenn möglich, die Geschwulst auszuschneiden und den Magen anschließend wieder zu vernähen. Doch zu unserer großen Überraschung stießen wir bei der Öffnung des Bauchraumes auf einen etwa handballgroßen Tumor am oberen Magenabschnitt. Ob gut- oder bösartig, ließ sich nicht sofort klären. Auch konnte wegen Größe und Lage des Tumors, der offensichtlich fortwährend in das Mageninnere blutete, der Magen nicht erhalten werden. Es gab nur eine Lösung, um das Verbluten der Patientin zu verhindern – wir mussten den kompletten Magen zusammen mit dem Tumor entfernen. Die Patientin war gerettet, der Schock, den Frau Xanthopouli erlitt, als wir ihr nach der Operation das Ausmaß des Eingriffs erklärten, war groß. Wir kamen bei der Visite kaum zu Wort. In düsteren Farben malte sich die Frau aus, wie negativ sich ihr Leben verändern würde. Erst als sie vor Erschöpfung innehielt, konnten wir erklären, dass wir ihren Dünndarm direkt an die Speiseröhre angenäht hatten und dass sie wahrscheinlich nach einer gewissen Zeit ein weitgehend normales Leben würde führen können. So kam es auch. Nach einem halben Jahr überraschte Helena Xanthopouli uns mit selbst gemachten Kourabiedes, einem dick mit Puderzucker überstreuten griechischen Mandelgebäck. Ganz klar – wir nehmen eigentlich keine Geschenke an. Eigentlich; denn wie sich Helena Xanthopouli so lebensfroh bedankte und erzählte, dass sie wieder ganz normal essen könne, wenn auch in kleineren Portionen und öfter über den Tag verteilt, zudem auch besser kauen würde, da wäre es mehr als unmenschlich gewesen, ihre Wertschätzung zurückzuweisen.

Magenverdrehung – gibt's die nicht nur beim Hund?

Hundebesitzer kennen die Sorge. Insbesondere bei großen Hunden kann es vorkommen, dass sich der Magen um seine Längsachse dreht. Bei manchen Rassen, etwa bei der Deutschen Dogge, beim Dobermann oder Rottweiler, besteht ein Risiko von bis zu 30 Prozent, eine Magenverdrehung zu erleiden. Bei diesen Hunden ist der Magen nur sehr locker mit seinen umliegenden Organen verbunden und daher sehr beweglich. Da die Speiseröhre vor dem Magen und der Dünndarm hinter dem Magen relativ stark fixiert sind, wird der Ein- und Ausgang des Magens bei einer Magenverdrehung buchstäblich verzwirbelt. Durch die Abschnürung des Magens kann der Mageninhalt nicht mehr entweichen. Dies führt zu einer übermäßigen, durch Gase verursachten Aufblähung des Magens. Gleichzeitig wird der Magen auch von seiner eigenen Blutversorgung abgeschnürt. Dies kann schnell zum Absterben des Magens führen. Üppige Futterhappen mit anschließendem ausgiebigem Herumtollen scheinen das Risiko zu erhöhen. Auch eine übermäßige Kalziumzufuhr scheint eine Rolle zu spielen. Ältere Hunde sind eher gefährdet als jüngere, da hier die Bindegewebsstrukturen, welche den Magen fixieren, schon etwas »ausgeleiert« sind. Typische Symptome der Magenverdrehung bei Hunden sind Unruhe, Würgen ohne Erbrechen und ein Aufblähen des Bauches. Die Diagnose wird beim Tierarzt mit einem Röntgenbild gestellt. Therapeutisch kommt nur der Versuch infrage, den Magen »zurückzudrehen«. Dies sollte innerhalb von Stunden erfolgen, sonst ist das Leben des Vierbeiners ernsthaft in Gefahr. Gelingt es nicht, die (vielleicht noch unvollständige) Verdrehung durch eine über die Speiseröhre vorgeschobene Sonde zu beheben, bleibt nur die Not-OP. Hierbei wird der Hundemagen mittels einer Kanüle entgast, nach einem Bauchschnitt zurückgedreht und zur Verhinderung eines Rückfalls an der Bauchdecke mit einer Naht fixiert.

Der Magen kann sich auch beim Menschen drehen

Auch bei uns Menschen kann es zu einer Magenverdrehung kommen, in der medizinischen Fachsprach Magenvolvulus. Da der Magen bei Erwachsenen aber relativ gut im Bauchraum fixiert ist – anders als beim Hund –, passiert dies nicht spontan. Bei Neugeborenen und Säuglingen kann es jedoch eine solche Verdrehung als Folge einer Fehlentwicklung geben. Hier hilft nur ein chirurgischer Eingriff. Bei diesen Kindern ist der Magen, ähnlich wie bei großen Hunden, nur durch schlaffe Verbindungen mit der »Umgebung« vernetzt und kann sich so um seine Längsachse drehen, ganz selten sogar um seine Querachse. Kommt es zu einer plötzlichen Magenverdrehung, treten stärkste Bauchschmerzen auf, die Kinder schreien fürchterlich, werden aber bald apathisch und wirken sehr krank. Es besteht starker Brechreiz, ohne aber erbrechen zu können, weil nichts mehr aus dem Magen herauskann. Auch hier löst eine Röntgenuntersuchung sofort das Rätsel. Nur eine rasche OP kann die Kinder retten, weil sonst der Magen durch die verzwirbelten und damit abgeklemmten Blutgefäße abstirbt. Heute wird die Operation meist in Schlüssellochtechnik durchgeführt, der Magen »zurückgedreht« und, ähnlich wie bei Hunden, mit einer Naht an der Bauchdecke festgenäht, damit er sich zukünftig nicht erneut verdrehen kann. Beim Erwachsenen muss in aller Regel eine Schädigung des Magens oder eine Veränderung der anatomischen Lage vorausgehen, damit der Magen verdreht wird.

Es war an Ostern 2010, als Max Stomacha mit plötzlich aufgetretenen stärksten Schmerzen im Oberbauch unterhalb des Brustbeins in unsere Notaufnahme kam. Er berichtete, dass er schon seit mehreren Jahren immer wieder mit Sodbrennen zu kämpfen hatte. Eine sofort veranlasste Computertomografie zeigte die Ursache. Der Magen war komplett verdreht und groß wie ein Handball aufgeblasen. Zudem lag er hochgerutscht im Brustkorb: Wir hatten es mit der schweren Komplikation eines Zwerchfellbruchs zu tun. In einer sofort veranlassten Not-OP konnten wir zu Teilen den Magen retten; einzelne Abschnitte jedoch waren durch die Abschnürung von der Blutversorgung abgeschnitten und abgestorben. Es blieb uns nur noch, diese zu entfernen.

Die Ursache, dass der Magen sich beim Hochrutschen in den Brustkorb praktisch immer verdreht – zum Glück meistens nicht vollständig –, liegt darin begründet, dass er bereits im Rahmen seiner natürlichen embryonalen Entwicklung eine 90-Grad-Drehung macht. Bei dieser Drehung im Uhrzeigersinn wandert die ursprüngliche Vorderfläche – vom Patienten aus gesehen – nach rechts und die Hinterfläche nach links. Da während der Magenentwicklung zudem die Hinterfläche (also die spätere linke Seite) schneller wächst als die Vorderseite, beult sich die Hinterfläche aus (konvex), während die Vorderfläche eine nach innen gekrümmte Form (konkav) erhält. Deshalb nennt man diese Krümmungen in der Medizin große Kurvatur (links) und kleine Kurvatur (rechts). Rutscht nun der Magen durch einen Zwerchfellbruch in den Brustkorb, kommt es schnell zu einer spiralförmigen Verdrehung. Da der Druck im Bauchraum größer ist als im Brustkorb, verlagern sich bei einem Zwerchfellbruch, das heißt bei einem Loch im Zwerchfell, praktisch immer die Bauchorgane – manchmal neben dem Magen auch der Darm – in den Brustkorb und nie umgekehrt. Kurioserweise gibt es auch Berichte, dass sich der Magen nach einer Zwerchfellbruchoperation verdreht, aber genau in die andere Richtung. Bei einer Zwerchfellbruchoperation wird zur

Therapie des Sodbrennens der obere Anteil des Magens als Manschette um sich selbst geschlungen – das ist wie das Verschließen eines Kartoffel- oder Mehlsacks mit den oberen, um sich selbst gezwirbelten Sackenden (Fundoplikatio). Dies geschieht aus operationstechnischen Gründen entgegen dem Uhrzeigersinn – man müsste sonst von hinten die Nähte setzen. Wird diese Operation jedoch buchstäblich übertrieben oder rutscht der übrige Magen quasi der Manschette hinterher, kommt es zu einer Verdrehung des Magens gegen den Uhrzeigersinn.

All diese Verdrehungen des Magens beim Menschen haben eines gemeinsam: Immer gibt es einen krankhaften Auslöser, und sie haben nicht – wie beim Hund – »falsches« Essen oder übertriebene Bewegung gleich welcher Art als Ursache. Immer wieder werde ich von Patienten gefragt, ob sich denn nicht insbesondere nach Bauchoperationen im Bauchraum etwas »verknoten« oder »verdrehen« könne – etwa beim Laufen, Hüpfen, Salto schlagen oder Kopfstand machen (zugegebenermaßen würden das wohl die wenigsten Patienten nach einer Operation tatsächlich tun). Die Antwort lautet eindeutig »nein«. Die Therapie einer Magenverdrehung ist letztlich immer eine Operation durch einen erfahrenen Bauchchirurgen.

Eklig, aber wichtig: kleine Typologie von Erbrochenem

Jemanden sich übergeben sehen, ist beileibe kein schöner Anblick. Für denjenigen, den es betrifft, ist es meist noch viel schlimmer. Geschieht dies öffentlich, gesellt sich Peinlichkeit zur Übelkeit. Aber es gibt ernstere Fälle als durchzechte Nächte mit Volltrunkenheit.

Lebensmittelvergiftung

Eine verdorbene Mahlzeit kann zu einer Lebensmittelvergiftung führen, die sich in unterschiedlicher Ausprägung mit Übelkeit, Erbrechen, Bauchkrämpfen und Durchfall äußert. Der Körper zeigt eine natürliche Reaktion und will die Ursache des Übels so schnell wie möglich wieder loswerden. Salmonellen-, Fisch- oder Pilzvergiftungen sind die bekanntesten Vertreter. Die häufigste Ursache einer Lebensmittelvergiftung in Deutschland ist jedoch eine Verunreinigung mit dem Keim *Staphylococcus aureus* über die Hände von Personen, welche die Lebensmittel zubereitet oder angereicht haben. Staphylococcus aureus ist zunächst einmal nicht zwingend krank machend, zumal man ihn auf der Haut der meisten gesunden Menschen nachweisen kann. Längeres Herumstehen von manchen Nahrungsmitteln bei Zimmertemperatur kann aber zu einer erheblichen Keimvermehrung führen und so die Grenze des Verträglichen überschreiten. Am häufigsten betroffen sind Fisch, Geflügel, Kartoffelsalat und Süßspeisen. Kochen und Magensäure töten zwar diesen Keim, nicht aber das von ihm gebildete »Darmgift« (Enterotoxin). Die Folge kann eine schon nach wenigen Stunden einsetzende Magen-Darm-Revolte sein. Glücklicherweise klingen die Symptome nach einer Staphylokokken-Toxin-Vergiftung nach ein bis zwei Tagen spontan ab, das heißt, eine spezielle Therapie ist nicht notwendig.

Zu viele geistige Getränke

Neben solchen Lebensmittelvergiftungen steht das Erbrechen nach Alkoholgenuss ganz oben auf der Ursachenliste. Je nachdem wie viel Zeit zwischen der letzten Mahlzeit und dem Erbrechen liegt, sind un- oder anverdaute Nahrungsbestandteile in dem Erbrochenen zu finden. Unappetitlich ist es allemal. Meist fühlen sich Betroffene nach dem Erbrechen besser. Anhaltende Bakteriengifte oder Alkoholwirkung können aber auch zu wiederholtem Übergeben führen. Häufig ist der Magen dann aber schon weitgehend leer und es werden nur noch Magensäfte mit wenigen »Beilagen« hochgewürgt. Auch nach übermäßigem Alkoholgenuss beruhigt sich der Magen nach wenigen Tagen von alleine wieder.

Erbrechen von Blut

Schlimmer wird es, wenn Blut, Galle oder gar Darminhalt erbrochen wird. Frisches Blut aus dem Nasen-Rachen-Raum oder aus der Speiseröhre kann hell- oder dunkelrot erscheinen. Häufig findet man Blutfäden oder manchmal eine ganze Schicht dunkelroten »Blutkuchen« oder geronnenes hellrotes Blut. Eine Studentin sagte in so einer Situation einmal zu mir, das sehe doch so aus wie eine Schicht frischer Erdbeermarmelade. In der Notaufnahme spuckte ein 52-jähriger Mann, der mit starken Bauchschmerzen eingeliefert wurde, plötzlich und aus dem Nichts einen großen Klumpen geronnenes Blut mit hellroten Auflagerungen auf die weiße Decke, mit der man ihn zum Wärmen zugedeckt hatte. Reflexartig sprangen wir Ärzte einen großen Schritt zurück, buchstäblich aus der »Schusslinie«. Nach der unweigerlichen Schrecksekunde griffen wir aber sofort nach einer der immer griffbereit stehenden Nierenschalen[8] und hielten sie dem armen Patienten unters Kinn – in Sorge, es könnte noch mehr nachkommen. Der Blutklumpen auf der weißen Decke sah tatsächlich ein bisschen aus wie Erdbeermarmelade, nur nicht ganz so appetitlich. Später sollte sich herausstellen, dass der Patient ein blutendes Magengeschwür hatte. Erbrochene Rote Bete kann den Betrachter durchaus einmal ernsthaft täuschen – wirkt wie Blut, ist aber keines. Kleinere Mengen nicht ganz frischen Blutes aus dem Magen sehen häufig schwarz-krümelig aus. Sobald Blut mit Magensäure in Kontakt gerät, entsteht aus dem roten Blutfarbstoff Hämoglobin das schwarze Hämatin. Aufgrund der Ähnlichkeit in Farbe und Form wird aus dem Magen erbrochenes Blut daher auch als Kaffeesatz-Erbrechen bezeichnet (siehe auch S. 60 f.). Aus dem Muster dieses »Kaffeesatzes« jedoch die Ursache der Magenblutung erkennen zu wollen, wäre reines Kaffeesatz-Lesen[9]. Ursächlich für Kaffeesatz-Erbrechen sind Schleimhauteinrisse des Mageneingangs (Mallory-Weiss-Syndrom, siehe auch S. 45) beim Erbrechen, Magenschleimhautentzündungen, Magen- und Zwölffingerdarmgeschwüre oder Magentumoren. Maßnahme Nummer eins ist jeweils eine Magenspiegelung zur Klärung der Ursache. Nur das Ergebnis der Magenspiegelung oder gegebenenfalls der Untersuchung einer Probenentnahme bei einem Polypen oder Tumor gibt Aufschluss darüber, ob Kaffeesatz-Erbrechen schlimm oder nicht so schlimm ist.

Mir kommt die Galle hoch

Erbrechen von Galle wird meist irrtümlicherweise mit einer Erkrankung der Leber oder Galle in Verbindung gebracht. Geflügelt sind auch die Worte »da kommt einem die Galle hoch«, die »Galle läuft über« und »Gift und Galle spucken«. Gemeint ist, das der- oder diejenige ziemlich wütend, aufbrausend bzw. jähzornig, also cholerisch ist (lateinisch *cholericus*: gelbgallig). Nicht umsonst werden auch auf Comicbildern Wütende gern mit verzerrten Fratzen und gelber Gesichtsfarbe dargestellt. Zurück gehen diese Aussprüche auf die in der Antike ausgebildete Humoralpathologie (griechisch-lateinisch *humor*: Feuchtigkeit, Körpersaft), eine Krankheitslehre von den Körpersäften. Deren »richtige« Zusammensetzung wurde als Voraussetzung für die Gesundheit vorgesehen. Erst mit der Begründung der Zellularpathologie durch Rudolf Virchow[10] im 19. Jahrhundert galt die Humoralpathologie endgültig als im wahrsten Sinne des Wortes antiquiert, also überholt. Virchows Theorie besagte, dass Krankheiten nicht auf ein Missverhältnis der Körpersäfte, sondern auf Störungen der Körperzellen basieren. Die aus der Humoralpathologie hervorgegangene Vier-Säfte-Lehre (Blut, gelbe Galle, schwarze Galle, Schleim) wurde schon in der Antike von Galen (ca. 130–200 n. Chr.) zur Temperamentenlehre weiterentwickelt. Den verschiedenen

Körpersäften wurden dabei verschiedene Charaktereigenschaften zugeschrieben. Auf die gelbe Galle fiel der Choleriker.

Auch wenn ein Wutanfall das Erbrechen von Galle im Normalfall nicht auslösen kann, so gibt es doch Veränderungen im Körper, die dazu führen können. Die Galle, also die Gallenflüssigkeit, kommt aus der Leber (siehe auch S. 180) und fließt über den Gallengang in den Zwölffingerdarm. Normalerweise wird die Galle, immerhin etwa 700 Milliliter pro Tag, durch die Eigenbewegung des Darms zusammen mit den zu verdauenden Nahrungsbestandteilen weiter nach »unten« in Richtung Enddarm transportiert. Das Ganze sieht aus wie eine Schlange beim Verschlingen ganzer Beutetiere. Wir kennen ja solche Bilder von Pythons, die etwa in Australien ganze Kängurus oder in Indien und Afrika komplette, bis zu 15 Kilogramm schwere Antilopen herunterwürgen. Im OP sind für uns Ärzte diese Eigenbewegungen, die wir insbesondere beim Dünndarm und beim Harnleiter beobachten und zu denen wir sagen, der Darm »wurmt«, wichtige Erkennungs- und Funktionsmerkmale. Wenn wir zum Beispiel den Harnleiter identifizieren wollen, dann suchen wir nach einer etwa fünf Millimeter dicken, schlauchartigen Struktur, die wie ein Regenwurm »wurmt«. Das ist oft gar nicht so einfach. Denn gleich daneben verlaufende Blutgefäße können leider genauso aussehen. Im Körper erscheinen die Strukturen nämlich nicht so wie im Anatomiebuch. Dort werden Schlagadern, die vom Herzen kommen, rot, Venen, also Blutgefäße, die zum Herzen zurückführen, blau und Nerven und Harnleiter gelb gezeichnet. In Wirklichkeit sehen diese Strukturen häufig farblich gleich aus, weshalb es im Einzelfall knifflig sein kann, sie zu unterscheiden. Da Blutgefäße nun aber zum Glück nicht »wurmen«, der Harnleiter aber schon, haben wir ein wichtiges Unterscheidungsmerkmal an der Hand. Da der Harnleiter allerdings dummerweise zwischendurch »Wurmpausen« einlegt, gilt es aufzupassen. Dann tippen wir den Strang, den wir als Harnleiter ansehen, gern mit dem Finger oder einer Pinzette vorsichtig an, um ihn zu motivieren, zu »wurmen« und sich so zu erkennen zu geben.

Zurück zur Galle. Der Magenpförtner, ein Ringmuskel am Magenausgang, sorgt dafür, dass möglichst nichts aus dem Darm zurück in den Magen fließt. Diese beiden Mechanismen, die Eigenbewegung des Darms und der Magenpförtner, gewährleisten, dass wir nicht dauernd Galle im Magen haben. Um Galle zu spucken, muss die Galle jedoch zwangsläufig durch den Magen bis in die Speiseröhre gelangen. Das passiert aber nur, wenn die Transportfunktion des Darms erheblich gestört ist und der Magenpförtner einen Rückfluss in den Magen zulässt. Das kann sowohl durch eine Entzündung im Oberbauch passieren – alle Funktionen der Oberbauchorgane werden durch eine solche Entzündung in Mitleidenschaft gezogen – als auch dann, wenn es zu einem Darmverschluss knapp hinter der Gallengangeinmündung in den Zwölffingerdarm kommt.

Nach rot und gelb kommt braun

Ganz besonders eklig und schlimm wird es insbesondere für den Patienten, wenn Stuhl erbrochen wird. Der dafür verwendete medizinische Ausdruck »Miserere« kommt aus dem Lateinischen und bedeutet »erbarme dich«. Viel schlimmer kann es in der Medizin tatsächlich nicht kommen. Ein kompletter Darmverschluss, wie er durch Verklebungen zwischen Darmschlingen oder durch einen Tumor entstehen kann, führt über kurz oder lang unweigerlich zum Rückstau bis in den Magen und zum Stuhlerbrechen. Eine Magensonde bringt meist sofort Erleichterung, ohne jedoch das Problem zu lösen. Wann immer möglich, muss deshalb rasch operiert werden. Erbrochener Stuhl ist praktisch nie fest, sondern durch die Verdünnung mit Magen- und Darmsäften in etwa so flüssig wie Durchfall, leider auch von Geruch und Farbe her ähnlich. Zum Glück kann dieses schwere Krankheitsbild durch ein couragiertes Eingreifen eines Bauchchirurgen meist behoben werden, und der Darm wird wieder durchgängig.

Essen ist gar nicht so einfach – von Sodbrennen und verrutschten Mägen

»Viele Menschen haben das Essen verlernt –
sie können nur noch schlucken.«

Paul Bocuse (1926–2018)

Das Zwerchfell – Dreh- und Angelpunkt beim Essen und Atmen

Essen ist das Einfachste der Welt. Ohne Essen können wir nicht leben; zumindest nicht lange. Und wenn alles normal läuft, dann machen wir uns über das Essen, Schlucken und Verdauen auch keine Gedanken. Warum auch, wenn es doch schmeckt oder zumindest satt macht? Leider verläuft die Nahrungsaufnahme, das heißt das Zuführen von Speisen und Getränken nach dem Kauen über die Speiseröhre in den Magen, nicht bei allen Menschen ohne Komplikationen. Das für uns als normal empfundene Essen und gleichzeitige Atmen ist bei näherer Betrachtung nämlich ganz schön kompliziert. Dabei spielt auch unser Zwerchfell – das wir dem Volksmund nach bei heftigem Lachen scheinbar positiv strapazieren – eine wichtige Rolle.

Das Zwerchfell[11] liegt als eine Art »Trennwand« zwischen den Brust- und Bauchorganen. Es handelt sich hierbei um einen großflächigen, dünnen, nur etwa drei bis fünf Millimeter starken Muskel – unseren wichtigsten Atemmuskel. Beim Zusammenziehen des Muskels atmen wir ein, beim Erschlaffen atmen wir aus. Die Bewegung des Zwerchfells verkleinert und vergrößert dabei, ähnlich wie der Kolben in einem Motorzylinder, bei jeder Auf- und Abbewegung das Volumen des Brustkorbs und damit den Raum für die Lunge. Wenn wir in Ruhe sind – also keine körperliche Arbeit verrichten oder uns nicht bewegen –, übernimmt das Zwerchfell etwa 60 bis 80 Prozent der Muskelarbeit bei der Atmung.

Alles was vom Bauch- in den Brustraum zieht, oder umgekehrt, kreuzt zwangsläufig das Zwerchfell. Neben der Hauptschlagader, die das Blut vom Herzen in die untere Körperhälfte transportiert, und der unteren Hohlvene, welche das Blut wieder zurück zum Herzen fließen lässt, ist es vor allem die Speiseröhre, die kurz vor ihrer Verbindung zum Magen durch eine natürliche Lücke durch das Zwerchfell geht. Diese Muskellücke ist so beschaffen, dass sie zusammen mit den Muskelfasern an der unteren Speiseröhre und am Mageneingang die Durchlässigkeit des Mageneinganges steuert. Durch ein Zusammenziehen der spiralförmig an der Speiseröhre angeordneten Muskeln verkürzt sich diese und gibt gleichzeitig die Öffnung zum Magen frei. Diese Muskelsteuerung an der Speiseröhre, am Magen und am Zwerchfell muss sehr genau funktionieren und ist deshalb ein wahres Wunderwerk der physiologischen Körperaktion. Einerseits wollen wir ja beim Essen und Trinken einen problemlosen Übertritt unserer Nahrung in den Magen. Andererseits soll aber nichts unkontrolliert wieder aus dem Magen zurück in die Speiseröhre fließen. Damit wir beim Essen nicht jedes Mal darüber nachdenken müssen, wie viel Gramm bzw. wie viel Milliliter wir auf einmal schlucken dürfen, ist der Körper diesbezüglich sehr »pflegeleicht«. Da können es auch schon mal größere Schlucke Flüssigkeit, Fleisch- oder Tofubissen sein, die in einem Stück hinuntergehen.

Schlucken und Aufstoßen um die Wette

In unserer Verwandtschaft gab es in meiner Kindheit einen On-kel, der hat zu seiner Freude und zu unserer Belustigung zu Os-tern immer hart gekochte Eier im Ganzen geschluckt. Wir sahen die Eier buchstäblich als großen Bollen durch den Rachen und unter einer ausladenden Bewegung des Kehlkopfes hinter dem Brustbein durch die Speiseröhre verschwinden. Er hat uns dabei immer ein bisschen an einen Pelikan erinnert. Pelikane benutzen ihren zum Teil riesigen, bei einigen Arten bis zu 13 Liter fassen-den Kehlsack ja als Kescher bei der Jagd nach Fischen. Die Beute wird dann ähnlich wie das Ei im Mund des Onkels im Ganzen heruntergewürgt – was mehr als komisch anzusehen ist. Aller-dings werden die Fische vom Pelikan lebendig geschluckt, was bei entsprechender Fantasie und Empathie für die Fische gleichzeitig meist ein mulmiges Gefühl in der eigenen Magengrube hinter-lässt.

Auch das andere Extrem – nämlich das Schlucken von »Nichts«, also Luft, gelingt uns mit etwas Anstrengung. Hierzu bedarf es aber einer sehr feinen Abstimmung der Muskulatur im Rachen, in der Speiseröhre und am Mageneingang. Als Kind war dies bei unseren Rülpswettbewerben eine Grundvoraussetzung für eine erfolgreiche Teilnahme. Es galt möglichst viel Luft hintereinander zu schlucken und diese dann, gewissermaßen kontrolliert, wieder nach oben abzugeben. Wer am lautesten, am längsten und vari-antenreichsten rülpsen konnte, also etwa stakkatoartig, das heißt abgehackt, oder im Sinne einer Tonleiter auf- oder absteigend, hatte gewonnen, war sich der Anerkennung der Freunde sicher und gewann einen zuvor ausgelobten Preis.

Speiseröhre – Transport in jede Richtung

Ebenso wie für die Nahrungsaufnahme in den Magen hinein muss sich der Mageneingang auch in umgekehrter Richtung mindestens genauso fein abgestimmt öffnen und schließen können. Im Normalzustand sollte eine nahezu vollständige Abdichtung nach oben erfolgen. Genaue Untersuchungen haben jedoch gezeigt, dass ein leichtes und nicht zu häufiges Zurückfließen von Magensäure normal ist. Verschiedene Schutzfunktionen der Speiseröhre bewahren diese vor den negativen Folgen übermäßigen Säurerückflusses die wir dann als Sodbrennen empfinden. So »spült« das Schlucken von Speichel die Speiseröhre nach unten durch und neutralisiert die Säure. Das gelingt, weil der Speichel leicht alkalisch ist. Viel hilft viel – deshalb wirkt sich etwa Kaugummi kauen, welches den Speichelfluss anregt, günstig auf Sodbrennen aus. Ein weiterer Schutzmechanismus der Speiseröhre besteht in ihrer nach unten gerichteten peristaltischen Eigenbewegung – ähnlich einer Schlange bei der Verdauung –, die alles immer in Richtung Magen (zurück-)transportiert. Jeglicher Übertritt von Magensäure wird bei normaler Muskelfunktion der Speiseröhre also direkt wieder in den Magen zurückbefördert. Eine Schleimschicht auf den Zellen der Speiseröhre schützt diese zudem vor dem direkten Einfluss der Säure. Sammelt sich aber zu viel Gas im Magen an oder gibt der Magen nach einer schlechten Mahlzeit – etwa weil eine Speise verdorben ist – das Signal, sich besser und schneller nach oben als nach unten entleeren zu wollen, muss auch dies im »Ernstfall« wohl koordiniert funktionieren. Entgegen der Schwerkraft und der natürlichen peristaltischen Bewegung der Speiseröhre muss nun die Öffnung des Mageneingangs, der Durchgang durch die Speiseröhre und die Beförderung durch den Rachen »einigermaßen« kontrolliert ablaufen. Muskelkontraktionen des Magens und der Bauchdecke, zur Erhöhung des Druckes im Bauch, katapultieren buchstäblich jeglichen Mageninhalt – egal ob gasförmig, flüssig oder fest – nach oben. Meist gelingt dies ohne großen Schaden für die betroffenen Personen, auch wenn es alles andere als appetitlich ist. Zum Glück nur selten kann es dabei auch zu Blutungen oder gar Einrissen in der Wand von Magen oder Speiseröhre kommen (siehe auch Seite 45–49).

Sodbrennen – Feuer im Brustkorb

Die Hälfte der Deutschen hat darunter schon einmal gelitten, jeder fünfte von ihnen ist davon regelmäßig betroffen. Es brennt und schmerzt hinter dem Brustbein. Sodbrennen wird fast immer durch zu viel Magensäure in der Speiseröhre ausgelöst, man nennt es daher Refluxkrankheit (lateinisch *refluxus*: Rückfluss). Verantwortlich dafür ist ein defekter Schließmuskel zwischen Magen und Speiseröhre, was meist im Zusammenhang steht mit einer Erweiterung der Zwerchfelllücke für die Speiseröhre und einem damit einhergehenden »Verrutschen« des Magens nach oben in Richtung Brustkorb. Durch das Verrutschen des Magens verändert sich die Form und Funktion des Magenschließmuskels, was dessen Funktion schwächt. Ein schwacher Schließmuskel am Mageneingang kann ansonsten viele Gründe haben. Vieles, aber nicht alles hat mit unseren Lebensumständen zu tun. 80 Prozent der Patienten mit Sodbrennen sind übergewichtig. Die Veränderung der Körperform und der Druckverhältnisse im Bauch, aber auch der Stoffwechselvorgänge beeinflussen dabei die Schließmuskelfunktion. Ähnliches gilt für Schwangere. Das Hormon Gestagen schwächt den Schließmuskel am Mageneingang und im Verbund mit dem erhöhten Druck im Bauch durch die immer größer werdende Gebärmutter ist der Schließmuskel schnell überfordert. Entsprechend leidet etwa jede zweite Frau am Ende der Schwangerschaft an Refluxbeschwerden. Auch Alkohol, Nikotin und Kaffee haben einen negativen Einfluss und hemmen den Verschlussmechanismus zwischen Magen und Speiseröhre. Wie so häufig in unserem Körper spielen aber auch eine Veranlagung und vielleicht auch andere, uns bis heute nur noch nicht hinreichend bekannte Gründe eine Rolle bei der Entstehung der Refluxkrankheit. So trifft es leider manchmal auch Patienten, die schlank sind, sich gesund ernähren und auch sonst alle Empfehlungen gegen Sodbrennen einhalten.

Was vielen sauer aufstößt

Bei der Refluxkrankheit ist die Speiseröhre mit der Menge aus dem Magen zurückfließender Säure schlichtweg überfordert. Genaue Untersuchungen mit in die Speiseröhre eingelegten Sonden, bei der das zeitliche Ausmaß und die Menge der zurückfließenden Magensäure festgestellt werden (die sogenannte pH-Metrie), zeigen hierbei meist, dass größere Mengen Säure aus dem Magen in die Speiseröhre gelangen. Je nachdem wie gut der Körper damit zurechtkommt, wie empfindlich die Zellen der Speiseröhre sind und wie schnell die Speiseröhre die Säure wieder nach unten zurücktransportiert, desto ausgeprägter sind die sichtbaren Schäden an der Speiseröhre während einer Speiseröhren- und Magenspiegelung. Hierbei erkennt der untersuchende Arzt (Gastroenterologe) dann eine Rötung, die eine Entzündung durch die zurückfließende Magensäure anzeigt. Probenentnahmen aus dem entzündeten Speiseröhrenbereich sollen sicherstellen, dass sich die Zellen noch nicht in Krebsvorstufenzellen umgewandelt haben. Zum Glück führt Sodbrennen trotzdem nur bei etwa 40 Prozent aller Patienten zu einer Schleimhautentzündung der Speiseröhre, die anderen 60 Prozent zeigen zwar die Symptome der Refluxkrankheit, die Speiseröhre wird aber nicht geschädigt.

Chronische, über viele Jahre anhaltende Entzündungen der Speiseröhre können zudem noch schwere Zellveränderungen nach sich ziehen. Zunächst ändert sich der Zelltyp in der Schleimhaut der unteren Speiseröhre. Man nennt das dann Barrett-Speiseröhre – benannt nach dem britischen Chirurgen Norman Rupert

Barrett (1903–1979). Hieraus kann Speiseröhrenkrebs entstehen – die größte Sorge von uns Ärzten, wenn wir eine Speiseröhren- und Magenspiegelung bei Patienten mit Sodbrennen machen. Auch wenn Tumoren in diesem Bereich des Körpers allgemein zunehmen – immer mehr Menschen sind übergewichtig und leiden unter Sodbrennen –, so kommt es doch sehr viel seltener als früher angenommen in einer sogenannten Barrett-Speiseröhre zu Krebs. Nur in einem von 1000 Fällen entwickelt sich aus einem »Barrett« ein Speiseröhrenkrebs. Ohne »Barrett« kommt es im unteren Bereich der Speiseröhre aber zum Glück fast nie zu Krebs.

Vorsichtsmaßnahmen und Tipps gegen Sodbrennen

Gelegentliches Sodbrennen ist harmlos, tritt es jedoch mehrfach in der Woche auf, sollte man etwas dagegen unternehmen. Am wichtigsten sind allgemeine Verhaltensregeln. Dazu gehört vor allem eine gesunde Ernährung und Lebensführung. Auf jeden Fall sollte möglichst wenig Alkohol konsumiert werden, Rauchen ist tabu. Die für die »Normalfunktion« des oberen Magenabschlusses so wichtige Spannung des Schließmuskels kann durch fettreiches Essen – wie etwa Schweine- oder Gänsebraten, Würste, Pizza, Pommes frites, aber auch fettreicher Käse –, Kaffee, Tee, Cola und Rauchen nämlich erheblich herabgesetzt werden. Dadurch wird das Zurückfließen der Säure in die Speiseröhre gefördert – zum Leidwesen der Betroffenen.

Auch sollte man nicht zu spät am Abend essen. Liegt man nämlich mit vollem Magen im Bett, werden die Beschwerden im Liegen häufig schlimmer. Denn hier addieren sich geradezu die Gründe für den Reflux: Ein voller Magen mit viel Magensäure, Alkohol, der den Schließmuskel schwächt, und die horizontale Lage, die es der Säure erleichtert, ohne Überwindung der Schwerkraft nach »oben« zu fließen. Am besten sollten daher bei anfälligen Menschen drei bis vier Stunden zwischen der letzten Mahlzeit und dem Zubettgehen liegen. Ist das Sodbrennen nachts besonders stark, hilft manchmal eine leichte Oberkörperhochlagerung beim Schlafen. Die Schwerkraft hilft dann auf natürliche Weise mit, dass die Säure im Magen verbleibt. Übergewicht steigert übrigens den Druck im Bauch und somit auch den Druck auf den Magen und das Zwerchfell. Gewichtsabnahme gehört daher zu den wichtigsten Empfehlungen bei übergewichtigen Patienten mit einer Refluxkrankheit. Sport treiben unterstützt die allgemeinen Verhaltensmaßnahmen.

Einer der besten Tests, ob die Beschwerden hinter dem Brustbein tatsächlich von der zurückfließenden Säure kommen, ist die Einnahme sogenannter Säureblocker-Medikamente. Natürlich sind diese verschreibungspflichtig. Ein Gang zum Arzt vor unkontrollierter Einnahme versteht sich daher von selbst. Helfen die Säureblocker-Tabletten gegen die Beschwerden und kommt es nach Absetzen dieser Medikamente zu erneutem Reflux, ist die Ursache praktisch gesichert. Bei leichten oder gelegentlichen Beschwerden sind die allgemeinen Verhaltensregeln in Kombination mit der Einnahme von Säureblockern für die meisten Patienten oft die beste Lösung. Alternativ und ohne Rezept sind in der Apotheke sogenannte Antazida erhältlich. Sie wirken sofort, neutralisieren und binden die Säure bei leichtem Sodbrennen. Etwas stärker als Antazida, aber bei Weitem nicht so wirksam wie die echten Säureblocker sind Antihistaminika (H2-Blocker). Sie wirken allerdings erst nach zwölf Stunden und sind daher nicht als

»Notfallmedikamente« bei plötzlichem Sodbrennen geeignet. Leiden Patienten an häufigen oder starken Refluxbeschwerden, die auch durch Säureblocker nicht vollständig in den Griff zu bekommen sind, oder sind Nebenwirkungen der Medikamente nicht akzeptabel, gibt es auch die Möglichkeit einer Operation. Zu den Nebenwirkungen der Säureblocker zählen häufig Magen-Darm-Beschwerden, Veränderung der Leberwerte, Kopfschmerzen und Schwindel, aber auch Osteoporose, also Knochenschwund.

Wenn das Zwerchfell durchbricht und der Magen hochrutscht

Eine wichtige Ursache für die Refluxerkrankung ist das Hochrutschen des Magens infolge eines Zwerchfellbruches. Diese Ursache kann durch eine Operation korrigiert werden. Die Operation beim Zwerchfellbruch, die heutzutage glücklicherweise meist minimal-invasiv durchgeführt werden kann – also mit kleinen Schnitten und unter Kontrolle einer Video-HD-Kamera –, besteht im Prinzip aus drei wesentlichen Schritten. Zunächst einmal muss der Magen, der mehr oder weniger stark in den Brustkorb hochgerutscht ist, wieder in den Bauch zurückgeholt werden. Dies gelingt in der Regel durch das Lösen von Verwachsungen, die zwischen dem hochgerutschten Magen und dem umliegenden Gewebe bestehen. Verwachsungen sind immer gutartig, bestehen aus Bindegewebe und fixieren die Organe untereinander und mit der Umgebung. Verwachsungen können von uns Chirurgen mit einer Schere durchtrennt werden, ohne dass dabei Gewebe entfernt werden muss. Als Nächstes wird die vergrößerte Lücke im Zwerchfell (= Zwerchfellbruch) durch eine Naht eingeengt. Wir benutzen dafür dauerhaft im Körper verbleibende Kunststofffäden. Es darf nicht zu eng genäht werden – sonst hat der Patient am Ende dauerhaft Schluckbeschwerden –, aber auch nicht zu weit, sonst steigt natürlich weiterhin zu viel Säure in Richtung Speiseröhre auf. In seltenen Fällen muss diese Naht, wenn die Lücke zu groß ist, zusätzlich durch ein künstliches Netz verstärkt werden. Anschließend kommt der wichtigste Schritt der Operation. Es muss eine neue Verschlussmanschette am Übergang der Speiseröhre zum Magen angelegt werden. Am besten untersucht und bewährt ist die Methode mit einer biologischen, körpereigenen Manschette. Hierzu wird eine natürliche Ausbuchtung des Magens, der sogenannte Fundus, wie ein Schal um den untersten Teil der Speiseröhre geschlungen und vernäht – vernäht deshalb, damit sich der Schal nicht wieder lockern kann. Die ganze Konstruktion nennt sich dann »Fundoplikatio«[12]. Auch hier gilt es, die Schlinge nicht zu eng zu gestalten, sonst geht es zukünftig nur noch schlecht in den Magen hinein. Und es darf nicht zu locker genäht werden, sonst war alles umsonst. Damit diese Gratwanderung gelingt, schienen wir die Speiseröhre und den Mageneingang während der Operation mit einem über den Mund des jeweiligen Patienten eingebrachten, etwa daumendicken Magenschlauch. Da dieser Schlauch erst in Narkose eingeführt und vor Beendigung der Operation wieder entfernt wird, bekommt der Patient zum Glück nichts davon mit. So ist gewährleistet, dass der zukünftige Mageneingang mindestens daumendick durchlässig ist. Die neue Manschette um den Mageneingang wirkt wie ein natürlicher Verschlussmechanismus, der sich bei gefülltem Magen – die Manschette gehört ja selbst auch zum Magen – verstärkt und so Flüssigkeiten und Mageninhalt nicht nach »oben« durchlässt. In den ersten Wochen nach der Operation raten wir den meisten Patienten, zunächst weiter Säureblocker einzunehmen und auf kleinere Mahlzeiten zu achten.

Alternativ gibt es die Möglichkeit, ein Magnetband um die untere Speiseröhrenöffnung zu legen. Es handelt sich hierbei um eine aus Magneten bestehende Kette, die den Verschlussmechanismus zwischen Speiseröhre und Magen unterstützt. Auch das

Magnetband muss in einer minimal-invasiven Operation in Vollnarkose angebracht werden. Die Anziehungskraft der Magnete verengt den Speiseröhreneingang gegen den Magen und die aufsteigende Säure. Gleichzeitig ist sie aber schwach genug, um ankommende Nahrung passieren zu lassen. Das Magnetband kann lebenslang im Körper bleiben, ist aber bei Bedarf durch eine erneute Operation wieder entfernbar. Das kann beispielsweise notwendig sein, wenn das Band verrutscht oder die Wirkung nicht so ist wie gewünscht. Ist es zu eng, bestehen Schluckbeschwerden, ist es zu locker, fließt immer noch zu viel Säure zurück.

Im Vergleich zur biologischen Manschette »Fundoplikatio« zeigt diese relativ neue Methode in den ersten ein bis zwei Jahren nach der Operation ebenfalls sehr gute Ergebnisse. Nach einer aktuellen Untersuchung war die Wirkung auf den Säurereflux ähnlich und die Patienten konnten nach der Operation sogar wieder etwas besser aufstoßen und bei Bedarf erbrechen. Ob Patienten nach einer Reflux-Operation, gleich welcher Art, noch aufstoßen oder erbrechen können, ist durchaus wichtig. Manche Patienten empfinden es als Belastung, wenn sie etwa nach der Aufnahme von kohlensäurehaltigen Getränken aufstoßen möchten, aber nicht können. Allerdings gibt es gegenwärtig noch keine gesicherten Langzeiterfahrungen mit dem Magnetband, sodass man noch nicht genau sagen kann, ob diese neue Methode auch langfristig eine gute Alternative zur Fundoplikatio sein wird.

Wenn der Magen im Brustkorb landet

Manchmal ist der Magen nicht nur ein bisschen nach oben gerutscht, sondern als Ganzes in den Brustkorb verlagert. Wir nennen das dann einen Brustkorbmagen oder auch Thoraxmagen. Die anatomischen Verhältnisse erfordern es, dass der Magen dabei dann auch noch eine mindestens 90-Grad-Drehung ausführt und einen siphonartigen Verlauf annimmt. Es ist daher leicht zu verstehen, dass dies zum Teil zu starken Beschwerden führt. Denn nach jeder Mahlzeit kommt es bei betroffenen Personen zu einem Druckgefühl im Brustkorb. Übelkeit und Erbrechen sind die Folge. Wird der in den Brustkorb »umgeschlagene« Magen beim Durchtritt durch das Zwerchfell noch dazu eingezwängt – was meist mehr oder weniger stark der Fall ist –, kann es sogar zu Blutungen im Magen kommen. Die Kombination aus Blutarmut – durch anhaltende ganz leichte Blutungen im Magen – und Druckgefühl im Brustkorb mit Übelkeit nach dem Essen hat uns schon häufig auf die richtige diagnostische Fährte gebracht. Hier helfen natürlich keine Säureblocker. Nur eine Operation kann den Magen wieder in den Bauch befördern und so die Ursache der Beschwerden beheben. Nach dem anschließenden Verschluss des Zwerchfellbruchs und Anlage einer Magenmanschette (»Fundoplikatio«) kann der Patient anschließend wieder weitgehend beschwerdefrei essen. Bei solchen Extremformen eines Zwerchfellbruchs kommt die Alternativmethode »Magnetband« bislang eher nicht infrage.

Abenteuerlich war der Fall von Mike Klemmer. Der Patient wurde uns im Sommer 2018 aus einem kleineren Krankenhaus als Notfall überwiesen. Der Patient berichtete, dass er in letzter Zeit nach dem Essen immer wieder Schmerzen im Brustkorb und starke Übelkeit verspürt hatte. In das entsendende Krankenhaus war er mit starken Schmerzen im linken Brustkorb und mit hohem Fieber aufgenommen worden. Eine Erkrankung des Herzens konnte ausgeschlossen werden, jedoch bestand im Röntgenbild der Lunge der Verdacht auf eine Eiteransammlung im linken Brustkorb. Die Kollegen des anderen Krankenhauses legten sogleich in örtlicher Betäubung einen etwa acht Millimeter dicken Brustkorbschlauch (eine aus flexiblem Kunststoff bestehende sogenannte Thoraxdrainage) zwischen den Rippen hindurch, welcher den Eiter nach außen abfließen lassen sollte. Schon nach kurzer Zeit kam über diesen

Drainageschlauch jedoch nicht nur Eiter, sondern auch mehr oder weniger stark verdaute Nahrung zutage – Spätzle, Gemüsereste und einzelne Fleischbrocken ließen sich in unappetitlicher »Darreichung« identifizieren. Verständlicherweise war den Kollegen die Sache dann nicht mehr geheuer, zumal sich der klinische Zustand des Patienten verschlechterte. Es gab beginnende Zeichen einer Blutvergiftung. So riefen die Kollegen bei uns an und baten um die Übernahme und Weiterbehandlung des Patienten. Nachdem Mike Klemmer mit dem Rettungswagen bei uns in der Notaufnahme angekommen war, entdeckten wir in den Aufnahmen der Computertomografie die Ursache des ganzen Übels: Im linken Brustkorb befand sich eingeklemmt der hochgeschlagene Magen, die Brustkorbdrainage lag dabei direkt neben dem inzwischen geplatzten und halb abgestorbenen Magen. Jetzt half nur noch eine Notoperation. Wir mussten sowohl den Brustkorb als auch den Bauch mit einem größeren Schnitt eröffnen, den zerstörten Magen entfernen, die Eiteransammlung zusammen mit den Nahrungsresten ausspülen und anschließend die Speiseröhre mit dem Dünndarm wieder verbinden – so, wie es auch nach der Entfernung des Magens aus anderen Gründen, etwa bei einem Tumor, üblich ist (siehe auch S. 164 ff., 209). Glücklicherweise überlebte der Patient seine lebensbedrohliche Erkrankung und die Operation. Nach etwa drei Wochen durfte Herr Klemmer das Krankenhaus verlassen. Ernähren konnte er sich zu diesem Zeitpunkt schon wieder mit passierter, also breiiger Kost. Seine anfängliche Diät bestand aus Joghurt, Suppen, Kartoffel- und Gemüsebrei. Eine Vorstellung in unserer Ambulanzsprechstunde nach der Anschlussheilbehandlung (»Reha«) vier Wochen später zeigte einen Patienten, der sich wieder nahezu vollständig normal ernähren konnte.

Kann der Magen ausleiern?
Kuriose Fragen, spannende Fakten
und unbequeme Tatsachen

»Dreihundert Jahre meines Nachruhmes
für eine gute Verdauung!«

Voltaire (1694-1778)

Was dem Magen
und den Nachbarorganen guttut

Fragen stellen die Leute! Fragen, an die ich gar nicht denken würde.
Bei ganz unterschiedlichen Anlässen im Freundeskreis, bei denen
üppig gespeist wurde, wird mir immer wieder mal die Frage gestellt, ob der Magen ausleiern könne. Noch präziser wollen manche
wissen, ob man den Magen so konditionieren könne, dass er mehr
Fassungsvermögen bekommt. Kann denn nun ein Magen ausleie-
ern? Um auf diese nicht gerade lebenswichtige Frage eingehen zu
können, bedarf es einer genaueren Betrachtung, was in einen Magen überhaupt hineinpasst. Ein durchschnittlicher menschlicher
Magen fasst etwa ein bis zwei Liter Flüssigkeit. Kommen einzelne
größere Mahlzeiten dazu, lässt sich das Magenfassungsvermö-
gen nicht einfach vergrößern. Es ist also ein Märchen, dass man
am Vortag eines zu erwartenden Festmahls durch viel Essen den
Magen »ausleiern« und so das Fassungsvermögen konditionieren
kann. Im Gegenteil, eine Völlerei am Abend führt eher zu unruhi-
gem Schlaf, schlechten Träumen und entsprechendem Unwohlsein

am Festtag. Doch wie bei so vielem gibt es auch hier ein »Aber«! Denn anders sieht es aus, wenn man längere Zeit zu viel isst. Wird der Magen über einen längeren Zeitraum immer wieder im Übermaß gefüllt – ja regelrecht vollgepresst –, steigt das Magenvolumen an. Untersuchungen an Freiwilligen in Mexiko, dem Land mit dem höchsten Anteil an übergewichtigen Menschen, zeigen, dass der Magen von fettleibigen Menschen ein größeres Fassungsvermögen hat. Die Schwankungsbreite ist erheblich, aber man kann davon ausgehen, dass ein entsprechend mit großen Lebensmittelmengen »trainierter« Magen seine Kapazität nahezu verdoppeln kann. So schaffen es manche »Ess-Sportler«, abenteuerliche Mengen in sich hineinzuschaufeln. Den Weltrekord im »Hot-Dog-schnell-und-viel-Essen« hält der Amerikaner Joe Chestnut. Beim traditionellen Wettessen am 4. Juli 2020 dem amerikanischen Unabhängigkeitstag, stopfte er in zehn Minuten 75 Hot Dogs in sich hinein. Das entspricht nach offiziellen Angaben des Veranstalters, der Fast-Food-Kette »Nathan's Famous«, 22.500 Kilokalorien. Sein Magen dürfte etwa sieben Liter Volumen fassen, damit die Hot Dogs in so kurzer Zeit hineinpassen. Gesund ist das natürlich nicht, die Muskelfasern des Magens leiern dann tatsächlich aus und funktionieren nicht mehr richtig. Eine chronische Magenentleerungsstörung ist die Folge. Bei dem seit 1972 jährlich ausgetragenen Wettbewerb ist es auch schon zu schweren Zwischenfällen gekommen, einige Teilnehmer mussten notoperiert werden, weil die Gefäße im Magen abgedrückt wurden, sogar ein Todesfall ist verbrieft. Umgekehrt kann aber ein Magen auch schrumpfen. So verliert der Magen von schwer übergewichtigen Personen, die vier Wochen auf Diät gesetzt wurden, etwa ein Drittel seines Fassungsvermögens, wie eine amerikanische Studie herausfand. Auch Patienten mit einem operativ verkleinerten Magen können diesen durch ein entsprechendes Essverhalten wieder ausdehnen. Unerwünscht ist dies natürlich bei solchen Menschen, denen der Magen wegen ihres starken Übergewichts verkleinert wurde, günstig jedoch bei jenen, bei denen ein Teil des Magens etwa wegen eines Tumors entfernt werden musste. Manche stark übergewichtigen Patienten bekommen als Therapiemaßnahme und zur Hungerunterdrückung durch ein dauerhaftes Völlegefühl für eine gewisse Zeit einen mit Kochsalzlösung gefüllten Magenballon eingesetzt. Auch bei diesen Patienten wurde nachgewiesen, dass der Magen sich gewissermaßen durch »Ausleiern« um den Ballon herum Platz verschafft. Das anfängliche Völlegefühl der Patienten lässt nach und damit auch die Wirkung.

Als Chirurg habe ich praktisch bei jeder Bauchoperation den Magen im Blick. Bei den sogenannten minimal-invasiven Operationen, bei denen nur mit einer Kamera in den Bauchraum gesehen wird, unterbleibt eine weiterreichende Untersuchung mit den durch sehr kleine Schnitte eingeführten Miniinstrumenten. Außer wenn er selbst Ziel der Operation ist, wird der Magen typischerweise bei einer solchen Operation nicht berührt. Erfolgt jedoch eine Operation über einen größeren Bauchschnitt, wird der erfahrene Chirurg auch immer den Magen vorsichtig mit seinen Händen untersuchen. Dabei tastet er unter anderem ab, ob die vom Narkosearzt eingelegte Magensonde – ein dünner Magenschlauch, der überschüssige Magenflüssigkeiten während der Operation ableitet –, an der richtigen Stelle im Magen liegt. Beim Abtasten des Magens lassen sich Veränderungen am Magen, wie etwa ein Magentumor, die Variabilität der Magengröße und Magenwandbeschaffenheit, erkennen. Überraschend ist für mich dabei immer wieder, dass ich manchmal einen dünnwandigen und komplett ausgeleierten Magen bei Patienten vorfinde, bei denen ich dies im Vorfeld aufgrund ihrer schlanken Gestalt überhaupt nicht vermutet hätte. Umgekehrt zeigen große und stark übergewichtige Patienten häufig einen völlig unscheinbaren, normal großen und in keiner Weise ausgeleierten Magen. Im Einzelfall ist die Magengröße also nicht vorhersehbar.

Was macht hungrig, wann ist man satt?

Der Hunger kommt, wenn der Körper Energie benötigt, Appetit taucht hingegen unabhängig davon auf. Wir bekommen Appetit auf einen Kuchen oder ein frisches Croissant, wenn wir es sehen oder riechen – etwa, wenn wir beim Bäcker sind. Genauso ist es, wenn wir unseren Kühlschrank aus Langeweile aufmachen, und uns das Stück übrig gebliebene Pizza oder ein Sahnejoghurt »anlacht«. Frühkindliche Prägung und Gewohnheit scheinen dabei eine große Rolle zu spielen. Dies führt allzu oft dazu, dass wir essen, ohne dass unser Körper wirklich danach verlangt. Haben wir jedoch tatsächlich Hunger, ist der Körper darauf programmiert, möglichst schnell etwas Essbares zu bekommen. Ein leerer Magen und ein niedriger Blutzuckerspiegel sind wesentliche Schrittmacher des Hungergefühls. Haben wir sogenannten Heißhunger, bevorzugt der Körper gute Energielieferanten wie Zucker oder Fett. Ein Ansteigen des Blutzuckerspiegels und als direkte Reaktion darauf der Anstieg des Insulinspiegels, aber auch eine alleinige Füllung des Magens signalisieren dem Körper: Es reicht. Das Sättigungsgefühl stellt sich ein. Dieses Gefühl lässt sich ernährungsphysiologisch ausnützen. Ist der Magen voll, kommt das Signal: Wir sind satt. Faser- und wasserreiche Lebensmittel wie Salat oder Gemüse schaffen diesen Effekt ohne viele Kalorien.

Außer dem Blutzuckerspiegel, einigen Aminosäuren – die Bausteine des Eiweißes – und einzelnen Fettsäuren gibt es noch eine Reihe anderer, körpereigener Botenstoffe, die dem Gehirn mitteilen, dass der Hunger gestillt ist. Man nennt sie Hunger- und Sättigungshormone. Auch durch die Dehnung des Magens, also wenn der Magen voll ist, werden in der Magenwand Hormone über Dehnungsrezeptoren freigesetzt, etwa Leptin oder Gastrin freisetzendes Peptid. Sie wirken direkt auf das Sättigungszentrum. Das Hungerzentrum und das Sättigungszentrum befinden sich in einer bestimmten Region im Gehirn, dem sogenannten

Hypothalamus[13]. Hier laufen die Signale zusammen. Es gibt also so etwas wie eine direkte Kommunikation zwischen Magen/Darm und unserem Gehirn. Fette Speisen machen übrigens länger satt. Das hat folgende Gründe: Zum einen hemmt Fett die Magenentleerung – der Magen bleibt also länger voll. Zum anderen werden bei der Fettverdauung sowohl vom Magen als auch vom Darm besonders starke Sättigungssignale an das Gehirn geschickt.

Wir alle kennen das: Wenn etwas gut schmeckt, wir es aus Gewohnheit gerne essen, und mit einem bestimmten Essen Erinnerungen an schöne Ereignisse – etwa ein gewisses Pasta-Gericht auf einer einladenden Piazza in Italien – verbunden sind, greifen wir besonders beherzt zu. Geschmack spielt nämlich eine große Rolle, wenn es um das Hunger- und Sättigungsgefühl geht. Dies unterstreichen auch ganz unromantische Versuche mit Ratten. Experimente zeigten, dass die Versuchstiere bei uneingeschränktem Nahrungsangebot mit wohlschmeckendem Essen eine deutliche Gewichtszunahme aufwiesen, während geschmacklich eintönige Nahrung gerade einmal den notwendigen Energiebedarf deckte. Bei uns Menschen ist es genauso. Geschmacksverstärker und appetitliche Speisen animieren uns, mehr zu essen. Auch evolutionsgeschichtlich begründete Verhaltensmuster beeinflussen unseren Umgang mit Essen. Wird ein manipulierter Suppenteller beim Essen unbemerkt über ein mit dem Tellerboden verbundenes Schlauchsystem nachgefüllt, essen Teilnehmer des Experiments etwa drei Viertel mehr Suppe. Wir essen also viel, wenn es viel gibt – man weiß ja nie, wann man wieder etwas bekommt. Das steckt in uns seit der Steinzeit, wo es häufig über Tage nichts zum Essen gab. Schon Vorschulkinder verhalten sich so: immer so viel wie möglich – vorausgesetzt, es schmeckt gut. Ein anderes immer wieder in Fachkreisen diskutiertes Dilemma ist die Energiedichte moderner Lebensmittel, insbesondere aus dem Fast-Food-Bereich. Man nimmt an, dass der Mensch entwicklungsgeschichtlich auf eine Energiedichte von etwa 100 bis 110 Kilokalorien pro

100 Gramm Nahrung eingestellt war. Ein Hamburger der bekannten Ketten hat aber im Schnitt 287 Kilokalorien pro 100 Gramm. Bei gleicher durchschnittlicher Magenfüllung (durch gleiche Nahrungsaufnahme in Gramm) nehmen wir durch den Verzehr von Hamburgern also fast dreimal so viel Energie auf wie evolutionsgeschichtlich vorgesehen. Bei sonst gesunder, weil abwechslungsreicher, nicht allzu fetter und nicht allzu kohlenhydratreicher Nahrung macht ein Hamburger, zwei- bis dreimal im Jahr verspeist, beileibe keine Probleme. Beschränkt sich die Nahrung aber auf Hamburger, Pommes frites, Mayonnaise und Unmengen von ohnehin zu einem großen Prozentsatz aus Zucker bestehendem Ketchup, dann führt dies unweigerlich zu Übergewicht. Nicht nur der Magen dehnt sich; es dehnt sich eben auch der Mensch und sammelt ungesunde Fettreserven an. Wozu dies führt, können wir als gigantisches »Reallabor« in den USA sehen. Dort ist der Anteil der übergewichtigen amerikanischen Bevölkerung seit 1960 von damals rund 40 Prozent auf mehr als 75 Prozent gestiegen. Aber wir brauchen nicht nur auf die USA zu schielen. Auch in Deutschland gelten mittlerweile 67 Prozent der Männer und 53 Prozent der Frauen als übergewichtig. Da stellt sich doch gleich die Frage nach dem Fasten und was es bringt.

Was bewirkt Fasten?

Das Wort »Fasten« kommt aus dem Althochdeutschen und heißt so viel wie »an den Geboten der Enthaltsamkeit festhalten«. Fasten bedeutet für den Körper daher immer einen Verzicht. Wird nur eine bestimmte Nahrung oder ein Genussmittel (etwa Alkohol) weggelassen, spricht man von Abstinenz. Im Gegensatz dazu bezeichnet das Wort Diät von altgriechisch *diaita*: ursprünglich für »Lebensweise/Lebensführung«) bestimmte Ernährungsweisen und Kostformen, die entweder zur Gewichtsab- oder -zunahme oder zur

Behandlung von Krankheiten dienen sollen. Eine Nulldiät, also gar nichts zu essen, hat sich bekanntermaßen und zumindest dauerhaft nicht bewährt. Komplett ohne Nahrung – ausreichend Wasser vorausgesetzt – verhungert ein Mensch nach zwei bis drei Monaten. Gewarnt sei auch vor unseriösen und zum Teil sogar gefährlichen Diäten, wie etwa der Bandwurmdiät. Berichten zufolge werden dabei Eier der Bandwürmer geschluckt, die sich im Magen-Darm-Trakt festsetzen und an der Ernährung teilnehmen. Neben schweren Mangelerscheinungen kann es je nach Bandwurmart sogar zu lebensbedrohlichen Erkrankungen des Gehirns, der Leber und der Lunge kommen.

Eine Reduktionsdiät (auch Schlankheitskur genannt) oder Fasten hat beinahe immer zum Ziel, Gewicht abzunehmen und/oder, wie es gern pseudowissenschaftlich heißt, »zu entgiften«. Aus medizinischer Sicht gibt es aber keine seriösen Untersuchungen, die ein »Entgiften« durch Diäten, Fastenkuren oder Magen-Darm-Reinigungen sinnvoll oder gar möglich erscheinen lassen. Fairer Weise muss gesagt werden, dass die Schulmedizin bislang vielleicht nicht die richtigen Möglichkeiten gefunden hat, den Erfolg einer »Entgiftungskur« zu messen. Immer wieder erlebe ich, dass Patienten, insbesondere wenn sie selbst davon überzeugt sind, nach Entgiftungskuren, Heilfasten und Entschlacken über ein besseres Wohlbefinden oder gar eine gesteigerte Leistungsfähigkeit berichten. Anders sieht es natürlich bei tatsächlichen Vergiftungen (etwa durch Alkohol, Tabletten, Gifte aller Art) oder bei schweren Organschäden (wie etwa Nierenversagen) aus. Hier muss entweder gezielt gegengesteuert werden (z.B. Gegengifte oder Dialyse = Blutwäsche) oder gegebenenfalls unter medizinischer Kontrolle die Selbstentgiftung, wie bei Alkohol über die Leber, abgewartet werden.

Ist das Ziel einer Diät die erstrebte Gewichtsabnahme, besteht grundsätzlich die Möglichkeit, einfach nur weniger zu essen – klassisch bekannt als FdH (»Friss die Hälfte«). Das kann bei jeder Mahlzeit passieren, oder aber durch Weglassen einzelner Mahlzeiten (Intervallfasten). Wiederum an Ratten haben Experimente gezeigt, dass Intervallfasten bei gleicher Kalorienmenge möglicherweise effektiver ist als kontinuierlich weniger zu essen. Ein besonderes Augenmerk gilt vor allem den heimlichen Energiespendern, die wir so gerne mal »zwischendurch« oder abends auf dem Sofa zu uns nehmen. Zuckerreiche Getränke, Süßigkeiten, Kuchen, Schokolade, Chips und andere Snacks sind die typischen Verdächtigen, welche die meisten von uns zweifelsfrei und bei ehrlicher Betrachtung kennen. Gummibärchen gehören auch dazu. Viele Mitmenschen greifen gern zu den fast fettfreien Gelatine-Teilchen, wenn der kleine Hunger kommt. Doch ein Blick auf die Zutatenliste zeigt: Zucker steht an erster Stelle – der spielt nämlich die Hauptrolle in den Bärchen. Und schnell kommt die Blutzucker-Achterbahn in unserem Körper in Fahrt: erst rauf, dann runter – erneut Hunger. Wenn sie doch nur nicht so lecker schmecken würden. Ich selbst bin auch nicht dagegen gefeit – ganz im Gegenteil. In meinem Sekretariat stehen immer Gummibärchen auf dem Tresen. So mancher Arbeitstag ist bei mir dadurch gekennzeichnet, dass von morgens um halb neun – davor gibt es die Morgenbesprechung mit meinem Ärzteteam über das in der Nacht Vorgefallene und die Visite auf der Krankenstation – bis nachmittags um vier eine Operation auf die nächste folgt. Nur in den Pausen zwischen den Operationen – Narkoseende, Patient in den Aufwachraum, Reinigen des OP-Saals, Beginn der Narkose für den nachfolgenden Patienten – bleibt Zeit für administrative Aufgaben und Essen. Häufig genug kommt Letzteres zu kurz – und das Trinken erst recht. Kein Wunder, dass ich spätestens ab mittags um zwölf – wider besseres Wissen – beim Vorbeigehen in meinem Vorzimmer in die Gummibärchenbox greife. Befriedigung des Appetits und kurzfristige Sättigung – der Blutzuckerspiegel geht hoch – sind der Lohn; ernährungsphysiologisch ist das natürlich eine Katastrophe. Insbesondere auch deshalb, weil sich nach der nächsten OP das Ganze wiederholt. Das Team im Sekretariat ist genauso wenig »immun« wie die Ärztekollegen. Wie oft haben wir uns schon vorgenommen, auf Wal- und Erdnüsse umzusteigen. Die enthalten zwar Fett, aber meist weniger als fünf Gramm Zucker pro 100 Gramm Gewicht. In 100 Gramm Gummibärchen stecken 75 Gramm Zucker!

Die meisten Diäten ergänzen die reine Kalorienreduktion durch eine zusätzliche Umstellung in der Nahrungszusammensetzung, neudeutsch etwa als Low-Carb (wenig Kohlenhydrate), Low-Fat (wenig Fett) und High-Protein (viel Eiweiß) bezeichnet. Eiweiß hat dabei den höchsten Sättigungswert und macht deshalb am längsten satt. Der sogenannte Eiweißhunger scheint in vielerlei Hinsicht Schrittmacher unseres allgemeinen Hungergefühls zu sein. Eiweißreiche Diäten führen daher schon bei geringen Kalorienzahlen zu einem frühen Sättigungsgefühl. Insbesondere Low-Fat-Diäten führen durch einen relativ höheren Anteil von Eiweiß zu einem ähnlichen Effekt. Eiweiß findet sich vor allem in tierischen Lebensmitteln, wie Fleisch, Fisch, Eiern oder Milchprodukten. Wer abnehmen möchte, tut sich natürlich leichter, wenn er nicht dauernd Hunger verspürt. Manche Lebensmittel sättigen nur für eine kurze Zeit, was meist an schnell verdaulichen Kohlenhydraten liegt. Diese findet man gern in Schokolade, Weißbrot oder süßen Getränken. Langsam oder schlechter verdauliche Kohlenhydrate, wie sie in Vollkornprodukten, in Brot, Reis oder Nudeln stecken, und ballaststoffreiche Lebensmittel, wie Hülsenfrüchte oder Gemüse halten länger vor.

Alle seriösen Reduktionsdiäten sind deshalb auf denselben Prinzipien aufgebaut. Danach soll die Ernährung ausgewogen sein, damit keine Mangelerscheinungen auftreten. Vitamine gepaart mit Ballaststoffen, also Obst und Gemüse, vorzugsweise zwei bis drei Handvoll pro Tag, stehen ganz oben auf der Liste. Die Mengenangabe »Handvoll« hat übrigens einen ganz pragmatischen Hintergrund und lässt sich im Alltag daher gut umsetzen – wer möchte schon bei jeder Mahlzeit seine Lebensmittel abwiegen. Fettarm darf es sein, vor allem sollten tierische Fette vermieden oder reduziert werden. Kohlenhydrate sollten tendenziell reduziert und vorzugsweise langsam verdaulich sein (etwa Haferflocken, Vollkornnudeln). So sättigen sie länger und lassen den Blutzuckerspiegel nicht so in die Höhe schießen. Bei Traubenzucker (Glukose), einem sogenannten Einfachzucker, setzt die Wirkung am schnellsten ein, lässt aber auch rasch wieder nach und führt zudem zu einer starken Insulinantwort (das Hormon aus der Bauchspeicheldrüse, das den Blutzucker im Blut herunterreguliert), was wiederum zu einem »Blutzucker-Loch« führt. Anschließender Heißhunger ist die Folge. Ernährungsphysiologisch ist es daher besser, wenn der Traubenzucker in langkettigen Kohlenhydraten »verpackt« ist. Dies gilt für die Stärke in Kartoffeln. Der Körper muss die Stärke bzw. Glukose im Darm erst aufspalten, um sie als Brennstoff nutzen zu können. Dementsprechend dauert es nach dem Verzehr von Kartoffeln länger, bis der Blutzucker steigt – allerdings sinkt er auch langsamer wieder ab. Ohne Glukose können wir nicht leben, der Körper wäre nicht in der Lage sich zu bewegen und wir könnten nicht denken. Allein das Gehirn verbraucht pro Tag 130 bis 140 Gramm Traubenzucker – gedeckt wird der Bedarf aus der Nahrung. Zum Glück kann der Körper Traubenzucker in Form von Glykogen in der Leber und in der Muskulatur speichern. Die Leber speichert den Traubenzucker für praktisch alle Organe, insbesondere für das Hirn und die roten Blutkörperchen, denn beide können Energie nur aus Traubenzucker und nicht aus Fett oder Eiweiß gewinnen. Die Muskulatur hingegen, ganz eigensinnig, speichert Traubenzucker in Form von Glykogen nur für den Eigenbedarf. Wer sich also entschließt abzunehmen, sollte seine Diät gut planen und vor allem diszipliniert einhalten. Viel zu schnell tappen wir sonst – so wie ich – in die Gummibärchen-Falle.

Nicht nur ein Wort zu den Vitaminen

Nach Operationen am Magen oder anderen Stellen im Bauch werde ich regelmäßig danach gefragt, wie es denn nun mit den Vitaminen sei. Eine gesteigerte oder gar künstliche Vitaminzufuhr in Form von Tabletten oder Kapseln ist nach den meisten Operationen nur sehr selten notwendig oder sinnvoll. Die Ausnahme bildet Vitamin B_{12}. Nicht nur bei Veganern – Vitamin B_{12} kommt fast nur in tierischen Produkten vor –, sondern auch nach einer teilweisen oder vollständigen Entfernung des Magens kann Vitamin B_{12} nicht mehr in ausreichender Menge aus der Nahrung aufgenommen werden und muss in ein- bis dreimonatigen Abständen in den Oberarm- oder Gesäßmuskel gespritzt werden. Kleinere Mengen dieses Vitamins können auch in Tablettenform ersetzt werden. Bestehen nach Operationen schwere Verdauungsbeschwerden, vielleicht sogar ein »Kurzdarmsyndrom«, bei dem aufgrund eines zu kurzen Darms nicht ausreichend Nahrung vom Körper verwertet werden kann, müssen manchmal neben anderen Nahrungsbestandteilen auch weitere Vitamine ersetzt werden. Das ist aber selten. Auch nach einer Magenverkleinerung (Magenschlauch-OP oder Magenbypass) bei schwerem Übergewicht werden heute vorsorglich Multivitaminpräparate empfohlen. Auch für Schwangere gelten spezielle Regeln, hier sollte zusätzlich Folsäure eingenommen werden. Für fast alle anderen Patienten, die nicht unter einer schweren Mangelernährung leiden und deren Verdauungstrakt zumindest einigermaßen normal arbeitet, spielen künstliche Vitamine keine Rolle. Ganz im Gegenteil – zu hohe Dosierungen, wie sie gern und gut gemeint genommen werden, sind eher schädlich.

Kein Seemannsgarn

Vitamine sind lebensnotwendig, und da unser Körper sie nicht allein oder nicht in ausreichender Menge selbst herstellen kann, müssen wir sie mit der Nahrung aufnehmen. Um die Entdeckung der Ursache der Vitamin-C-Mangelkrankheit Skorbut ranken sich viele Geschichten. Insbesondere Seefahrer, die mehrere Monate auf See waren, litten unter dieser schweren, tödlich verlaufenden Krankheit, wenn sie kein Obst oder Gemüse aßen. Das war damals vor 250 Jahren aber die Regel und nicht die Ausnahme. So sollen auf einer Seereise unter der Leitung des Portugiesen Vasco da Gama (ca. 1469–1524), der den Seeweg um das Kap der Guten Hoffnung in Südafrika bis nach Indien entdeckte, 100 Mann der 160 Mann starken Besatzung an Skorbut gestorben sein. Als eines der ersten klinischen und kontrollierten Experimente (das heißt eine Untersuchung an Patienten mit zumindest einer Kontrollgruppe) in der Geschichte der Medizin untersuchte der schottische Schiffsarzt James Lind 1747 die Wirkung von Zitronen auf Skorbut. In seiner Untersuchung erhielten zwei Seeleute Orangen und Zitronen, während vier andere Gruppen zu je zwei Seefahrern jeweils unwirksame Getränke bekamen. Zwei mussten sogar ein halbes Pint (etwa ein Viertelliter) Seewasser pro Tag trinken. Nur die zwei Männer mit den Zitrusfrüchten wurden gesund. Auch wenn man zunächst der Säure in den Orangen und Zitronen die heilende Wirkung zuschrieb – Vitamin C wurde erst Ende der 20er-Jahre des 20. Jahrhunderts identifiziert –, so konnte doch mit dieser kleinen Studie Bahnbrechendes entdeckt werden. Die gefürchtete Seefahrerkrankheit Skorbut wusste man zukünftig zu therapieren – Seeleute bekamen fortan zunehmend Südfrüchte mit auf ihre langen Schiffsreisen. An dieser Studie wurde zudem nachdrücklich gezeigt, dass, wenn die Wirkung nur groß genug ist, auch eine sehr kleine Fallzahl (hier: zwei Matrosen pro Gruppe) relevante Ergebnisse erbringen kann.

Unstrittig ist eine vitaminreiche Kost mit Obst und Gemüse gesundheitsfördernd. Anders sieht es mit der Ergänzung mit industriell hergestellten Vitaminen aus. Allen voran werden die Vitamine bzw. Vitaminvorstufen Beta-Carotin (Vitamin-A-Vorstufe), Vitamin A, Vitamin C und Vitamin E angepriesen sowie wort- und bildreich vermarktet. In Deutschland beträgt der Umsatz der Nahrungsergänzungsmittel nach Angaben des *Deutschen Ärzteblatts* im Jahr 2019 2,1 Milliarden Euro, zwei Drittel davon gehen auf das Konto von Vitaminen und Mineralstoffen. Da die genannten Vitamine zur Gruppe der Antioxidanzien gehören, hat sich ein wahrer Hype um deren Wirkung entwickelt. Ein gesundes und langes Leben wurde ihnen zugeschrieben. Leider können diese Vitamine genau das Gegenteil bewirken. Neuere Studien haben ein erhöhtes Krebsrisiko, eine gesteigerte Rate an Herz-Kreislauf-Erkrankungen und sogar ein erhöhtes Sterberisiko ermittelt. Der Mythos, dass Vitaminpräparate, künstliche Antioxidanzien anderer Art (etwa Glutathion) oder Spurenelemente wie Selen, Kupfer, Mangan oder Zink der Gesundheit zuträglich sind und sogar lebensverlängernd wirken, nutzt nur denjenigen, die damit Geld verdienen – und mit dieser Ansicht stehe ich nicht allein da. Nahrungsergänzungsmittel und Vitaminpräparate sind eben kein Ersatz für einen gesunden Lebensstil und eine ausgewogene Ernährung. Sogar Sportlern, die nachgewiesenermaßen einen höheren Verbrauch an Spurenelementen und Vitaminen haben, wird üblicherweise von Nahrungsergänzungsmitteln abgeraten. Sportmedizinische Untersuchungen haben gezeigt, dass die Kontraktionsfähigkeit von Muskeln durch den Einsatz von Antioxidanzien sogar abnimmt. Lediglich Vitamin D_3 scheint insbesondere bei älteren Menschen, bedingt durch den schon oft vorbestehenden Mangel, einen günstigen Effekt auf die Muskelkraft zu haben.

Patienten rate ich daher in aller Regel, auch nach Magen- und Darmoperationen auf künstliche Vitaminpräparate zu verzichten und ihren Vitaminbedarf durch eine geeignete Obst- und Gemüsekost zu decken. Das ist völlig ausreichend. Südfrüchte sind anfangs nach einer Operation wegen der Fruchtsäure und ihrer langfaserigen Ballaststoffe häufig ungünstig, geriebener Apfel, eine zerdrückte Banane oder gedünstetes Gemüse aber meist gut bekömmlich.

Achtung Alkohol – es gibt Alternativen

Aperitif – ein Einstieg

Bier, Sekt und Wein können wahre Fressattacken auslösen. Alkohol im Blut führt zu einer leichten Unterzuckerung. Das wiederum ruft Hormone und Neurotransmitter auf den Plan, mit der Botschaft: Hunger. Wie wir fast alle aus eigener Erfahrung wissen, wollen wir dann meist Würziges oder Fettes. Das beschreibt schon das Prinzip des Aperitifs. Ursprünglich aus dem Lateinischen (»öffnen«) als Fachwort in die Medizin mit der Bedeutung »öffnendes, abführendes Heilmittel« übernommen, verwenden wir es heute in Deutschland fast ausschließlich in seiner französischen Bedeutung als »alkoholisches Getränk zum Anregen des Appetits«. In Norditalien wird der Begriff Aperitivo dagegen nicht nur im Sinne des Aperitifs benutzt, sondern er bezeichnet auch die Gewohnheit, sich abends mit Freunden in der Bar zum Drink mit kleinen Häppchen zu treffen. Auch in der Schweiz bezeichnet der Apero nicht nur den Aperitif, sondern auch eine kleine Stehparty mit Getränken und Fingerfood. Aperitifs unterliegen regionalen Vorlieben und Modetrends. Klassisch ist ein trockener Sherry, in Frankreich auch ein Pastis oder der Kir. Auch Cocktails, wie ein Martini Dry, ein Manhattan oder Campari Orange gehören dazu. Moderner sind Aperol Spritz oder Hugo. In jedem Fall sollte der Aperitif eher herb und bitter, jedoch nicht (zucker-)süß sein und keine eiweiß- oder fetthaltigen Bestandteile wie etwa Eierlikör aufweisen. Während herbe und bittere Alkoholgetränke die blutzuckersenkende Eigenschaft des Alkohols fördern, und dadurch appetitanregend sind, bewirken Zucker, Eiweiß und Fett natürlich das Gegenteil, denn sie sind hungerstillend und machen also die beabsichtigte Wirkung des Aperitifs zunichte. Wissenschaftler in England haben versucht, die Wirksamkeit verschiedener Aperitifs am Speichelfluss zu messen. Den größten Effekt auf den Speichelfluss erzielte Muskatwein, gefolgt von Champagner, weißem Portwein und Martini mit Tonic.

Digestif – in Maßen ein schöner Abschluss

Der Digestif (lateinisch *digestio*: Verdauung) ist die vornehme Variante des Verdauungsschnapses. Die Wirkung des Digestifs ist komplizierter als die des Aperitifs. Der häufig verwendete hochprozentige Alkohol hat weniger mit der Verdauungsförderung zu tun – im Gegenteil: Studien sprechen eher für eine verdauungshemmende Wirkung des Alkohols. Alkohol führt zu einer Entspannung der Muskeln in der Magenwand und hemmt dadurch die Magenentleerung. Der Magen bleibt also länger voll und wir sind damit länger satt. Womöglich führt aber die Entspannung der Magenmuskulatur zu einem unmittelbar angenehmen Gefühl. Wissenschaftler an der Universität Zürich haben herausgefunden, dass nach einer opulenten Mahlzeit mit geschmolzenem Käse (Käsefondue) diejenigen Probanden, die zum Essen ein Glas Weißwein und hinterher einen Verdauungsschnaps getrunken hatten, etwa anderthalbmal so lange brauchten, bis sich ihr Magen zur Hälfte entleert hatte, als diejenigen, die nur Schwarztee zum Essen getrunken hatten. Alkohol und Käse sind also nicht unbedingt die idealen Partner. Käse enthält viel Eiweiß und ist stark sättigend – besonders der mit einem hohen Fettanteil. So verlangsamt Käse die Verdauung, weil der Speisebrei verzögert aus dem Magen in den Darm transportiert wird. Zudem wird Cholecystokinin ausgeschüttet, was wiederum sättigend wirkt und die Gallenblase stimuliert, Galle abzugeben. Einen Vorteil – zumindest aus ernährungsphysiologischer Sicht – hatte die langsamere Magenentleerung bei den »Alkoholtrinkern« dennoch: Sie hatten anschließend nämlich weniger Lust auf ein süßes Dessert – sie waren einfach noch zu satt.

Leider ist die »angenehme« Wirkung aber nur von kurzer Dauer. Außerdem greift Alkohol die Magen- und Darmwand an. Ingwer- oder Kräutertee ist da viel nachhaltiger. Auch Artischockenpräparate können helfen, das Völlegefühl zu mindern. Aber es ist mir auch klar, dass der Digestif – in Maßen genossen – auch rituelle und gesellschaftliche Aspekte hat – eben als Abschluss nach einem besonderen Mahl in Gemeinschaft.

Da wäre es weltfremd, dass die Runde zur gemeinsamen Artischockenpille greift. Eine positive Wirkung auf die Verdauung hat auch stilles Wasser, kohlensäurehaltiges oder süße Limonaden jedoch nicht. Wasser verdünnt konzentrierte Nahrungsbestandteile, erleichtert deren Durchmischung und reizt die Schleimhäute nicht zusätzlich. Kohlensäure verstärkt umgekehrt durch die Freisetzung von CO_2 sogar das Völlegefühl.

Einige Verdauungsschnäpse enthalten Kräuterextrakte oder Gewürze wie Kümmel, Artischocke oder Anis, denen verdauungsfördernde Eigenschaften nachgesagt werden. Möglicherweise spielen aber auch Bitterstoffe eine Rolle, welche die Säureproduktion im Magen stimulieren und dadurch die Verdauung anregen.

Koffein geht auch

Ein Espresso hat, was die Bitterstoffe angeht, den gleichen Effekt. Diese Erkenntnis hat sich in unserem Alltag zu Hause und in Restaurants auch weitgehend durchgesetzt – ob nun bewusst oder unbewusst, oder einfach nur als Modetrend. Nach einem guten Essen – besonders natürlich nach einem mediterran angehauchten Menü – gehört, anders als früher, nicht mehr der Verdauungsschnaps, sondern ein Espresso zum guten Ton. Unklar bleibt jedoch auch hier, wie viel der Plazeboeffekt ausmacht, und der Schnaps oder der Espresso einfach nur zum Wohlgefühl beiträgt. Espresso scheint dabei aufgrund seines geringeren Säureanteils bekömmlicher zu sein als üblicher Filterkaffee. Koffein stimuliert die Magensäureproduktion über das mageneigene Hormon Gastrin, und fördert den Gallefluss, was ebenfalls der Verdauung hilft. Wer nicht übertreibt, wird dann und wann auch beides genießen: einen Espresso ... und dann vielleicht doch noch einen kleinen Grappa?

Alkohol – Jekyll and Hyde

Kaum einem Nahrungsmittel in der westlichen Welt kommt sowohl in seiner physiologischen Wirkung als auch in seiner gesellschaftlichen Bewertung eine ähnlich widersprüchliche und doppelbödige Bedeutung zu. Geschätzt als Förderer gesellschaftlicher Kommunikation, verteufelt als überbordendes Suchtmittel, stilisiert als lebensverlängernde Essenz und charakterisiert als in jedem Fall gesundheitsschädliches Gift. Alkohol genießt in seinen verschiedensten Formen unterschiedlichste Wertschätzung in der Gesellschaft und in medizinischen Fachkreisen. Geringer Alkoholgenuss, unabhängig davon ob als Bier, Weiß- oder Rotwein oder Hochprozentiges, scheint sich bei gesunden Erwachsenen durchaus günstig auf Herz-Kreislauf-Erkrankungen auszuwirken. Es gibt sogar Untersuchungen in England, die zeigen, dass ein kompletter Alkoholverzicht das Risiko für einen Herzinfarkt um fast ein Drittel erhöht. Auch das Gesamtüberleben scheint bei maßvollem Alkoholgenuss leicht erhöht zu sein. Bei Frauen kann man bei einem »Drink« pro Tag mit 1,5 zusätzlichen Lebensjahren rechnen, beim Mann bei bis zu zwei »Drinks« mit 1,3 Extrajahren. Erstaunlich, dass die genauen Wirkmechanismen bis heute unklar sind. Möglicherweise spielt ein leichter Anstieg des »guten« HDL-Cholesterins oder eine Erhöhung der Insulinempfindlichkeit eine Rolle.

Im Gegensatz hierzu sind die negativen Effekte des Alkohols sowohl aus Sicht der klinischen Erfahrung als auch auf Basis experimenteller Untersuchungen hinlänglich bekannt. Übermäßiger Alkoholgenuss führt nicht nur zu einer körperlichen Abhängigkeit mit all ihren physischen, psychischen und gesellschaftlichen Folgen, sondern er schädigt nachhaltig die Leber (bis hin zur Leberzirrhose), führt zu einer chronischen Gastritis (Magenschleimhautentzündung), schädigt Herz, Lungen, Nieren, Bauchspeicheldrüse, Gehirn und andere Bereiche des Körpers. Mehr als 60 Krankheiten werden heute mit Alkohol in Verbindung gebracht. Besonders ausgeprägt sind die meisten Effekte, wenn entweder bereits eine Organschädigung vorlag, in jungen Jahren mit dem übermäßigen Konsum begonnen wurde oder gleichzeitig Rauchen mit im Spiel ist.

Wo genau die Grenze liegt zwischen einer gesunden und somit womöglich lebensverlängernden und einer schädlichen Alkoholmenge ist bis heute Gegenstand vieler Diskussionen. Die genannte Menge von einem »Drink« für Frauen bzw. zwei »Drinks« für Männer ist aber wahrscheinlich ein guter Anhaltspunkt. Ein »Drink« ist definiert als zwölf Gramm Alkohol. Das entspricht in etwa einem Pilsglas mit 0,33 Liter Inhalt, einem Achtel Wein (125 Milliliter) oder einem Schnaps (30 bis 40 Milliliter).

Erstaunlich ist wie kulturelle Strömungen, zumindest im mitteleuropäischen Kulturkreis, alkoholäquivalente Trinkgefäße für die verschiedenen Alkoholformen hervorgebracht haben. So fasst ein typisches Bierglas ähnlich viel Alkohol wie ein Weinglas oder ein Schnapsglas. Definitiv schädlich wird es bei Verdopplung der Alkoholdosis. So gelten bei Frauen mehr als zwei »Drinks« pro Tag und bei Männern über drei bis vier »Drinks« als kritisch.

Aus medizinischer und ernährungsphysiologischer Sicht sind folgende Verhaltensregeln beim Umgang mit Alkohol zu empfehlen:

- Geringer täglicher Alkoholgenuss ist in der Summe besser als gelegentliche, etwa auf das Wochenende begrenzte Alkoholexzesse.
- Alkoholpausen, möglichst ein bis zwei Tage pro Woche, sind günstig, ebenso wie Abstinenzperioden (z. B. »Fastenzeit«).
- Alkohol sollte nicht auf nüchternen Magen genossen werden. »Zwischendurch« sollte pro »Drink« mindestens ein Glas Wasser getrunken werden.
- Vorsicht mit Spirituosen!

Wie wäre es mit Würzen?

Wessen Darm sich nach dem Essen von Bohnen, Zwiebeln oder Kohl unangenehm aufbläht, sollte eher mit Kümmel oder Oregano würzen, statt einen Verdauungsschnaps zu trinken. In einer amerikanischen Untersuchung gaben Kühe bis zu 40 Prozent weniger Methangas an die Umwelt ab, wenn man ihr Futter entsprechend gewürzt hatte. Was also möglicherweise günstig für den Klimawandel ist – Methangas aus der Landwirtschaft soll seinen negativen Beitrag dazu leisten –, ist also vielleicht auch vorteilhaft für die Verdauung von uns Menschen. Oregano scheint bei Darmbakterien, deren Aktivitäten bei der Verdauung hartnäckiger Pflanzenzucker für die Gasbildung verantwortlich sind, durchaus eine Veränderung ihrer Stoffwechselaktivität zu bewirken.

Ich bin so satt – und soll laufen?

Fast jeder kennt das Sprichwort: »Nach dem Essen sollst du ruh'n oder 1000 Schritte tun.« Da ist tatsächlich etwas dran. Körperliche Ruhe ist zunächst förderlich für die Verdauung, es ist daher ratsam, nach dem Essen eine etwa 30-minütige Ruhepause einzulegen. Anschließend ist jedoch der berühmte Verdauungsspaziergang sinnvoll. Moderate körperliche Aktivität im Sinne von Spazierengehen fördert die Entleerung des Magens und die Verdauung. Die Durchblutung im Bauchraum wird gesteigert, Magen und Darm kommen in Bewegung. Im Gegensatz dazu ist aber intensiver Sport oder Joggen nach einer großen Mahlzeit eher ungünstig. Mindestens zwei Stunden sollte man warten. Blut wird aus dem Verdauungstrakt in die Muskulatur abgezogen und bringt zu viel Bewegung in den Bauchraum. Übelkeit, Kreislaufprobleme oder heftiges Seitenstechen können die Folge sein. Aus gleichem Grund ist auch Schwimmen mit vollem Magen nicht ratsam und sogar gefährlich. Schwächegefühl, Übelkeit und Erbrechen können im Wasser lebensgefährlich werden. Keine Bewegung – wie bei flacher Lagerung während des Schlafens, also das andere Extrem – ist aber auch nicht unbedingt das Beste. Schlaf in den ersten drei Stunden nach einer größeren Mahlzeit erhöht nach einer japanischen Studie sogar die Wahrscheinlichkeit für Sodbrennen um den Faktor 7. Ein voller Magen mit entsprechend zur Verdauung gesteigerter Magensäureproduktion erhöht also über Stunden das Risiko, dass Magensäure in die Speiseröhre zurückfließt. Deshalb sollte man bei Sodbrennen mit hoch gelagertem Oberkörper schlafen. Im Übrigen ist auch das Gehirn bei vollem Bauch aus ähnlichem Grund nicht zu Höchstleistungen in der Lage, man fühlt sich müde und träge – von machen wird dieser Zustand auch als »Mittagstief« oder »Fresskoma« betitelt. Wir Ärzte nennen das postprandiale Müdigkeit. Auch die Römer hatten dafür schon ein Sprichwort parat: »Plenus venter non studet libenter – ein voller Bauch studiert nicht gern.«

Die Zigarette »danach« …

Nach dem Essen – und das muss nicht einmal besonders üppig gewesen sein – greift manch einer gern zur Zigarette. Ja, auch Nikotin stimuliert die Magen- und Darmtätigkeit, kurbelt die Magensäurebildung an und fördert so die Verdauung. Empfehlen kann ich jedoch die Glimmstängel nicht ernsthaft – denn Rauchen ist und bleibt in der Gesamtheit absolut ungesund.

Wenn der Magen-Darm-Trakt uns betrunken macht – ist unser Darm eine Brauerei?

Wie mancher problematische Fall kam auch Heidi Wagemuth über die Notaufnahme unserer Klinik zu mir. Es war ein Vormittag und die 54-jährige Patientin war gestürzt. Dabei hatte sie sich zum Glück nicht ernsthaft verletzt; »lediglich« eine Prellung an der Hüfte konnte festgestellt werden. Was uns jedoch auffiel, war die verwaschene Sprache der Patientin, die über Schwindelgefühl klagte. Ein Blutalkoholtest ergab einen Alkoholspiegel von 0,8 Promille. Wird eine solche Alkoholmenge bei einer Person festgestellt, die Auto fährt, bedeutet das zwei Punkte in der Flensburger Verkehrssünderdatei, 500 Euro Bußgeld und ein Fahrverbot von einem Monat. Ganz klar, dass wir zunächst dachten: Da spricht jemand schon am Morgen dem Alkohol zu. Doch Frau Wagemuth schwor Stein und Bein, dass sie seit Jahren keinen Alkohol mehr getrunken hätte. Nun sind wir gerade in Sachen Alkohol alle möglichen Ausreden und Storys, die uns aufgetischt werden, gewohnt. Und so haben wir natürlich nachgefragt. Doch die Patientin blieb beharrlich bei ihrer Schilderung, dass sie keinen Alkohol getrunken hätte. Dennoch wollten wir die medizinische Lage ergründen, und irgendwie muss ja bei entsprechendem Erfordernis auch eine Behandlung erfolgen. Also hakten wir weiter nach und baten die Patientin, den Verlauf ihrer letzten 48 Stunden zu schildern. Frau Wagemuth gab unter anderem an, dass sie noch in der Nacht eine große Portion Spaghetti gegessen hätte. Allerdings habe sie seit Wochen immer wieder starke Verdauungsbeschwerden mit Blähungen und Durchfällen. Auch sei es ihr zuletzt mehrfach etwas »komisch« im Kopf gewesen. Vor drei Jahren – so ergab die weitere Anamnese – wurde sie an einem Darmverschluss operiert, der als Folge von Verwachsungen im Bauch nach einer Unterleibsoperation aufgetreten war. Wir veranlassten eine Computertomografie des Bauches. Dabei zeigte sich bei einem stark überblähten Dünndarm der Verdacht auf eine Engstellung in dem Bereich, an dem sie vor drei Jahren operiert worden war. Überraschenderweise konnten wir in einer Stuhlprobe – sie entwickelte während des Krankenhausaufenthaltes Durchfälle – Hefepilze nachweisen. Erst jetzt waren wir uns sicher, dass wir keine Alkoholikerin vor uns hatten. Frau Wagemuth litt unter dem sogenannten Eigenbrauer-Syndrom (engl. Auto-Brewery Syndrom). Hierbei kommt es durch starke Besiedelung des Magen-Darm-Trakts mit Pilzen nach kohlenhydratreichen Mahlzeiten zu einer alkoholischen Gärung im Darm. Tatsächlich entsteht dabei Ethanol. Dieser wird vom Darm resorbiert und gelangt so ins Blut. Bei entsprechender Menge werden wir betrunken. Nach einer kurzfristigen Behandlung mit Anti-Pilz-Medikamenten sowie einer Operation, bei der wir die Engstellung am Darm beseitigen konnten, erholte sich die Patientin rasch und konnte als dauerhaft geheilt entlassen werden. Die Engstellung am Darm hatte bewirkt, dass sich die Darmflora veränderte, begünstigt auch durch verschiedene Antibiotika, welche Frau Wagemuth in den letzten Monaten aus anderen Gründen eingenommen hatte. Der Darminhalt staute sich vor der Engstellung wie ein Stausee vor einem Wehr mit nur kleinem Durchlass. In diesem »Stausee« konnten sich die Pilze herrlich vermehren, da sie ein optimales Bioklima vorfanden. Die Engstelle verhinderte, dass sie auf natürlichem Weg nach unten weggespült wurden und der Körper sich so ihrer entledigen konnte. Wie man sich doch täuschen kann! Der Fall zeigt, wie wichtig es gerade in der Medizin ist genau hinzuschauen und nicht nach dem ersten Eindruck zu urteilen. Ob die Diagnose »Eigenbrauer-Syndrom« allerdings bei Polizeikontrollen zu verwerten ist, muss an dieser Stelle offenbleiben

Macht Milch wirklich müde Männer munter?

»Milch macht müde Männer munter.« Der Deutschunterricht lässt grüßen mit einem Musterbeispiel der Alliteration und eines Tautogramms. Ansonsten ist diesem Werbeslogan der damals westdeutschen Agrarwirtschaft und Milchindustrie aus den 50er- und 60er-Jahren des letzten Jahrhunderts ernährungsphysiologisch heute nicht mehr viel abzugewinnen. Milch hat für sich genommen wirklich keinen leistungssteigernden Effekt – der hohe Gehalt an der Aminosäure Tryptophan wirkt sogar eher schlaffördernd. Warme Milch mit Honig ist ein bewährtes Hausmittel zur Beruhigung und hilft dem Einschlafen. Postuliert wird, dass Honig den Eintritt von Tryptophan ins Gehirn erleichtert. Tryptophan wiederum wird in Serotonin umgewandelt, das entspannend auf unseren Körper wirkt.

Die Sache mit dem Milchzucker

Außer für Säuglinge und Kleinkinder stellt Milch trotz des relativ hohen Kalziumgehaltes kein unbedingt notwendiges Grundnahrungsmittel dar. Ganz im Gegenteil: Die meisten Erwachsenen auf unserem Planeten vertragen Milch gar nicht, denn sie können den in der Milch enthaltenen Milchzucker (Laktose) nicht verdauen. Die Süßkraft des Milchzuckers, der bereits um 1615 erstmals vom italienischen Mediziner und Chemiker Fabrizio Bartoletti (1576–1630) aus Milch isoliert wurde, beträgt etwa 25 bis 60 Prozent der Süßkraft des normalen Haushaltszuckers. In Vollmilch beträgt der Laktoseanteil etwa 4,7 Gramm pro 100 Gramm Milch. Während die Milchzuckerverdauung aus der Muttermilch als Säugling üblicherweise unproblematisch ist, sieht es später ganz anders aus. Innerhalb der ersten Lebensjahre wird das Laktase-Gen, das für die Bildung des Enzyms Laktase verantwortlich ist, häufig inaktiviert. Die Folge ist ein Laktasemangel im Dünndarm. Dies führt wiederum zur allseits bekannten Laktoseintoleranz, weil der Milchzucker nicht mehr in seine Grundbestandteile Galaktose und Glukose aufgespaltet werden kann. In Asien sind von der Laktoseintoleranz etwa 90 Prozent der Erwachsenen betroffen, in Deutschland sind es »nur« etwa 10 bis 20 Prozent. Der Grund für diese Unterschiede ist immer noch unklar.

Die gesundheitsfördernde Wirkung von Milch und Milchprodukten ist nicht ganz einheitlich. Während in der Kindheit, wie eine kanadische Studie zeigte, Kuhmilch im Gegensatz zu

Nichtkuhmilch (also Soja- oder Mandelmilch) zu einem besseren Wachstum führt, scheint sich bei Erwachsenen ein intensiver Milchkonsum (mehr als 2,5 Gläser pro Tag) eher nachteilig auszuwirken. Im Vergleich zu einem geringen Milchkonsum mit höchstens einem Glas Milch pro Woche wiesen in einer großen schwedischen Untersuchung Erwachsene mit einem intensivem Milchkonsum in einem Beobachtungszeitraum von knapp 14 Jahren ein etwa um ein Drittel erhöhtes Sterberisiko auf. Vollmilch schnitt dabei schlechter ab als fettreduzierte Milch. Auch intensiver Buttergenuss führte zu einem erhöhten Sterberisiko um elf Prozent. Demgegenüber ging der Genuss von fermentierten Milchprodukten (etwa Joghurt, Quark) und Käse mit einem verringerten Sterberisiko einher. Die Menge und die Art der Verarbeitung und Zubereitung der Milchprodukte scheint also einen großen Einfluss auf die biologische Wirkung im Menschen zu haben. Auch der lange unbestrittene positive Effekt von Milch und des in ihr enthaltenen Kalziums auf die Knochenstärke wurde ebenfalls in einer schwedischen Untersuchung infrage gestellt: Vermehrter Milchgenuss führte bei Frauen (nicht aber bei Männern) über einen Beobachtungszeitraum von 20 Jahren sogar zu einer etwas höheren Rate an Knochenbrüchen. Demgegenüber gibt es eine ganze Reihe von Untersuchungen, die einen positiven Effekt moderaten Milchgenusses (ca. 200 bis 300 Gramm pro Tag) auf verschiedenste Aspekte der Gesundheit auch bei Erwachsenen nahelegt. Positive Effekte sind mit Hinblick auf das Herz-Kreislauf-System, Diabetes mellitus und einzelne Krebsformen, wie Brust- oder Darmkrebs, beschrieben, insbesondere durch fettarme Milchprodukte, wie Joghurt oder Quark. So reduziert sich etwa das Darmkrebsrisiko durch das Essen von 400 Gramm Milchprodukten am Tag um 13 Prozent. Der Einfluss von Milch- bzw. Milchprodukten auf die Entstehung von Magenkrebs bleibt jedoch weiterhin unklar, bislang lässt sich weder ein positiver noch negativer Effekt eindeutig ausmachen.

Bei jungen Sportlern, so eine holländische Studie, wirkt sich Milcheiweiß vor dem Schlafengehen (nach abendlichem Sport) positiv auf die Muskelregeneration und auf den Muskelaufbau aus.

Die Wirkung von Milch gegen Magenbeschwerden bei einer Magenschleimhautentzündung oder bei Sodbrennen ist meist sehr begrenzt. Milch enthält Eiweiß – und Eiweiß vermag Säure zu binden. Daher kann Milch tatsächlich Magensäure neutralisieren, der Effekt hält aber nur kurz an. Schnell reguliert der Magen dagegen und bildet neue Magensäure.

Da unterm Strich die positiven Effekte des Milch- und Milchproduktekonsums auf die Ernährung überwiegen, empfiehlt die Deutsche Gesellschaft für Ernährung ganz allgemein einen täglichen Verzehr sowohl von Milch als auch von Milchprodukten, wie Joghurt oder Käse.

Muttermilch ist unschlagbar

Muttermilch ist unstrittig für Säuglinge, die sie trinken, und für Mütter, die sie geben, von großem gesundheitlichem Nutzen. Entsprechend wird von der WHO (Weltgesundheitsorganisation) empfohlen, Säuglinge das erste halbe Jahr zu stillen, der Berufsverband der Frauenärzte e.V. spricht von mindestens vier Monaten. Stillkinder leiden nämlich seltener an Atemwegserkrankungen, Mittelohrentzündungen und an Durchfallerkrankungen. Sogar eine höhere Intelligenz wird ihnen zugeschrieben. Stillen schützt Mütter vor Brust- und Eierstockkrebs, Diabetes Typ 2 sowie Herz-Kreislauf-Erkrankungen. Selbst das Adipositasrisiko wird um 26 Prozent vermindert. Als Mediziner halte ich es daher für wünschenswert, dass nahezu alle Mütter ihre Säuglinge stillen. Die Realität sieht leider anders aus. Nach der Geburt stillen gut zwei Drittel (68 Prozent) der Mütter ihr Kind, nach zwei Monaten sind es nur noch 57 Prozent, nach vier Monaten 40 Prozent. In schwierigen sozialen Verhältnissen wird noch seltener mehr als vier Monate gestillt, bei alleinerziehenden Müttern nur in 21 Prozent der

Fälle, bei sehr jungen Müttern in 16 Prozent und wenn Frauen in der Schwangerschaft geraucht haben, in 10 Prozent. Die Ursachen für die relativ geringe Stillquote in Deutschland sind vielschichtig. Neben den offensichtlichen Gründen des sozialen Umfeldes spielen gesellschaftliche Akzeptanz, Aufklärung und Unterstützung wie auch Anleitung in der Anfangsphase nach der Geburt eine große Rolle. Seitens der staatlichen Gesundheitsfürsorge sollte daher genau dort angesetzt werden. Werbung für die gesellschaftliche Akzeptanz und mehr Unterstützung für sozial schwache Gruppen müssten im Fokus von mehr Anstrengungen zur Steigerung der Stillfreundlichkeit im Land und der Stillquote stehen.

Chirurgie legt die Verdauung lahm

Für uns Chirurgen ist es ein ständiges Problem, dass nach Bauchoperationen jeglicher Art Magen und Darm vorübergehend »beleidigt« sind. Die Verdauung ist buchstäblich lahmgelegt. Magen und Darm benötigen eine gewisse Zeit, um wieder in Schwung zu kommen. Nach größeren Operationen ist dieses Phänomen ausgeprägter als nach kleineren. Auch spielt es eine Rolle, ob bei der Operation ein großer Bauchschnitt notwendig war oder minimal-invasiv, also in Schlüssellochtechnik mit kleinen Schnitten, operiert werden konnte. Kleine Schnitte sind günstiger, und das nicht nur unter kosmetischen Aspekten, sondern auch im Hinblick auf die allgemeine Erholung und die Normalisierung der Magen-Darm-Funktion.

Je mehr im Bauch »durcheinander« ist, sei es durch die vorangegangene Erkrankung des Patienten, durch die Operation oder etwa durch eine Entzündung im Bauch, desto ausgeprägter ist die Auswirkung auf die Funktion von Magen und Darm. Je schneller Magen und Darm ihre Funktion wieder aufnehmen, desto schneller erholt sich auch der Patient. Messen können wir Mediziner

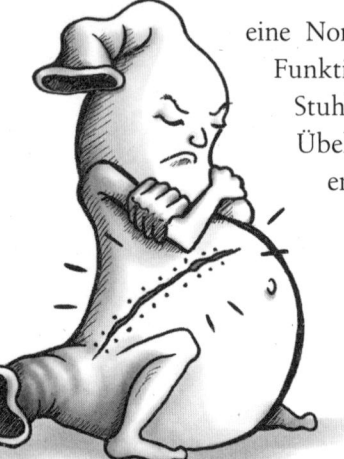

eine Normalisierung der Magen-Darm-Funktion ganz einfach daran, dass der Stuhlgang in Schwung kommt, keine Übelkeit mehr besteht und der Patient wieder Appetit verspürt. Studien haben gezeigt, dass eine frühe Mobilisation der Patienten, also im Idealfall ein Spazieren über den Stationsflur, die Körperfunktionen positiv beeinflusst. Eine ausreichende Schmerztherapie ist Pflicht – niemand will oder kann mit starken Schmerzen aufstehen. Auch etwas zu trinken und ein leichter Joghurt am Abend nach einer Operation – auch nach Operationen am Magen oder Darm – stehen auf dem Programm.

Analog zu den Erfahrungen aus unserem Alltag wurde in Studien überprüft, ob sich nicht auch das Trinken eines Espressos positiv auf die Magen-Darm-Funktion nach Bauchoperationen auswirkt. Und siehe da, es ist tatsächlich so: Der tägliche Espresso lässt den Stuhlgang schneller wieder in Gang kommen. Auch das Kauen eines zuckerfreien Kaugummis wirkt sich positiv aus. Auf unseren chirurgischen Stationen gibt es seither Kaugummi auf Rezept.

Allmählich wieder ans Essen gewöhnen

Essen gibt es nach größeren Bauchoperationen immer angepasst an die Möglichkeit des Körpers, die angebotene Nahrung auch verdauen zu können. Jeder Körper reagiert anders; erzwingen kann man da leider nichts. Schrittweise bekommen unsere Patienten jeden Tag etwas mehr zu essen – manchmal funktioniert das nur nach dem Prinzip »zwei Schritte vor, einer zurück«. Im Gegensatz zu früher wissen wir heute, dass es nicht sinnvoll ist,

Patienten aus Prinzip über mehrere Tagen nüchtern zu lassen – auch nicht nach sehr großen Operationen am Magen oder an der Bauchspeicheldrüse. Flüssigkeiten, also Getränke, können die meisten Patienten gut aufnehmen, zumal der Körper selbst ja auch zwei bis drei Liter körpereigene Flüssigkeiten im oberen Magen-Darm-Bereich produziert. Speichel, Magensäfte, Gallenflüssigkeit und Bauchspeicheldrüsensekret bilden hierbei die Hauptbestandteile. Wir ermutigen unsere Patienten immer etwas zu essen. Es müssen keine großen Portionen sein, ganz im Gegenteil. Häufiger eine kleine Portion, vielleicht ein Joghurt zwischendurch, ist insbesondere nach einer Operation meist besser bekömmlich. Eine leichte Übelkeit ist anfangs normal. Gerade am ersten Tag spielen hier auch die Medikamente der Narkose eine Rolle. Zum Glück müssen wir nach Operationen nicht nur auf die Selbstheilungskräfte des Körpers hoffen. Schonende Operationen und eine entsprechend »gute« Narkose – auch hier hat sich in den vergangenen 20 Jahren viel getan – sowie eine optimierte Schmerztherapie, die frühe Mobilisation des Patienten und ein rascher, aber vorsichtiger Kostaufbau haben in den letzten Jahren viel bewirkt. Zusätzlich stehen uns natürlich auch Medikamente zur Verfügung, welche die Magenentleerung etwas beschleunigen, damit auch die lästige Übelkeit reduziert wird. Auch können wir durch bestimmte Infusionen die Darmaktivität direkt stimulieren und mit Abführmittel, insbesondere im Dickdarm, für eine rasche Entleerung sorgen.

Magen und Darm führen ein Eigenleben

Meist gelingt es uns im Zusammenspiel der verschiedenen Möglichkeiten und abgestimmt auf jeden einzelnen Patienten, die Verdauung binnen weniger Tage wieder in Schwung zu bringen. Nur in seltenen und für unsere Patienten unglücklichen Fällen erleben wir aber, wie sehr wir doch abhängig sind vom »Eigenleben« des Magen-Darm-Traktes. Insbesondere Verklebungen von

Darmschlingen in den ersten Tagen und Wochen nach größeren Operationen können uns Chirurgen vor große Probleme stellen. Solche hartnäckigen Verklebungen können insbesondere nach Operationen auftreten, bei denen bereits vorbestehende Verwachsungen zwischen Darmschlingen gelöst werden mussten. Diese Verklebungen, die vor allem zwischen Dünndarmschlingen auftreten, können so stark sein, dass sie zu einem vollständigen Darmverschluss führen. Da der Dünndarm typischerweise zwischen drei und sechs Metern lang ist, kann »unterwegs« viel passieren. Solche Verklebungen sehen oft aus als hätte man das Knäuel eines Gartenschlauchs mit Harz übergossen. Abknickungen, die wie bei einem Gartenschlauch zu einem Stopp führen, können sich nun durch die Eigenbewegungen des Darms nicht mehr aufrichten oder strecken. Insbesondere im Zeitfenster zwischen fünf Tagen und sechs Wochen nach einer Operation können diese Verklebungen zum Teil so stark sein, dass es auch nicht gelingt, sie durch eine Operation wieder zu lösen. Kommt es in dieser Zeit zu einem kompletten Darmverschluss, geht buchstäblich nichts mehr vorwärts. Alle Verdauungssäfte stauen sich zurück – und das können mehrere Liter pro Tag sein. Wir können nicht viel mehr machen als warten. Warten, bis sich die Verklebungen von alleine wieder lösen und der Darm nach und nach wieder durchgängig wird. In dieser Zeit werden betroffene Patienten über Infusionen künstlich ernährt, und die sich zurückstauenden Magen-Darm-Säfte werden über einen Magenschlauch abgeleitet. Zum Glück lösen sich solche Verklebungen praktisch immer von alleine, sodass unsere Hauptaufgabe darin besteht, unsere Patienten in dieser zum Teil sehr zermürbenden und frustrierenden Phase ihrer Erkrankung zu motivieren, damit sie nicht aufgeben und wieder Mut schöpfen. Ist einmal der Durchbruch geschafft – wir erkennen das daran, dass der Rückstau über den einliegenden Magenschlauch weniger wird –, geht es meist innerhalb weniger Tage bergauf. Der Magenschlauch kann bald entfernt werden und jeden Tag gibt es ein bisschen mehr zu essen, angefangen mit etwas Joghurt und Suppe. Rasch folgt leicht verdauliche Breikost und anschließend leichte Schonkost. Schon bald normalisiert sich die Magen- und Darmtätigkeit vollständig, die Übelkeit ist verschwunden und der Patient fühlt sich täglich besser. Es ist geschafft. Bis zur Entlassung aus dem Krankhaus sind es dann meist nur noch wenige Tage.

Von Magenknurren, Schluckauf und saurem Hering

*»Wenn der Mensch einen vollen Magen hat,
macht es keinen Unterschied, ob er reich oder arm ist.«*

Euripides (480–407 v. Chr.)

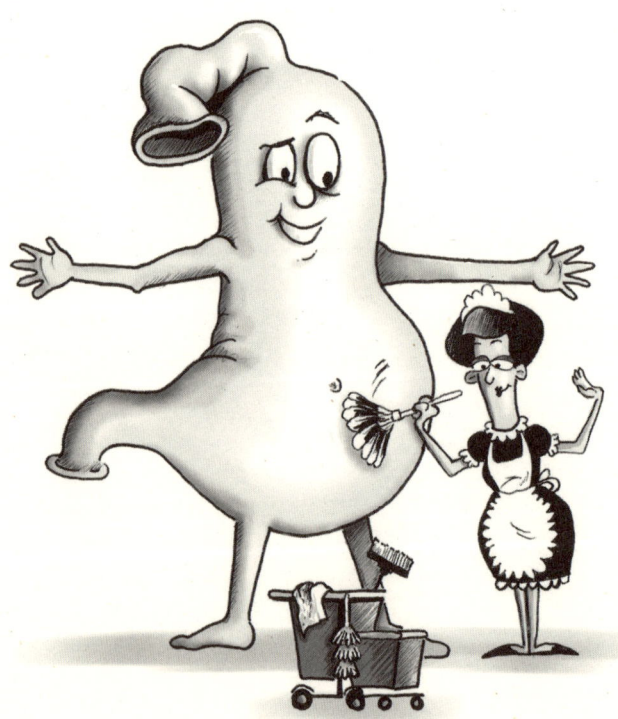

Wem ist es nicht schon einmal passiert? Man sitzt in fröhlicher Runde mit Freunden zusammen, und plötzlich schaltet sich ein unüberhörbares Grummeln aus der Tiefe des Bauches in das Gespräch ein. Der Magen knurrt. Auch wenn andere Körpergeräusche sehr viel peinlicher, für die Mitmenschen meist unangenehmer und in den meisten Fällen mit einer Portion Selbstdisziplin auch vermeidbar sind, so ist man selbst, wenn einem der Magen knurrt, durch die Blicke anderer meist peinlich berührt. Insbesondere der leere Magen kann durch starke Bewegungen, wenn er denn zumindest Luft enthält, erhebliche Geräusche verursachen, ganz so wie schwingende Luft in einem Musikinstrument. Unser gesamter Magen-Darm-Trakt ist praktisch immer in Bewegung. Nahezu ohne Unterlass ziehen sich Speiseröhre, Magen, Dünn- und Dickdarm zusammen und dehnen sich wieder aus. Nahrungsbestandteile werden mit Verdauungssäften durchmischt wie Kies, Sand und Zement in einer Betonmischmaschine und dann weitertransportiert. Dabei wird der Verdauungstrakt buchstäblich immer wieder gereinigt. Diese fortwährenden Bewegungen werden von Ärzten deshalb auch als »Housekeeping« bezeichnet.

In einem leeren Magen kommt es – bedingt durch den im Vergleich zum übrigen Verdauungstrakt großen und umschriebenen Hohlraum – durch die starke Muskulatur in der Magenwand zu ausgesprochen starken Luftschwingungen, wie in einem Dudelsack. Diese Luft wird zum Glück meist nicht nach oben, sondern nach unten durch den Magenpförtner Richtung Zwölffingerdarm weitergepresst. Denken wir bei leerem Magen voller Vorfreude also an das kommende Essen, können wir den Magen buchstäblich in Wallung versetzen und damit das Magenknurren verstärken. Umgekehrt ermöglicht Ablenkung von diesen Gedanken eine gewisse Beruhigung. Zur Ruhe kommt das Knurren des Magens jedoch spätestens, wenn wir wieder Essen oder Trinken zuführen. Gelegentlich, und auch bei entsprechenden Turbulenzen, etwa einer Magen-Darm-Grippe oder einer Darmentzündung, sind ähnliche

Geräusche auch ohne weitere akustische Hilfsmittel aus dem Bauch vom Darm zu hören. In abgeschwächter Form sind Geräusche des Magens und des Darms also ganz natürlich. Ärzte machen sich das bei der Untersuchung der Darmfunktion mittels eines auf den Bauch aufgelegten Stethoskops zunutze. Vermehrte Darmgeräusche, meist ein Gurgeln oder Glucksen, sprechen für eine rege Darmtätigkeit, ein Verstummen im schlimmsten Fall für eine Darmlähmung. Auch die Qualität, also etwa hohe und klingende Töne, können Hinweise auf den Zustand von Magen und Darm geben (siehe auch S. 27 ff.).

Aufstoßen ist normal

Wer in größeren Mengen und zu schnell stark kohlensäurehaltige Getränke – wie Sprudelwasser, Cola oder auch ein Weizenbier – zu sich nimmt, muss aufstoßen. Gelangt nämlich zu viel Luft oder andere Gase wie CO_2 – also die Kohlensäure – in den Magen, kommt es zu einem Reflex des Magens mit dem Ziel, diese möglichst schnell wieder loszuwerden. Der Magen zieht sich dann ruckartig zusammen und befördert die Luft sowohl nach unten als auch nach oben aus dem Magen heraus. Der Weg nach oben ist zweifelsfrei der kürzere und damit der effektivere. Größere nach unten abgegebene Gasmengen führen zu Blähungen und plagen den Körper auf dem langen Weg durch mehrere Meter Darm.

Es klingt unglaublich, aber wir schlucken ohne Weiteres über 1000-mal am Tag. Auch dabei kommt Luft in den Magen, was zu großen Gasansammlungen führen kann. Denn mit jedem Schluckakt können etliche Milliliter Luft in den Magen strömen. Da kommt schnell so einiges zusammen. Luft stellt ja bekanntermaßen ein Gasgemisch aus etwa 78 Prozent Stickstoff, 21 Prozent Sauerstoff, 0,04 Prozent CO_2 und anderen Gasen dar. Wer also nach dem Essen vermehrt aufstoßen muss, hat womöglich zu gierig, weil zu schnell gegessen, dabei auch noch gesprochen und zusammen mit der Luft zu große Bissen geschluckt. Also hilft besonnenes Essen ohne gleichzeitig viel zu reden, Blähungen und Rülpsen zu vermeiden. Lebensmittel, die bereits im Magen Gase freisetzen oder zu Gasansammlungen führen, sind unter anderem Zwiebeln, Hülsenfrüchte wie Linsen, Erbsen und Bohnenkerne, Filterkaffee, Sahne und Vollkornbrot. Bei vielen Menschen wird auch durch Kaugummi kauen oder Rauchen viel Luft in den Magen befördert. Nur selten ist zum Glück eine ernstere Erkrankung Ursache des vermehrten Aufstoßens. Dann heißt es wie bei allen körperlichen, plötzlich auftretenden Auffälligkeiten aufmerksam zu sein. Wer etwa plötzlich vermehrt aufstoßen muss und bei diesem Aufstoßen das Ganze als ziemlich sauer empfindet und dabei gar noch Schmerzen in der Magengrube unterhalb des Brustbeins verspürt, leidet womöglich an einer Magenschleimhautentzündung. Ein schlechter und womöglich fauliger Geruch der aufgestoßenen Luft kann in seltenen Fällen sogar auf einen bösartigen Tumor hinweisen. Sollten Beschwerden in dieser Hinsicht über Wochen anhalten, ist ein Arztbesuch ratsam.

Ein Besuch im Theater, im Ballett oder eine Schulaufführung Ihrer Kinder steht an?

Hier einige Tipps, wie Sie zu viel Luft im Magen vorbeugen können:

- Trinken Sie kohlensäurehaltige Getränke nicht oder nur in Maßen.
- Bevorzugen Sie stilles gegenüber kohlensäurehaltigem Wasser.
- Kauen Sie gründlich und essen Sie vor allem langsam.
- Sprechen Sie nicht mit vollem Mund.
- Vermeiden Sie blähende Nahrungsmittel wie Zwiebeln, Erbsen oder andere Hülsenfrüchte.
- Kauen Sie keinen Kaugummi.

Wenn andere an einen denken –
der Schluckauf

Wenn ich Schluckauf hatte – und ich hatte ihn häufig –, sagte meine Großmutter als Kind immer zu mir: »Jetzt denkt jemand an dich.« Wie war ich dankbar für diesen Trost, denn ich litt unter den Hicksern nicht selten eine Viertelstunde lang. Wohl schon immer werden in solchen Fällen allbekannte Hausrezepte bemüht. Etwa ein Glas kaltes Wasser auf ex trinken. Andere empfehlen warmes Wasser. Wieder andere, die Luft für 30 Sekunden anzuhalten. So wird auch empfohlen, einzuatmen und über die mit Daumen und Zeigefinger zugehaltenen Nasenlöcher auszuatmen, Essig oder Zitronensaft und anderes zu schlucken – es gibt zahllose verschiedene Ratschläge, die von Generation zu Generation weitergegeben werden.

Doch wie entsteht eigentlich der Schluckauf? Was immer wir unternehmen, um den Schluckauf zu beenden: »Schuld« an dieser Unpässlichkeit ist meist das Zwerchfell bzw. der Zwerchfellnerv. Das Zwerchfell trennt als dünne Muskelschicht den Körperstamm in Bauch- und Brustraum und unterstützt die Atmung. Verkrampft sich etwa beim zu hastigen Trinken kalter Limonade oder dem zu schnellen Essen kleiner Leckereien das Zwerchfell, verschließt sich reflektorisch die Stimmritze, also die Öffnung zwischen den Stimmbändern – warum, weiß keiner so genau. In solchen Momenten kann keine Luft mehr in die Luftröhre hineingelangen und es kommt auch keine mehr hinaus. Anströmende Luft prallt somit gegen die verschlossene Stimmritze und verursacht den typischen Hicks. Ausgelöst werden kann der Schluckauf entsprechend der Nervenverschaltung auch durch den sogenannten Zwerchfellnerv. Er läuft vom Hirnstamm aus durch den Brustkorb vorn am Herzen vorbei bis zum Zwerchfell. Durch Irritationen des sogenannten Schluckaufzentrums im Gehirn, also dort, wo der Zwerchfellnerv seinen Ursprung nimmt, etwa bei einer Hirnhautentzündung oder durch einen Tumor, nimmt der Schluckauf seinen Lauf. Jegliche Art von anhaltender Reizung des Zwerchfellnervs, aber kurioserweise auch des Beruhigungsnervs Vagus, etwa über Entzündungen im Bereich des Kehlkopfes, der Speiseröhre oder des Magens, etwa bei einem Magengeschwür, kann einen verstärkten Schluckauf hervorrufen. Hirn und Magen »kommunizieren« ganz direkt.

Die Wirkung der genannten Hausmittel, also ein Glas kalten Wassers in schnellen Schlucken zu trinken oder die Luft anzuhalten, ist unbestritten und beruht auf einem Reiz, der den Beruhigungsnerv Vagus oder den Zwerchfellnerv aktiviert und so zu einer Entspannung des Zwerchfells führt. Meist verschwindet der Schluckauf dann nach wenigen Minuten und bedarf keiner weiteren Beachtung. Auch wenn die Tricks zum Beenden des Schluckaufs nicht gleich wirken, geht es letztlich immer darum, die Betroffenen abzulenken, die Atmung zu entspannen, wodurch das Zwerchfell beruhigt wird.

Anhaltender Schluckauf jedoch, insbesondere wenn er zusammen mit anderen neurologischen Symptomen, wie Kopfschmerzen, Schwindel, Übelkeit, Lähmungen, Seh- oder Sprachstörungen einhergeht, kann auf eine schwerwiegende Erkrankung wie einen Schlaganfall oder Multiple Sklerose hindeuten und bedarf einer raschen ärztlichen Abklärung. Hier ist der Neurologe gefragt.

Vertreibt saurer Hering den Kater?

Der Heringsschmaus hat an Aschermittwoch Tradition. Die Fastenzeit beginnt – insbesondere wenn am Faschingsdienstag zu viel gefeiert wurde – nicht nur aus christlich-religiösen, sondern auch aus medizinischen Gründen idealerweise mit einem sauren Fischfrühstück. Eingelegter Hering bringt tatsächlich den

Elektrolythaushalt wieder ins Lot, der hohe Anteil ungesättigter Fettsäuren ist geradezu Balsam für den Magen. Wäre der Fisch nicht eingelegt, müsste er frisch sein oder anderweitig konserviert werden, da ja Fisch an der Luft rasch ranzig wird und verdirbt.

Nach einem Abend mit zu viel Alkoholkonsum wehrt sich der Körper auf seine Art. Kopfschmerzen und Übelkeit sind die gängigsten Symptome. Da Alkohol dem Körper Wasser entzieht, sind körperliche Schonung und das Trinken von stillem Wasser die wichtigsten Maßnahmen. Alkohol wirkt außerdem akut toxisch auf die Schleimhäute, führt also leicht auch zu einer Magenschleimhautentzündung. Kopfschmerzen wiederum entstehen durch erweiterte Blutgefäße im Gehirn und durch die direkte Wirkung des Alkohols auf das Gehirn. Häufig sind die Elektrolyte durcheinander, weshalb vor allem am Morgen »danach« Magnesium und Kalium gefragt sind – deshalb der saure Hering. Wer keinen Hering mag, kann es mit sauren Gurken versuchen. Gegen die Übelkeit hilft auch magenschonender Tee, also vor allem Ingwer- oder Kamillentee. Vorbeugen ist natürlich noch besser. Alkohol in Maßen, immer ein Glas Wasser nach oder zu jedem Glas Alkohol und eine kräftige Mahlzeit vor dem Alkoholgenuss verhindern oder lindern den Kater am Morgen danach.

Wenn der Magen das Herz zum Rasen bringt – das Roemheld-Syndrom

Ja, ich gebe es zu – gerne beobachte ich Leute. Es ist immer wieder erstaunlich, welche unterschiedlichen Typen und besondere Verhaltensweisen es gibt. Beobachten kann man ja überall, wo man warten muss, viel Zeit hat oder ganz einfach entspannt ist. Auf Bahnhöfen, an Bushaltestellen, im Flugzeug. Aber auch in geselliger Runde oder bei Veranstaltungen mit anschließendem Buffet. Irgendwie komme ich mir dann vor wie Waldorf und Statler in der Muppet Show. Natürlich lasse ich mir nichts anmerken, und ich habe auch kein schlechtes Gewissen dabei. Denn ich weiß ja auch nicht, ob und wie mich andere beobachten; dann sind diese Waldorf und Statler, und ich bin Gegenstand ihrer Gedanken oder ihrer bissigen Kommentare.

Haben Sie auch schon bemerkt, wie sich die Menschen ändern, wie sich ihr Verhalten wandelt, wenn es um das Essen geht? Selbst sonst träge Personen werden zu Sprintern, damit sie nur ja bei den Ersten am Buffet sind. Ob selbstständiger Handwerksmeister, Studienrat, Verwaltungsjurist oder Universitätsprofessor – geht es um das Essen, so verhalten sich viele wie Bau- oder Waldarbeiter, die schwere körperliche Arbeit verrichten müssen. Ob bei einem privaten Essen oder am kalt-warmen Buffet, die Teller werden bis über alle Maßen vollgehäuft, und das gleich mehrere Male hintereinander. Nicht nur, dass dies als unfein gilt – sollte der- oder diejenige auch noch alles aufessen, so passiert es mit zunehmender Völlerei nicht selten, dass solche Esser einen roten Kopf bekommen, nach Luft ringen und sich aufgrund scheinbarer Herzschmerzen an die Brust greifen. In Einzelfällen – gerade wenn drei- oder viermal das Buffet aufgesucht oder bei einem gesetzten Essen der dritte Nachschlag mit doppeltem Nachtisch verputzt wurde, kann es sogar zu Schwindelattacken und kurzfristiger Ohnmacht kommen.

Glücklicherweise handelt es sich dann meist nicht um einen Herzinfarkt – der ginge typischerweise eher mit kaltem Schweiß und Blässe einher –, sondern »nur« um funktionelle Herzbeschwerden. Dann schlägt das Essen nicht auf den Magen, sondern der »überfressene« Magen auf das Herz. Der übervolle Magen drückt dabei von unten auf das Zwerchfell und so indirekt auf das benachbarte, direkt über dem Zwerchfell liegende Herz. Dieser Vorgang wird als Roemheld-Syndrom bezeichnet. Wie mir glaubhaft auch im privaten Umfeld immer wieder erzählt wird, ist der Terminus »Roemheld«, insbesondere beim traditionellen

Weihnachtsgans-Essen oder anderen opulenten Mahlzeiten in großer Runde, bei gar nicht so wenigen Zeitgenossen inzwischen zum feststehenden Begriff geworden: »... hast' jetzt wieder Roemheld – waren die Augen wieder größer als der Magen?« Das Roemheld-Syndrom ist nach Ludwig von Roemheld (1871–1938) aus dem Weinbau- und Deutschordensstädtchen Gundelsheim am Neckar benannt. Roemheld hat dieses durch schlichte Völlerei entstandene Syndrom schon Anfang des 20. Jahrhunderts ausführlich beschrieben und Patienten in seinem Sanatorium auf Schloss Horneck behandelt. Zu seinen zum Teil berühmten Patienten gehörten auch Württembergs Königin Charlotte oder der Bergsteiger Luis Trenker.

Von Relevanz für uns Ärzte ist die Diagnose Roemheld-Syndrom als sogenannte Ausschlussdiagnose. Liegen nach umfangreicher Herzdiagnostik keine vom Herzen selbst ausgehenden Beschwerden vor, so kommen am ehesten funktionelle Herzbeschwerden infrage. Von funktionellen Beschwerden wird in der Medizin immer dann gesprochen, wenn sich keine organischen Ursachen erkennen lassen. Und oft, ja ganz oft gehen die Beschwerden auf zu üppiges, in Völlerei ausartendes Essen bzw. Schlemmen zurück. Besonders oft ist dies bei übergewichtigen Patienten der Fall. Auch wenn die Einsicht und vor allem die daraus folgende Konsequenz gerade solchen Patienten mit einem Roemheld-Syndrom besonders schwer fällt – kleine Mahlzeiten und Abnehmen helfen.

Zum Chirurgen führt das Roemheld-Syndrom manchmal jene Patienten, die glaubhaft versichern, dass sie die typischen Beschwerden Herzrasen, roter Kopf, Atemnot und Schmerzen hinter der Brust bereits nach geringer Nahrungsaufnahme durchleben. Dabei können ähnlich wie bei einem Angina-pectoris-Anfall, dem tatsächlich eine ernste medizinische Ursache, nämlich vorübergehender Durchblutungsmangel des Herzens, zugrunde liegt, auch Angstzustände das Beschwerdebild prägen. Rutscht der Magen

teilweise oder ganz durch einen Zwerchfellbruch in den Brustkorb, so liegt er automatisch direkt unter und hinter dem Herzen.
Schon geringe Nahrungszufuhr oder Gasbildung im Magen führt
dann zu den typischen Symptomen des Roemheld-Syndroms. Hier
helfen weder Diät noch Verdauungstropfen, und schon gar nicht
Magenbitter oder andere »Verdauungsschnäpse«. Die Diagnose
»Thoraxmagen«, das heißt »Magen im Brustkorb«, wird durch
eine Magenspiegelung und eine Röntgenuntersuchung bestätigt.
Nur ein zeitnaher chirurgischer Eingriff, bei dem der nach oben
verrutschte Magen, heute meist in Schlüssellochtechnik, wieder
vom Brustkorb in den Bauchraum gebracht wird, führt zur sofortigen Heilung. Der Zwerchfellbruch wird dabei durch eine einfache
Naht wieder verschlossen, damit der Magen nicht wieder in den
Brustkorb zurückrutschen kann. Betroffene sollten dann – auch
wenn ihnen geholfen werden konnte – konsequent beim Essen
Maß halten. Wenn Sie auch Leute beobachten, die vielleicht die
Teller viel zu voll schaufeln, und Sie selbst mit sich ringen, ob Sie
nicht doch noch einen dritten oder vierten Teller nehmen wollen,
dann denken Sie ganz einfach an das Roemheld-Syndrom und die
vielleicht damit verbundenen Folgen.

Warum verdaut der Magen sich nicht selbst – und geht Liebe wirklich durch den Magen?

»Wer seinen Magen beherrscht,
hat alle Organe ins rechte Lot gebracht.«

Pythagoras von Samos (etwa 580–496 v. Chr.)

Auch ich schlage manchmal über die Stränge. So kann es dann schon mal vorkommen, dass ich in geselliger Runde, bei einem schönen Essen mit meiner Familie oder Freunden, jegliche Vernunft über Bord werfe und ganz einfach zu viel esse. Viel zu viel, weil es schlichtweg toll schmeckt, sich die Gastgeber viel Mühe gemacht haben oder die Urlaubsstimmung geradezu zum Unvernünftigsein verführt. Und wo unvernünftig viel verspeist wird, ist es nur ein kleiner Schritt für ein Glas mehr als sonst.

Der Magen macht so manches mit

Zum Glück hält der Magen ja einiges aus. Gute bekömmliche Dinge wie gekochtes Gemüse ebenso wie wahre Torturen, zu denen auch Cola gehört. Nun ist es ein Mythos, dass Fleisch zersetzt wird, wenn es in das Kultgetränk gelegt wird, doch Fakt ist, dass es nach zwei Tagen zerfasert wird und beileibe nicht mehr appetitlich aussieht. Tatsache ist auch, dass Cola den Rost von Eisennägeln, die eingelegt werden, entfernt. Es ist die berüchtigte

Phosphorsäure, die das bewirkt. Auch hochprozentiger Alkohol – der geeignet ist, Früchte vor dem Vergären zu schützen, so etwa im Rumtopf, der in den 1970er-Jahren in Mode war –, macht dem Magen nichts aus. Deshalb muss man sich nach einem wirklich üppigen mediterranen Menü, das mit einem feinen Nebbiolo-Grappa vor dem Espresso beendet wird, auch keine Sorgen um seine Gesundheit machen, sondern eher um das Kilo zu viel, das es wieder abzutrainieren gilt. Wie bei vielem ist es auch bei der Magenverträglichkeit eine Frage der Dosierung. »Alle Dinge sind Gift, nur die Dosis macht, dass ein Ding kein Gift ist.« Diese Erkenntnis, die dem Anfang des 16. Jahrhunderts wirkenden Arzt, Alchemist, Theologen, Mystiker und Philosophen Paracelsus (eigentlich Theophrastus Bombast von Hohenheim) zugeschrieben wird, gilt gerade für den Magen als Verdauungsorgan. Und der wird mithilfe seines Magensaftes – der unter anderem Salzsäure enthält – mit so manchem, was wir ihm zumuten, fertig. Doch wie funktioniert das und warum verdaut sich der Magen letztlich nicht selbst? Weder feste noch flüssige Nahrung bleibt ja ewig in Kontakt mit dem Magen. Ob Wasser, Cola, Säfte, Bier, Wein oder Schnaps: Aller Getränke entledigt sich der Magen innerhalb von ein bis drei Stunden. Feste Nahrung ist spätestens nach sechs Stunden aus dem Magen »entsorgt«. Das ist übrigens der Grund, warum man vor Operationen mit nötiger Vollnarkose sechs Stunden lang nicht essen darf, aber durchaus bis zwei Stunden vorher zumindest klare Flüssigkeiten zu sich nehmen kann. Bei der Narkoseeinleitung – die Narkosemittel sind schon gegeben, aber es ist noch kein schützender Beatmungsschlauch in die Luftröhre eingelegt –, kann es sonst bei vollem Magen zum Erbrechen mit Übertritt des Mageninhalts in die Luftröhre und Lunge kommen. Das wiederum hat dann eine Lungenentzündung zur Folge.

Der Magen ist echt sauer

Der Magen muss nicht nur all die Dinge, die wir ihm zuführen und zumuten, aushalten, sondern auch sich selbst. Das ist durchaus eine konstruktive Herausforderung und gleichermaßen ein Wunder unseres Körpers. Denn im Magen geht es ziemlich sauer zu. So herrscht im leeren Magen ein pH-Wert von etwa eins, bei vollem Magen von zwei bis vier. Dies bewirkt die erwähnte Salzsäure. Es handelt sich hierbei um knapp einprozentige Salzsäure, die bei leerem Magen den Hauptteil der Magensäfte ausmacht. Im Stand-by-Modus – wenn der Magen also gerade keine Verdauungsarbeit zu leisten hat – produziert er etwa zehn Milliliter Magensäfte pro Stunde. Bei maximaler Stimulation – wenn also viel Nahrung zugeführt wird – werden es aber bis zu 1000 Milliliter, das heißt ein Liter pro Stunde. Im Durchschnitt kommen so zwei bis drei Liter am Tag zusammen. Die im Magen vorkommende Salzsäure (HCl) wird dabei zum Schutz der sie produzierenden Zellen (Parietalzellen) erst außerhalb der Zellen aus Cl^- (Chloridionen) und H^+ (Wasserstoffionen) zusammengesetzt. Vor der eigenen Verdauung durch die Magensäure schützt sich der Magen außerdem durch die sogenannte Schleimbarriere. Diese besteht aus den oberflächlich im Magen liegenden sogenannten Epithelzellen und dem von ihnen produzierten zähen Schleim. Gäbe es diese Schleimschicht mit den speziellen darunterliegenden Epithelzellen nicht, würde sich der Magen innerhalb von Minuten selbst zerstören.

Wenn der Magen durchbricht

Die Wirkung der Magensäure auf andere ungeschützte Zellen erlebe ich immer wieder eindrücklich bei Operationen an Patienten mit einem Magendurchbruch (siehe auch S. 41, 45) Schon nach wenigen Minuten entwickelt sich eine schwere, durch die Salzsäure verursachte chemische Bauchfellentzündung. Der Magendurchbruch macht sich, anders als etwa ein Darmdurchbruch, durch einen plötzlichen starken Schmerz im Oberbauch bemerkbar. Das ist der Moment, in welchem die Magensäure – weil ungeschützt durch die Schleimbarriere – den Körper »angreift«. Patienten erleiden diesen Magendurchbruch häufig nachts, also bei eher leerem Magen, wenn die Säurekonzentration am größten und entsprechend der pH-Wert am niedrigsten ist. Ist der Magen komplett leer, das ist meist in der zweiten Nachthälfte, etwa sechs bis acht Stunden nach der letzten Mahlzeit der Fall, gibt es keinen Nahrungsbrei, der die Magenwand zusätzlich zur Schleimschicht vor Säure schützt. Die Säure hat dann ihre höchste Konzentration. Sie ist nicht durch Nahrung, Trinkflüssigkeit und andere Verdauungssäfte verdünnt. Ist die Magenwand dann etwa durch eine Schleimhautentzündung oder ein Magengeschwür an einer Stelle besonders geschwächt, hat die konzentrierte Salzsäure leichtes Spiel. Es herrscht ein Ungleichgewicht zwischen aggressiven (Magensäure) und schützenden Faktoren (Magenschleim, Nahrungsbrei, intakte Zellschicht, gute Magendurchblutung). So kann es zum Magendurchbruch kommen. Weil das meist sehr abrupt geschieht, können Patienten häufig die genaue Uhrzeit des Beginns ihrer Beschwerden angeben. So erzählte mir Barbara Belly später: »... genau um 3.34 Uhr bin ich plötzlich mit stärksten Schmerzen aufgewacht und habe automatisch auf die Uhr gesehen ...« An den Zeitpunkt eines Darmdurchbruchs dagegen können sich Patienten meistens nicht genau erinnern – die Schmerzen fangen beim Darmdurchbruch langsamer an und gehen vor allem auf die von Darmbakterien innerhalb von Stunden verursachte bakterielle Bauchfellentzündung zurück. Ein Magendurchbruch war für die Betroffenen noch bis in die 50er-Jahre des letzten Jahrhunderts meist tödlich, wenn er nicht innerhalb von sechs Stunden operiert wurde. Dank der Errungenschaften moderner chirurgischer und vor allem intensivmedizinischer Maßnahmen überleben heute zum Glück die meisten Patienten auch nach einer verzögerten Operation.

Wie funktioniert der Magen?

Der Magen und seine Magensäure sind kompliziert. Neben den Epithelzellen tragen auch noch andere Funktionszellen im vielschichtigen Wechselspiel dazu bei, dass der Magen funktionieren kann. Dazu gehören die Säure produzierenden Parietalzellen, die Histamin produzierenden Enterochromaffin-ähnlichen Zellen (auch ECL-Zellen), die Gastrin produzierenden G-Zellen sowie die Pepsinogen (Vorstufe des Verdauungsenzyms Pepsin) produzierenden Hauptzellen. Sie alle liegen in den etwa zwei bis fünf Millimeter großen Magendrüsen, die mit einer winzigen Öffnung in die Magenschleimhaut münden. Gastrin ist das wichtigste Magenhormon, welches wie ein guter Spielmacher beim Fußball die übrigen Magenzellen über die Blutbahn stimuliert, damit die Säureabgabe über den Umweg der ECL-Zellen steuert und so die Entwicklung der Magenschleimhaut beeinflusst. Histamin dient wiederum vor allem der direkten Säurestimulation. Pepsinogen ist die Vorstufe von Pepsin, welches im sauren Milieu des Magens aktiviert wird, und hilft bei der Aufspaltung von Eiweiß, womit die Verdauung von Fleisch- und Milchprodukten beginnt. Anders als »totem« Eiweiß kann der Magen aber »lebendem« Eiweiß zumindest nicht sofort etwas anhaben. So konnte experimentell bewiesen werden, dass ein lebendiger Frosch den Magensäften schadlos widersteht. Im Gegensatz zum Eiweiß werden Kohlenhydrate, also vor allem Zucker und Stärke, im Magen nicht verdaut, sondern passieren diesen praktisch unverändert. Fette wiederum werden mit den Verdauungssäften durchmischt und so für die weitere Verdauung im Darm vorbereitet.

Die Säure im Magen setzt die Verdauung in Gang und schützt zudem vor Infektionen mit Bakterien, Viren und Pilzen, aber auch vor krebserregenden Substanzen. Bis Anfang der 80er-Jahre des letzten Jahrhunderts waren Wissenschaftler noch davon überzeugt, dass im sauren Milieu des Magens keine Bakterien überleben können. Doch mit der Entdeckung des Bakteriums Helicobacter pylori, dem man heute eine ganz wesentliche Rolle bei der Entstehung von Magengeschwüren und der Entwicklung von Magenkrebs zuspricht, wurde die These des »sterilen« Magens auf den Kopf gestellt. Heute weiß man, dass im Magen sogar über 100 verschiedene Bakterien überleben können. Diese scheinen jedoch von besonderer Art zu sein, da etwa 10 bis 15 Prozent von ihnen sich genetisch erheblich von allen bisher bekannten Bakterien unterscheiden. Ein noch weites Forschungsfeld in unserem in vielem noch unbekannten »Kronos Körper«.

Die Säureentstehung und gezielte Abgabe in den Magen erfolgt durch eine komplexe Regulation. Daran ist das Gehirn ebenso beteiligt (cephale Steuerung) wie der Magen selbst (gastrale Steuerung). Hinzu kommt ein Mechanismus durch Rückkopplung des Darms (intestinale Steuerung).

Wenn das Hirn den Magen ruft

Für die Steuerung des Magens ist, ähnlich dem Kommandostand eines Schiffskapitäns, der seine Crew zur Arbeit ruft, die Aktivierung der sogenannten Vaguskerne im Gehirn verantwortlich. Diese geben entscheidende Impulse (also Befehle) über den Vagusnerv an den Magen weiter. Dazu ein verblüffendes Beispiel – es verdeutlicht den Ruf des Hirns an den Magen, der zu arbeiten anfängt, auch wenn er gerade keine Nahrung zu verdauen hat.

Nachgewiesen hat den Zusammenhang als Erster der russische Mediziner und Physiologe sowie spätere Nobelpreisträger

Iwan Petrowitsch Pawlow. Anfang des 20. Jahrhunderts experimentierte er mit Hunden und beobachtete dabei, dass der Speichelfluss bei Zwingerhunden schon ausgelöst wird, wenn sie die Schritte ihrer sich nähernden Betreuer hören, obwohl noch gar kein Futter zur Verfügung steht. Pawlow nahm an, dass die durch die Schritte ausgelösten Geräusche, welchen anschließend immer die Fütterung folgte, von den Hunden mit »Fressen« in Verbindung gebracht wurden. Um seine Hypothese zu überprüfen, ließ Pawlow den Hunden Futter geben. Auf diesen optischen Reiz erfolgte Speichelfluss (und damit auch Säurebildung im Magen). Verband er das Füttern mit einem Glockenton – mit einem ja vollkommen neutralen Reiz –, geschah zunächst nichts. Wurde das Füttern jedoch mehrfach mit dem Glockenton in zeitlicher Verbindung gebracht, reagierten die Hunde bereits schon beim Ertönen der Glocke. Pawlow bezeichnete diesen Vorgang und die damit verbundenen Reaktionen als »klassische Konditionierung«.

Und ähnlich löst ja auch Sehen, Riechen und Schmecken von Essen – das geht uns allen so – eine Stimulation der Vaguskerne im Gehirn aus und steigert somit die Säurebildung im Magen. Auch der Speichelfluss im Mund wird dadurch angeregt – uns läuft buchstäblich das Wasser im Munde zusammen. Speisen, die wir besonders mögen, lösen, wenn wir sie sehen oder riechen und erst recht, wenn wir sie in den Mund führen, eine besonders starke Säurebildung aus. Auch Injektionen von Insulin und eine experimentelle Scheinfütterung stimulieren den Vagusreiz. Unter Scheinfütterung versteht man die Gabe der Nahrung, ohne dass diese im Magen ankommt – hierbei wird die Nahrung durch eine Öffnung in der Speiseröhre oder über eine einliegende Sonde vor dem Magen wieder abgeführt. Eigentlich gemein, aber wissenschaftlich hochinteressant! Neben der Säurebildung aktiviert der Vagusnerv nämlich auch die Muskelzellen des Magens, steuert so die unwillkürliche Eigenaktivität und somit die Durchmischung des »scheinbaren« Speisebreis mit Magensäften.

Wenn der Magen sich selbst
Befehle gibt

Der Magen braucht jedoch nicht nur Botschaften des Gehirns, sondern interagiert auch »mit sich selbst«. Dehnt sich der untere Abschnitt des Magens (Antrum) oder werden Eiweißbestandteile (Peptide) freigesetzt, erfolgt die Gastrinbildung in den sogenannten G-Zellen. Gastrin stimuliert die Histaminfreisetzung aus den ECL-Zellen und das Histamin führt dann anschließend zur Säurestimulation. Die Säure wiederum blockiert die G-Zellen über die Freisetzung von Somatostatin, sodass die Gastrinbildung herunterreguliert wird – der Kreislauf ist geschlossen. Wir haben es hier mit einem typischen negativen Rückkopplungsmechanismus zu tun. Er verhindert, dass die Säureproduktion immer weiter gesteigert wird. Ähnlich wie bei einem Heizungssystem, welches beim Erreichen einer bestimmten Soll-Temperatur die Energiezufuhr blockiert und so einen weiteren Temperaturanstieg verhindert. Damit der Mageninhalt ausreichend lang mit den Verdauungssäften – und damit auch mit der Magensäure – in Berührung kommen kann, um das von uns Verspeiste und Getrunkene entsprechend für die weitere Verdauung vorzubereiten, wird die Abgabe des Mageninhalts gesteuert. Verantwortlich dafür ist der sogenannte Magenpförtner – eine glatte, ringförmig angeordnete Muskulatur, welche sich zwischen dem unteren Bereich des Magens und dem Zwölffingerdarm befindet. Wie die Wache an einer Burgpforte, die darüber entscheidet, wer in die Festungsanlage hineingelassen wird, steuert der Magenpförtner mit seiner maximal eineinhalb Zentimeter großen Öffnung, wie viel Mageninhalt abgegeben und in den Zwölffingerdarm eingelassen wird. Wie wichtig diese Selbststeuerung des Magens ist, zeigten Versuche schon in den 30er-Jahren des letzten Jahrhunderts. Der bei Experimenten herbeigeführte künstliche Verschluss des Magenausgangs führte zu einer anhaltenden Überdehnung des davor liegenden Magens und

unweigerlich zu seiner Übersäuerung, die eine Magenschleimhautentzündung (Gastritis) und Magengeschwüre zur Folge hatte.

Darmbotschaften an den Magen

Auch der Darm übernimmt eine Steuerungsfunktion für den Magen. Es gibt sogar so etwas wie eine »Dünndarmbremse« für den
Appetit und die Magenaktivität. Kommt zu viel unverdaute Nahrung im unteren Abschnitt, also im letzten Meter des etwa drei
bis sechs Meter langen Dünndarms an – was ein Zeichen für eine
Systemüberlastung mit Nahrung ist –, wird dies über Botenstoffe
(Hormone) an Hirn und Magen gemeldet. Ein Sättigungsgefühl
stellt sich ein und die Magenaktivität wird gebremst. Zu den verschiedenen Hormonen des Dünndarms gehören etwa das Gastrin,
das die Magensäure stimuliert, das Sekretin, welches umgekehrt
die Gastrin- und Magensäurebildung hemmt, oder das Cholecystokinin (CCK), das über den Umweg über das Gehirn die Ma-
gensekretion und -entleerung hemmt. Wie in einem guten Sym-
phonieorchester die verschiedenen Instrumente fein aufeinander
abgestimmt eingesetzt werden, müssen sich all diese Botenstoffe
im Magen-Darm-Trakt streng an ihre Aufgaben halten. Sie müssen ihre jeweilige Tonlage und Töne treffen, ihren Einsatz nicht
verpassen und sich immer als Teil des Ganzen verstehen. Die meisten Stimmen sind auch hier mehrfach besetzt, mehrere Botenstoffe
übernehmen ähnliche Aufgaben. Dirigent ist dabei unser Erbgut,
in dem die Abläufe hinterlegt sind. Nur so kann der Verdauungsprozess koordiniert ablaufen, sich je nach Zusammensetzung der
Nahrung den jeweils neuen Umständen anpassen und der Körper erfolgreich das Musikstück »Verdauung« zu Ende spielen. Die
Nahrung muss aufgespalten und in die Blutbahn aufgenommen
werden, Flüssigkeit zu 99 Prozent aus dem Darm »zurückgeholt«
und unverdauliche Ballaststoffe und andere Bestandteile müssen

ausgeschieden werden. Kommt das Orchesterspiel der Hormone aus dem Takt, ob nun durch verdorbene Nahrung, giftige Substanzen oder durch zu viel Alkohol, Infektionen oder andere Krankheiten, wundert es nicht, wenn Magen und Darm nicht richtig funktionieren und dies mit entsprechenden Symptomen wie Übelkeit, Erbrechen, Blähungen, Durchfall oder Schmerzen quittieren. Magen und Darm sind also unverbrüchlich miteinander verbunden.

Wenn uns der Säbelzahntiger jagt

Starke Emotionen wie Aufregung und Dauerstress können völlig unterschiedliche Reaktionsmuster hervorrufen. Bekannt ist der Fluchtreflex bei großer Gefahr. Auch hier ist der Magen im Spiel. Wir müssen uns nur in die Welt der Altsteinzeit vor etwa 40.000 Jahren zurückversetzen. Überall lauerten Gefahren für die wenigen Menschen, die um ihr Überleben kämpften. Suchten sie in einer Höhle Schutz vor den Unbilden der Witterung, so liefen sie Gefahr, dass sie vom Höhlenbär angegriffen wurden. Hatten sie ein Ur-Rind oder ein Wildpferd erlegt, liefen sie Gefahr, dass ihnen Säbelzahntiger und Höhlenhyäne die mühsam errungene Beute streitig machten. Flucht war die Überlebensstrategie Nummer eins. Und für die Flucht muss der Mensch Ballast abwerfen. Einmal den, welchen er bei sich trägt und – vor Tausenden von Jahren genauso wichtig – den, welchen er in sich trägt und der ruhiggestellt werden muss oder ebenfalls »abgeworfen« wird. Für den Fluchtreflex entfalten die Hormone Adrenalin aus der Nebenniere und Noradrenalin aus den sogenannten Sympathikusfasern ihre intensive Wirkung. Dabei werden schlagartig Magen und Darm vorübergehend lahmgelegt. Hungergefühle sind unterdrückt, die Magen- und Darmaktivität eingestellt. Die Blutversorgung wird im Bauchraum gedrosselt und den Muskeln für die notwendige

Fluchtreaktion zur Verfügung gestellt. Gleichzeitig steigt der Blutdruck. So machte der Magen die Flucht vor Säbelzahntiger oder feindlichen Menschengruppen möglich. Er nimmt sich in solch einer Situation zurück und stellt sich in den Dienst des Ganzen. Diese weit in die Entwicklungsgeschichte der Menschheit zurückreichenden, hormonell gesteuerten »Ur-Funktionen« und Fähigkeiten wohnen noch immer in uns. Letztlich haben wir in diesem Punkt immer noch einen Steinzeitmenschen-Magen. Denn für manche heißt der Säbelzahntiger »Chef« und die Höhlenhyäne zeigt sich in Gestalt der streitsüchtigen Nachbarin. Sie alle können für Situationen sorgen, vor denen wir nur noch flüchten wollen, wenn es auch längst nicht mehr um das nackte Überleben geht.

Wenn es uns in wirklich unangenehmen Situationen im wahrsten Sinne des Wortes »zum Kotzen« ist, dann ist es jener vom Hirn-Magen-Darm-Trakt gesteuerte Fluchtreflex. Wir alle kennen das, wenn wir uns mächtig aufregen müssen und uns buchstäblich der Appetit vergeht. Denn Stresssituationen können auch zu reflektorischen Steigerungen der Sekretion der Magen- und Darmsäfte führen, wodurch unwillkürlich die Muskeltätigkeit dieser Organe stimuliert wird. Die Folge sind Magen- und Darmkontraktionen und -krämpfe mit entsprechenden Bauchschmerzen. Bis zu stressbedingtem Erbrechen und Stressdurchfall ist es dann nicht mehr weit. Aber nicht nur negative Gefühle wie etwa (Prüfungs-)Angst, sondern auch positive Gefühle, wie freudige Erregung, können diese als unerwünscht empfundenen Reaktionen von Magen und Darm hervorrufen. Die Brechreaktion des Magens steckt als entwicklungsgeschichtlich sehr alter Wirkmechanismus einfach in uns. Das sogenannte Brechzentrum im Hirnstamm reagiert auf verschiedene Reize unserer Hirnnerven, wie ekelerregende Duftstoffe (Riechnerv der Nase) und Geschmacksstoffe (Geschmacksnerv im Mund) ebenso wie auf Störungen des Gleichgewichts (Innenohrnerv), mit Steigerung der Speichelsekretion und mit Stimulation der unwillkürlichen glatten Muskulatur des Magens und der Speiseröhre. Als Schutzreflex des Körpers werden dann vermeintlich ungenießbare Nahrungsmittel, ganz gleich ob sie schon im Magen angekommen sind oder nicht, durch die Rückwärtsbewegung des Magens und der Speiseröhre wieder nach außen befördert. Auch bei Störungen des Gleichgewichtsorgans will ja der Körper am liebsten einen leeren Magen, um auf jegliche Stress- und damit Fluchtreaktionen vorbereitet zu sein. Daher kommt es durch turbulente Drehbewegungen, etwa im Karussell, manchmal zum Erbrechen. Unter Alkoholeinfluss reagieren Magen und Gehirn auf solche Reize noch empfindlicher, weshalb es nach zu viel Bier, Wein oder Schnaps häufiger zu diesen für alle Beteiligten doch recht unangenehmen Reaktionen kommt. Aber nicht alle Reize lösen gleichermaßen eine solche Reaktion des Magens aus. Obwohl der Hörnerv sogar gemeinsam mit dem Gleichgewichtsnerv vom Innenohr zum Gehirn verläuft, führt starker Lärm nur in den seltensten Fällen bei entsprechend empfindlichen Menschen zu Brechreiz.

Wenn Liebe durch den Magen geht

»Liebe geht durch den Magen« – wie oft wird dieser Satz, diese Erfahrung, diese Erwartung wohl zitiert? Das geflügelte Sprichwort, dessen Herkunft unbekannt ist, beschäftigt die Literaten, insbesondere wenn es um Etikette, Benimmregeln und das harmonische Miteinander sich Liebender geht, seit eh und je. Im Buch *Der vollendete Adam* von 1928 heißt es dazu: »Wie nah verwandt und voneinander abhängig das Geistige und das Leibliche sind ...« – »Liebe geht durch den Magen« beschreibt auf der einen Seite das wohlschmeckende gemeinsame Essen, bei dem Vertrautsein und Bindungen gefestigt werden. Auf der anderen Seite unterstreicht es die Lebensweisheit, dass die Kochkunst der Dame oder des Herrn die Zuneigung des oder der Bekochten steigert.

Ob wir es nun trotz aller Emanzipationsbemühungen wahrhaben wollen oder nicht: Männliche Empfänger von Kochkunst und Küchengunst sind eindeutig im Vorteil. Denn funktionelle MRT-Untersuchungen[14] haben gezeigt, dass gerade bei Männern Hunger besonders intensiv mit Emotionen verknüpft ist. Nach dem Essen wiederum, mit Eintreten des Sättigungsgefühls, empfinden sie ein höheres Maß an Belohnung als Frauen. Das alles hat, wie überhaupt oft unsere geheimnisvolle Welt der Gefühle, mit unseren Hormonen zu tun. Und so ist es auch nachgewiesen, dass ein Essen in romantischem Ambiente, ein »Dinner for two« bei Kerzenschein, die hormonelle Stimulation im Gehirn steigert. Eine reizvolle Umgebung, ein schmackhaftes Essen und vielleicht ein toller Wein werden letztlich als Belohnung empfunden, wodurch positive Assoziationen ausgelöst werden.

Emotionen und vor allem Liebe, zweifelsfrei die Schönste aller Empfindungen, haben also tatsächlich einen großen Einfluss auf die Funktion des Magens und das Wohlbefinden im Magen.

Für unsere »Liebe-geht-durch-den-Magen-Gefühle«, die so plötzlich über uns kommen, setzen Gehirn und Magen allerhand in Gang. Ja, es findet eine regelrechte Kommunikation nach dem Motto »Hirn ruft Magen« und »Magen ruft Hirn« statt. Nun besitzt unser Gehirn rund 85 Milliarden Nervenzellen und im Magen-Darm-Trakt finden sich noch einmal mehrere 100 Millionen Nervenzellen. Nicht alle, aber viele davon sind bei dieser schnellen Kommunikation beider Organe beteiligt. Wäre ich nicht Mediziner, würde ich fast sagen, dass unser Magen Teil unseres zweiten Gehirns ist. Die Kommunikation des Gehirns mit den Zellen des Magens erfolgt wie beim Breitbandkabel in der IT-Übermittlung über verschiedene Nervenstränge. Die wichtigsten sind Parasympathikus (Vagusnerv) und Sympathikus. Beide sind Teile unseres sogenannten vegetativen Nervensystems, das auch als autonomes Nervensystem bezeichnet wird. Außerdem gibt es direkte Verbindungen zwischen den verschiedenen Magen-Darm-Abschnitten, denn der Magen steht über Nerven mit den verschiedenen Dünn- und Dickdarmabschnitten im Dauerkontakt. Und zu all dem kommen die hormonellen Einflüsse des Gehirns auf den Magen-Darm-Trakt und innerhalb desselben ins Spiel. Hormone sind Botenstoffe, die von bestimmten Zellen abgegeben werden und über den Blutkreislauf an anderer Stelle im Körper ihre von uns nicht beeinflussbare Wirkung entfalten (endokriner Wirkmechanismus). Kommunizieren benachbarte Zellen über solche Botenstoffe, also ohne den langen Weg über den Blutkreislauf, so nennt man dies parakrine Wirkung. Weit über 100 verschiedene solcher Botenstoffe aus den Zellen im Magen-Darm-Trakt, zum Teil auch aus den ständigen Bewohnern im Darm, den Darmbakterien, wurden bis heute isoliert und näher erforscht. Diese Entdeckungen haben beispielsweise unser Verständnis von unterschiedlichen Stoffwechselvorgängen bei normal- und übergewichtigen Patienten erweitert. Auch beim Reizmagen und Reizdarm, bei Darminfektionen, bei chronischen Entzündungen im Darm, aber auch bei Allergien und Nahrungsmittelunverträglichkeiten haben diese Untersuchungen die Grundlage für neue Therapien geschaffen.

Der Magen-Darm-Trakt gilt seit den 1990er-Jahren nicht nur als unser größtes Immunorgan im Körper, sondern auch als unser wichtigstes Hormonsystem. Man braucht kein Mediziner zu sein, um sich vorstellen zu können, dass die Kommunikationswege zwischen Gehirn und Magen-Darm-Trakt einerseits und zwischen den verschiedenen Magen-Darm-Abschnitten andererseits äußerst komplex sind. Auch wir Ärzte sind weit, weit davon entfernt, diese Abläufe alle zu verstehen.

Schmetterlinge im Bauch

Ja, und dann ist da noch das berühmte Kribbeln im Bauch, die vermeintlichen Schmetterlinge in der Magengegend, also das Gefühl des frisch Verliebtseins, welches wissenschaftlich nicht geklärt ist. Vielleicht ist es deshalb so besonders, weil wir so gut wie nichts darüber wissen. Außer vielleicht, dass die »Schmetterlinge im Bauch« im Gehirn ausgelöst werden und dann über Nerven und Botenstoffe unseren Magen und Darm in Aufregung versetzen. Nicht zu verwechseln ist dieser nicht medizinische und eigentlich diffuse Begriff mit dem Kribbeln etwa an Händen oder Füßen, medizinisch als Parästhesien bezeichnet. Hierbei kommt es durch verschiedenste Ursachen zu Nervenstörungen (etwa Polyneuropathie, Nerveneinengung unter einer Narbe oder Kalziummangel im Blut) mit entsprechenden Missempfindungen.

Bei Frischverliebten sind es die Hormone, die »verrückt« spielen. Forscher gaben Frischverliebten Fragebögen, untersuchten deren Blutproben und führten Computertomografien und MRT-Untersuchungen des Gehirns durch. Das Ergebnis: Der Adrenalinspiegel ist erhöht, wir befinden uns in einem Ausnahmezustand, in einer Stressreaktion. Meist verspüren wir keinen Hunger und Durst, haben das Gefühl von Luft und Liebe leben zu können, manchmal bekommen wir weiche Knie. Unser »Liebeshirn« namens Magen und Darm gibt seine besonderen, für uns nicht erklärbaren, aber spürbaren Signale. Ob dabei leichte Kontraktionen der Magenmuskulatur mit entsprechenden leichten Magenkrämpfen zu einem richtigen Kribbelgefühl im Magen führen, ist umstritten. Manchmal folgen dem fehlenden Hungergefühl ja auch starke Heißhungerattacken. Dann geht Liebe wieder durch den Magen. Untersuchungen italienischer Mediziner haben gezeigt, dass dabei ein bestimmter Botenstoff, das Serotonin, im Blut stark vermindert ist – fast so gering, wie es manchmal bei Patienten mit Zwangsstörungen nachgewiesen wird, etwa bei einem Waschzwang. »Verrückt« nach jemandem zu sein bekommt somit durchaus eine reale Bedeutung. Andere Studien sprechen gar von einem Dopamin-Rausch beim »Verliebtsein«. Dopamin steigert die Nierendurchblutung und den Blutdruck. Auch das Hormon Oxytocin ist erhöht. Es wird oft auch als »Kuschelhormon« bezeichnet. Oxytocin ist unter anderem für die Milchabgabe aus der weiblichen Brust und für das Zusammenziehen der Gebärmutter während und nach der Geburt wichtig. Auch beim Sex wird Oxytocin freigesetzt und scheint für das sich anschließende Wohlfühlgefühl mit verantwortlich zu sein.

Liebeskummer, eine häufig nicht minder starke Emotion wie das frisch Verliebtsein, setzt ebenso starke Hormonreaktionen mit entsprechenden Auswirkungen auf den Magen und das Hungerzentrum frei. Während der eine mit Magenkrämpfen und Appetitlosigkeit reagiert, führt Liebeskummer beim anderen zu richtigen Fressattacken. Verspeist wird vorzugsweise Schokolade. Die setzt ja bekanntlich in unserem Körper das Glückshormon Serotonin frei. Dem Magen freilich ist es egal; der beginnt mit der Schokoladenverdauung genauso wie mit einem Apfel oder einer Grillwurst.

Wenn der Magen rot wird

Erstaunlich ist die Entdeckung der Auswirkungen von Emotionen auf den Magen. Und diese Entdeckung hat nun gar nichts mit Romantik oder Liebe zu tun. Die Geschichte ist für Nichtmediziner vielleicht etwas unappetitlich, aber für das Verstehen des eigenen Magens hochinteressant. Erste verlässliche Angaben über die

Auswirkungen von Emotionen auf den Magen lieferte unfreiwillig ein armer Tropf namens Tom Little im 19. Jahrhundert. Der Patient war seit seiner Kindheit auf die Ernährung durch einen von außen in den Magen eingebrachten Schlauch abhängig. Im Alter von 9 Jahren hatte er 1894 versehentlich Lauge getrunken. Die ätzende Substanz führte zu einem kompletten narbigen Verschluss seiner Speiseröhre. Da damals künstliche Breinahrung nicht zur Verfügung stand, kaute Tom seine Nahrung vor und spuckte anschließend den so entstandenen Speisebrei in einen Magenschlauch, den ihm Ärzte »installiert« hatten. Im Alter von 59 Jahren stellte er sich, wohl aus finanziellen Nöten, im Cornell Hospital in New York und später in einem Forschungszentrum in Oklahoma City wissenschaftlichen Untersuchungen zur Verfügung. Dabei staunten die Forscher nicht schlecht. Immer, wenn Tom Little große Wut hatte, glättete sich seine Magenwand und nahm eine dunkelrote Farbe an, bei Entspannung zog sich die Schleimhaut zusammen und wurde wieder rosa. Nach Tom Little's Tod veröffentlichte das *TIME-Magazin* seine tragische Lebensgeschichte am 12. Januar 1959 – eine der ersten Publikationen zur »Gefühlswelt« des Magens.

Rettung vor Rundungen?
Hilft die Magen-OP?

*»Seit Erfindung der Kochkunst essen die Menschen
doppelt so viel, wie die Natur verlangt.«*

Benjamin Franklin (1706-1790)

Schönheitsideale im Wandel

In München bin ich aufgewachsen und habe in der Bayernmetropole auch einige Semester Medizin studiert. Wann immer ich nach München komme und der Terminkalender nicht allzu vollgepackt ist, besuche ich die Alte Pinakothek. Dort hängen sie, die Werke alter Meister. Für mich sind sie nicht nur Zeugnisse des künstlerischen Schaffens früherer Epochen, sondern gerade auch des kulturellen Wandels – des Wandels in der Architektur, der Landschaftsinterpretation und der Mode. Nein, ich meine nicht das, was heute »Fashion« heißt, sondern die für mich besonders interessante Mode der Schönheitsideale, welche die alten Meister der jeweiligen Zeit vielfach als nackte Tatsachen auf die Leinwand brachten. So können wir bei einem Gang durch die Gemäldegalerien den Wandel der körperlichen Schönheitsideale im Lauf der Jahrhunderte nachvollziehen. Da sind sie, die schlanken Damen der Renaissance, wie sie von Lucas Cranach, Albrecht Dürer, Sandro Botticelli und all den anderen meisterhaft gemalt wurden. Peter Paul Rubens, Jan Brueghel d. Ä. und ihre Zeitgenossen des Barocks bannten dagegen ausgeprägte Rundungen auf die teils gleich mehrere Quadratmeter großen Bilder. Während noch bis in das 19. Jahrhundert hinein auffallende Rundungen das Idealbild der Frau prägten, beherrscht heute ein schlankes – ja manchmal gar androgynes – Erscheinungsbild die Wertvorstellungen unserer Gesellschaft.

Das heute vorherrschende Schönheitsideal einer schlanken und sportlichen Figur wird durch epidemiologische Daten[15] sowie durch weitere mannigfaltige medizinische Forschungen und Erkenntnisse unterstützt. Schon frühe Statistiken von Lebensversicherungsgesellschaften sowie verschiedene aktuelle Analysen zeigen, dass ein Body-Mass-Index (BMI)[16] von 18,5 bis 25 kg/m^2 die geringste Sterbewahrscheinlichkeit aufweist. Dies entspricht der Definition der Weltgesundheitsorganisation (WHO) für »normalgewichtige« Erwachsene. Ein BMI von 25 kg/m^2 bedeutet, dass eine 1,75 Meter große Person ein Körpergewicht von etwa 77 Kilogramm besitzt, oder jemand (wie ich selbst) mit 1,82 Metern Körpergröße 83 Kilogramm wiegt. Diese Zahl ist ziemlich nah dran an der früher üblichen Formel: Normalgewicht = Körpergröße in Zentimetern minus 100, das heißt bei 182 Zentimetern Körpergröße entsprechend 82 Kilogramm. Personen mit einem BMI von 25 bis weniger als 30 kg/m^2 gelten als übergewichtig, Menschen mit einem BMI von 30 kg/m^2 oder mehr als adipös, also fettleibig. Spätestens ab einem BMI von 30 kg/m^2 kommt neben dem ästhetischen Aspekt, über den es sich ja trefflich streiten lässt und der ja schon immer dem gesellschaftlichen Wandel unterworfen war, der medizinisch-gesundheitliche Aspekt ins Spiel. Ein BMI von 30 kg/m^2 entspricht bei einer Person von 1,75 Metern Körpergröße einem Übergewicht von etwa 15 Kilogramm gegenüber der Norm. Je ausgeprägter also das Übergewicht, desto gravierender sind nach der medizinischen Formel die zu befürchtenden Auswirkungen auf die Gesundheit und die damit einhergehende Einschränkung der Lebenserwartung. Medizinisch wird daher folgendermaßen unterschieden: Adipositas Grad I (BMI 30 bis < 35 kg/m^2), Adipositas

Grad II (35 bis < 40 kg/m²) und Adipositas Grad III (BMI ≥ 40 kg/m²). Ein BMI von 40 kg/m² entspricht bei 175 cm Körpergröße bereits einem Übergewicht von etwa 46 Kilogramm gegenüber der Norm bzw. einem Gewicht von 123 Kilogramm. Zum Glück weisen nicht alle Erwachsenen mit einem BMI über 30 kg/m² Krankheitssymptome auf. Zumindest bei einem BMI unter 40 kg/m² scheinen 20 Prozent der Betroffenen auch langfristig gesund zu bleiben. Doch sollte sich niemand mit diesem »Befund« in Sicherheit wiegen, denn zahlreiche negative Auswirkungen treten erst nach vielen Jahren auf. Bei vielen Patienten bleiben diese Symptome lange unentdeckt und das Risiko zu erkranken steigt kontinuierlich mit der Zunahme des Übergewichts an. Im Durchschnitt sinkt die Lebenserwartung bei Betroffenen mit einem BMI von 40 kg/m² und mehr gegenüber Normalgewichtigen nach gegenwärtigem wissenschaftlichem Stand um etwa 20 Jahre (Stand 2020). Zu den typischen, Adipositas assoziierten Erkrankungen gehören Diabetes, Bluthochdruck, Fettstoffwechselstörungen, Schlafapnoesyndrom, ja sogar Depression und Arthrose. Zudem besteht ein erhöhtes Risiko für viele Krebserkrankungen, wie etwa Speiseröhren-, Magen- oder Gallenblasenkrebs. Aktuelle Schätzungen gehen davon aus, dass die Zahl der an Diabetes Erkrankten in Deutschland von etwa acht Millionen zu Beginn der 2020er-Jahre auf etwa zwölf Millionen im Jahre 2040 ansteigen wird. Auf europäischen und amerikanischen Krebskongressen wird die Adipositas daher schon als »das neue Rauchen« bezeichnet. Da in unserer Zeit des Lebensmittelüberflusses Übergewicht derart weit verbreitet ist und, wie oben ausgeführt, unterschiedlichste Erkrankungen bis hin zu Krebs hervorruft sowie zu einer erheblichen Verminderung der Lebenserwartung führt, gilt vielen Medizinern die Adipositas und der damit verbundene Lebensstil als die bedeutendste medizinische Herausforderung in der westlichen Welt.

Je geringer das Übergewicht, desto leichter ist es erfahrungsgemäß, dieses aus eigener Anstrengung wieder loszuwerden.

Während leichtes Übergewicht aus medizinischer Sicht unbedenklich ist, wird die kritische Grenze mit Sicherheit spätestens ab einem BMI von 30 kg/m^2 erreicht. Konkret heißt das, ein 1,75 Meter großer Mensch, der höchstens 77 Kilogramm wiegen sollte, bringt tatsächlich 92 Kilogramm und mehr auf die Waage. Dass einigen Studien zufolge leichtes Übergewicht sogar zu einer Lebensverlängerung führt – wir reden hier von etwa fünf Kilogramm –, ist am ehesten der Schwäche der betreffenden Studien zuzuschreiben. In diesem Grenzbereich, in dem die Bedeutung des Körpergewichts naturgemäß sehr gering ist, beeinflussen natürlich ebenso Aspekte wie Umwelteinflüsse, allgemeiner Lebenswandel (Sport oder kein Sport, Rauchen, Alkohol), Alter, in dem das Übergewicht auftritt, und viele andere Gründe ganz erheblich das Ergebnis. Letztlich ist die genaue Bedeutung des Körpergewichts in dieser Grenzzone immer noch nicht endgültig geklärt.

Rubensrundungen spielen heute nur noch als Gewichtsproblem eine Rolle. Und so beschäftigen sich die allermeisten Menschen irgendwann in ihrem Leben mit der Möglichkeit, das eigene Körpergewicht zu verringern – zumindest in der westlichen Welt. Jedenfalls ist ab dem Übergang von Übergewicht zu Adipositas (BMI > 30 kg/m^2) die Verringerung der Körpermasse medizinisch angezeigt.

Die Sache mit dem Übergewicht

Das musste ich auch meiner Patientin Stefania Grassolino ganz offen so sagen. Wie zahlreiche Patientinnen und Patienten vor ihr kam sie höchst unglücklich in meine Sprechstunde. Die nur 153 Zentimeter große Frau mit den wachen dunkelbraunen Augen und einem charmanten Lächeln wog zu diesem Zeitpunkt 105 Kilogramm. Wie ich es von anderen Patienten mit Adipositas-Problemen schon kannte, erzählte auch Frau Grassolino, wie unglücklich sie mit ihren überflüssigen Kilos sei. Davon, dass sie sich nicht mehr wohl in ihrer Haut fühle und sie immer wieder beobachte, wie ihr Mann schlanken Frauen nachschaue. Dann zeigte sie mir Fotos aus ihrer Teenagerzeit. Fotos aus den 1980er-Jahren die sie schlank am Strand von Jesolo zeigten. »Da bin ich mit meinen Eltern früher in den Urlaub hingefahren, weil der Opa, der als Gastarbeiter nach Deutschland kam und hier hängen geblieben ist, von dort stammte«, erzählte die unglückliche Frau. Um gleich noch anzumerken: »Jetzt will ich an gar keinen Strand mehr und mich so zeigen, wie ich bin, obwohl unsere Kinder immer Badeurlaub machen wollen und unsere Tochter Miriam wegen der italienischen Wurzeln im Gymnasium sogar Italienisch als Leistungskurs gewählt hat und jetzt noch mehr auf Strandurlaub in Italien drängt.« Auch wenn ich in solchen Fällen weiß, was die Leute erzählen, ist es wichtig, dass ich mir Zeit nehme, damit sich die Patienten auch wirklich verstanden fühlen. Und so berichtet Frau Grassolino davon, dass sie früher stark rauchte, während der ersten Schwangerschaft mit dem Rauchen aufhörte und danach glücklicherweise nicht mehr damit anfing, aber einen großen Appetit entwickelte. »Erst waren es nur zwei, drei Kilo zu viel; die konnte ich trotz meiner geringen Größe noch etwas verstecken, aber dann kam ein Kilo nach dem anderen drauf. Während der zweiten Schwangerschaft und erst recht, nachdem Davide auf der Welt war, hatte ich regelrechte Heißhungerattacken. Aber ich mag doch so gern Süßes«, erzählte die Patientin. Jetzt hat sie nach fünf Jahren und 40 Kilogramm mehr auf der Waage die unterschiedlichsten Diäten ausprobiert. »Von Intervallfasten, Low-Carb-Ernährung, Kohlsuppen-Kur, Trennkost bis zu Eiweißshakes statt Mahlzeiten hab ich alles hinter mir«, endete so Frau Grassolino, die nun gar nicht mehr lächelte, weil ihr Tränen in die Augen schossen. Als sie sich beruhigt hatte, erklärte ich ihr, dass letztendlich das Abnehmen nur durch eine wirkliche Reduktion der Nahrungsenergiezufuhr und möglichst gleichzeitige

Steigerung des Energieverbrauchs gelingen wird: »Mehrere Untersuchungen haben gezeigt, dass sich Sport vermutlich erst ab einer Größenordnung von mehr als drei Stunden in der Woche, das heißt durchschnittlich 30 Minuten pro Tag, merklich auf das Körpergewicht auswirkt.« Auch auf Diäten ging ich ein: Mit diesen, gleich welcher Art, wird zunächst darauf abgezielt, die Nahrungsenergiezufuhr zu reduzieren – meist durch Variationen der Nahrungsqualität und der Nahrungsquantität und häufig unter Berücksichtigung des Biorhythmus. Der Erfolg ist jedoch sehr unterschiedlich. Zum einen spielt die Qualität ernährungsphysiologischer Ansätze eine Rolle – die meisten der unzähligen, in den unterschiedlichsten Medien angepriesenen Diäten nehmen das natürlich heute für sich in Anspruch. Aber der Erfolg ist vor allem davon abhängig, wie konsequent und über welchen Zeitraum eine Diät letztlich durchgehalten wird. Kurz- und mittelfristige Erfolge beim Abnehmen durch eine bestimmte Diät werden häufig nach Absetzen derselben rasch wieder zunichtegemacht. So entsteht der auch bei Frau Grassolino eingetretene, gleichermaßen bekannte wie verhasste Jo-Jo-Effekt. Ein ewiges Auf und Ab der Kilos. Auf anfängliche Erfolge folgt häufig die Ernüchterung nach einer erneuten Gewichtszunahme. Die stellt sich ein, wenn man in alte Verhaltensmuster hinsichtlich Ernährungsgewohnheiten und (fehlender) körperlicher Ertüchtigung zurückfällt. Nicht selten schlägt sich dies auch auf die Psyche der Betroffenen nieder. Mit der Macht über die Masse ist es wie in der Politik. Die Macht zu erkämpfen ist leichter als sie zu verteidigen. Sport besitzt hinsichtlich des Haltens des errungenen niedrigeren Körpergewichts eher eine Rolle als beim eigentlichen Abnehmen. Neben Diäten und Sport geht es also vor allem auch darum, allgemeine Lebensgewohnheiten zu ändern. Die Entscheidung hier anzusetzen, ist wahrscheinlich der wichtigste Baustein. Und vor allem lange bevor der Entschluss steht, möglicherweise durch eine Operation nachzuhelfen, wie sie Frau Grassolino wollte. Kein Mensch wird quasi über Nacht übergewichtig. So schwer es für die meisten ist, es gilt das Schlagwort: Lebensstiländerung!

Ess- und Lebensgewohnheiten hinterfragen

Was natürlich einfacher gesagt ist als getan. Oft werden die Grundlagen für das Übergewicht schon in der Schulzeit gelegt, und je früher sich das Übergewicht festsetzt, desto schlimmer für die drohenden Folgeerkrankungen. Sozial benachteiligte Bevölkerungsschichten sind dabei mehr gefährdet als andere. Ungesunde, hochkalorische und fettreiche Ernährung in Kombination mit dem Konsum von Getränken wie etwa Cola, die viel Zucker enthalten, und mit wenig Sport im Kindesalter, sät das, was man als Erwachsener erntet. Übergewicht in der Schulzeit führt häufig zu Hänseleien durch Klassenkameraden, diesen Frusterlebnissen folgen häufig noch mehr Essattacken. So entsteht eine nicht segensreiche Spirale aus Frustration, Isolation und Belohnung durch Essen, die am Ende kaum zu durchbrechen ist. Schon hier werden erste Erfahrungen gemacht, wie schwer es ist, dauerhaft die einmal festgesetzten Pfunde wieder loszuwerden. Ess- und allgemeine Lebensgewohnheiten spielen mit eine Hauptrolle. Für junge Menschen, die noch bei ihren Eltern leben, ist es natürlich doppelt schwer, wenn nicht die ganze Familie mitzieht. Es mag banal erscheinen, aber neben Diäten und Sporttreiben gilt es, typische Verhaltensmuster zu verändern – etwa Treppensteigen statt Aufzugfahren, das Vermeiden bestimmter Fast-Food-Restaurants, keine großen Vorratskäufe für den Kühlschrank oder das Benützen des Fahrrads statt des Autos für Kurzstrecken. Leider ist das Kind bei der schweren Adipositas jedoch, bildlich gesprochen, bereits in den Brunnen gefallen. Ab einem BMI von 40 kg/m² gibt es realistisch betrachtet kaum eine Chance, ohne einen chirurgischen Eingriff langfristig substanziell abzunehmen.

Genau in diesem Zustand kam Frau Grassolino nach langem Überlegen zu mir in die Klinik. Sie hatte mit ihren 105 Kilogramm bei 1,53 Metern Körpergröße inzwischen einen BMI von 45 kg/m^2. Auch wenn sie die Details gar nicht hören wollte, sondern einfach die Zusage für einen chirurgischen Eingriff zur Magenverkleinerung erwartete, erklärte ich ihr die Einzelheiten: Große Untersuchungen haben gezeigt, dass es ab einem BMI von 40 kg/m^2, selbst unter ärztlicher Aufsicht, Betroffenen nur noch in höchstens fünf Prozent der Fälle gelingt, also nur einem von 20, nachhaltig und relevant (Ziel: BMI < 30 kg/m^2) abzunehmen. Da gleichzeitig ab einem BMI von 40 kg/m^2 das Risiko für die genannten Folgeerkrankungen von Adipositas – etwa Diabetes – stark ansteigt, liegt in diesem Bereich typischerweise die Grenze, bei der ernsthaft über die Möglichkeit einer Operation, meist im Sinne einer Magenverkleinerung oder eines sogenannten Magenbypasses, nachgedacht werden sollte.

Ein Problem, das viele betrifft – Fett ist nicht gleich Fett

In Deutschland sind inzwischen über 60 Prozent der Erwachsenen übergewichtig (BMI > 25 kg/m^2), jeder vierte ist sogar adipös (BMI > 30 kg/m^2), Tendenz zunehmend. Übergewicht hat viele Ursachen. Abgesehen von letztlich seltenen Fällen hormoneller Störungen, wie etwa Schilddrüsenunterfunktion oder Kortisonüberproduktion sowie krankheitsbedingter Einnahme hoher Kortisondosierungen, liegt dem Übergewicht ein Ungleichgewicht aus Nahrungsenergiezufuhr und Körperenergieverbrauch zugrunde. Es gibt einen extrem seltenen isolierten Gendefekt (Leptinmangel), der schon im Kleinkindalter zu stärkster Fettsucht führt, zu der sogenannten monogenen Adipositas. Leptin hemmt im Gehirn den Appetit, deshalb führt ein genetischer (erblicher) Leptinmangel zu ungezügeltem Appetit und zur sprichwörtlichen Fresssucht. Aber hiervon ist Stefania Grassolino nicht betroffen. Im Gegensatz zum Leptinmangel liegt der allgemeinen, die allermeisten Menschen betreffenden Adipositas eine Veranlagung zugrunde, an der mindestens 30 verschiedene Gene beteiligt sind. Eine gewisse genetische Disposition spielt eine Rolle dabei, wie schnell sich zum Beispiel bei gleichem Lebensstil und gleicher Nahrungszufuhr eine Gewichtszu- oder Gewichtsabnahme bemerkbar macht. Jeder weiß, dass manche Menschen ohne gesteigerte körperliche Aktivität essen können, was immer sie wollen, und trotzdem kaum ein Gramm zunehmen, während andere schon bei der kleinsten »Ernährungssünde«, ja übertrieben gesagt beim Anblick einer Schweinshaxe, zunehmen. Für viele ärgerlich; aber Fakt: etwa 30 bis 50 Prozent des BMI sind erblich, wie Zwillings- und Adoptionsstudien herausgefunden haben.

Körperfett ist nicht gleich Körperfett. Schädlicher Einfluss auf die Gesundheit scheint daher nicht über die reine Fettmasse zu kommen, sondern insbesondere auch über die Art des im Körper abgelagerten Fettes. So unterliegt das wichtige, sogenannte »viszerale« oder auch Eingeweidefett anderen Regelmechanismen im Körper als das äußere, unter der Haut gelegene Fett. Daher hat die Entfernung des äußeren Fettes, durch Fettabsaugen oder Entfernen der Fettschürze am Bauch, auch keinerlei günstigen Einfluss auf die medizinisch relevanten Folgeerkrankungen der Adipositas. Der Weg zum plastischen Chirurgen ist somit, außer aus ästhetischen Gründen, ganz einfach sinnlos. Das bedeutendere innere Fett lässt sich chirurgisch gar nicht entfernen. Leider gibt es bis heute auch keine zugelassenen, nebenwirkungsarmen und geeigneten Appetitzügler; zudem – und hier sollten Sie höchst fragwürdiger Werbung unter keinen Umständen Glauben schenken – existieren aktuell keine Medikamente gegen Übergewicht. So bleibt als wirksame Alternative zur alleinigen energiereduzierenden Diät (mit und ohne Sport) bei der Adipositas nur ein operativer Eingriff am oberen Verdauungstrakt, meist mit Verkleinerung des Magens, als dauerhafte medizinische Lösung.

Der Weg zum Chirurgen führt wie bei Frau Grassolino immer über die sogenannte Adipositas-Sprechstunde. Hier werden alle relevanten Fragen und Aspekte ausführlich erörtert. Insbesondere wird dabei geklärt, ob ein operativer Eingriff eine sinnvolle Option zur Gewichtsreduktion darstellt. Nach verschiedenen Voruntersuchungen, die in der Regel ambulant durchgeführt werden, sollte dann ein Antrag bei der Krankenkasse auf Kostenübernahme der Operation gestellt werden. Geduld ist gefragt, denn bis zur Bewilligung durch die Krankenkasse können manchmal mehrere Monate vergehen. Lediglich bei einem BMI über 50 kg/m^2 (das entspricht bei 1,75 Metern Körpergröße einer Verdopplung (!) des Körpergewichts von etwa 77 auf 154 Kilogramm) besteht ein weitgehender Konsens unter Ärzten und den entscheidenden Kostenträgern (Krankenkassen), dass ein operativer Eingriff der einzige Ausweg ist, und somit eine Einzelfallzustimmung durch die Krankenkasse nicht mehr notwendig ist. Dieses Vorgehen wurde durch ein Sozialgerichtsurteil (Sozialgericht Fulda) bestätigt. Der aktuelle Trend deutet allerdings darauf hin, dass in Zukunft auch bei einem BMI unter 50 kg/m^2 keine Zustimmung mehr von der Krankenkasse eingeholt werden muss. Die Chirurgie als letztes, aber auch sicheres »Heilmittel« der Adipositas findet nämlich unter Patienten, Ärzten und Krankenkassen eine immer breitere Akzeptanz.

Wie ging es nun mit Frau Grassolino weiter? Ich empfahl ihr im Vorfeld der möglichen Operation Kontakt mit einer Adipositas-Selbsthilfegruppe aufzunehmen, da ich dies zur Einstimmung und Selbsteinschätzung für sehr sinnvoll halte. Derartige Gruppen sind meist an solchen Kliniken angesiedelt, welche ebensolche Eingriffe anbieten. Hier trifft man sowohl Betroffene, die entweder die Operation noch vor sich haben, oder auch jene, die bereits operiert sind. Ein Erfahrungsaustausch aus »erster Hand« bietet vielerlei Aspekte, die selbst über moderne Medien oder über Gespräche mit Ärzten nicht möglich sind.

Vorsorgen geht vor Verkleinern: Indikation der Adipositas-Chirurgie

Allen Eingriffen der Adipositas-Chirurgie sollten ernsthafte und konsequente Versuche der Gewichtsreduktion über Diäten, vermehrte körperliche Aktivität und eine Umstellung des Lebensstils vorausgehen. Jeder chirurgische Eingriff birgt ja seine Risiken. Auch wenn diese im Einzelfall gering sein mögen, sind sie nicht zu unterschätzen. Erst wenn die Versuche auf natürlichem Wege abzunehmen nicht zu einem nachhaltigen Erfolg führen, besteht die Indikation zu einem chirurgischen Eingriff. Allerdings sind dem Ansinnen, durch eine Operation am Magen schlanker zu werden, auch Grenzen gesetzt. Kein seriöser Chirurg wird bei einem BMI unter 30 kg/m^2, also einem Übergewicht von 15 bis 20 Kilogramm, zu einem solchen Eingriff raten. Der medizinische Nutzen steht dann in keinem Verhältnis zum chirurgischen Risiko, im Übrigen wird sich auch keine Krankenkasse finden, die hierfür die Kosten übernimmt. In dem BMI-Bereich von 30–35 kg/m^2, also einem Übergewicht (bei 1,75 Metern Größe) von etwa 30 Kilogramm, bewegen wir uns nach heutigen Erkenntnissen in einem Grenzbereich. Möglichst nur unter Studienbedingungen und nach strenger Abwägung der Vor- und Nachteile, also etwa bei einem mit Medikamenten nur schwer einstellbarem Diabetes, sollte ein derartiger Eingriff in Erwägung gezogen werden.

Standard für einen Adipositaseingriff sind daher folgende Bedingungen: BMI 35–40 kg/m^2, falls bereits Folgeerkrankungen der Adipositas, wie etwa Diabetes mellitus oder Bluthochdruck bestehen. Andere Voraussetzung für einen solchen Eingriff ist ein BMI über 40 kg/m², auch wenn noch keine Folgeerkrankungen eingetreten sind. In diesen Bereich war auch Frau Grassolino einzustufen, da sie 46 Kilogramm zu viel Gewicht aufwies, über Atembeschwerden beim Treppensteigen klagte und bei mehreren Kontrollen einen Blutdruck von 170/95 mmHg aufwies. Das ist eindeutig zu hoch und auf Dauer lebensbedrohend.

Bestehen nun diese Grundvoraussetzungen, müssen anschließend allgemeine Gesundheitsuntersuchungen sowie eine Abklärung des Hormonstatus durchgeführt werden. In seltenen Fällen kann ja eine Schilddrüsenunterfunktion oder eine gesteigerte Kortisonproduktion des Körpers zu starkem Übergewicht führen. Hier müsste dann natürlich die Behandlung der hormonellen Ursache im Vordergrund stehen und nicht ein magenverkleinernder Eingriff. Wichtig ist im Vorfeld einer geplanten Adipositasoperation zudem eine psychologische bzw. psychiatrische Untersuchung. Hierbei sollen schwere psychiatrische Erkrankungen, die zur Adipositas führen können, ausgeschlossen werden. Auch soll die Motivation zu einer solchen Operation überprüft werden, ebenso wie die Fähigkeit, sich nach einer Adipositasoperation an die nicht minder wichtigen Essensvorgaben halten zu können.

Wenn die Magen-OP zur Scheidung führt

Nach einem solchen Eingriff ändert sich im Leben der Patienten jedenfalls eine ganze Menge. Damit sind nicht nur die Umstellung im Essen und die daraus folgenden, ja gewünschten, Veränderungen des Stoffwechsels gemeint. So haben schwedische Forscher herausgefunden, dass es nach einer Adipositasoperation zu einem Anstieg der Trennungs- bzw. Scheidungsrate um 41 Prozent kam, umgekehrt aber sich auch die Chance auf eine neue Beziehung bzw. Heirat gegenüber nicht operierten Übergewichtigen um 35 Prozent erhöhte. Je ausgeprägter der Gewichtsverlust nach der Operation war, desto größer war auch die Wahrscheinlichkeit, dass sich am Beziehungsstatus etwas ändern sollte. Ganz offensichtlich hatte in solchen Fällen die Motivation und der Mut zu einer solchen Operation sowie das dabei und anschließend gewonnene Selbstbewusstsein einen großen Einfluss auf die Entscheidungsfreudigkeit, in seinem bzw. ihrem Leben etwas substanziell ändern zu wollen.

Umgekehrt ist es aber im Vorfeld einer solchen Adipositasoperation auch wichtig, ein erhöhtes Selbstmordrisiko auszuschließen, da aus vielerlei Beispielen bekannt ist, dass die Suizidgefahr für ohnehin entsprechend anfällige Patienten nach einem solchen Eingriff steigt. Die Ursachen hierfür sind allerdings bis heute nicht genau geklärt. Hormonelle Umstellungen scheinen eine Rolle zu spielen. Oft ist es aber auch die zwangsläufige Umstellung des Essverhaltens nach einer solchen Operation, die zu Frustrationserlebnissen führt, weil ab sofort nicht mehr das gegessen werden kann, was vorher möglich war. Essen bedeutete für viele Betroffene häufig eine Form der Belohnung, mit der Frustrationen im Alltag begegnet wurde. Statt der Frustration im Alltag – welcher Ursache auch immer, ob nun im Beruf oder im Privatleben – mit Belohnung durch Essen begegnen zu können, folgt nun eine Beschränkung, was erneut zur Frustration führt. Vielen Patienten ist dies durchaus im Vorfeld ihrer Entscheidung zu einem derartigen Eingriff bewusst. So erzählte mir ein Patient, der aus medizinischer Sicht längst für einen chirurgischen Eingriff zur Gewichtsreduktion »überfällig« war, dass er gutes und reichhaltiges Essen bei seinem stressigen Beruf als erfolgreicher Unternehmer mit einem 37 Mitarbeiter zählenden Handwerksbetrieb als Belohnung ganz einfach brauchen würde. Es wäre für ihn undenkbar, nicht mehr regelmäßig seinen geliebten Zwiebelrostbraten mit Spätzle zusammen mit ein, zwei Viertele Wein zu sich nehmen zu können. Die Gesundheitsrisiken seines schweren Übergewichts, so der 57-jährige Max Übersinn, seien ihm durchaus bewusst und er hätte sich auch schon mehrfach mit diesem Thema auseinandergesetzt. »Deshalb entscheide ich mich trotz meines Kessels ganz bewusst gegen die Magen-OP«, sagte Max Übersinn beim letzten Gespräch, das vor der bereits terminierten OP stattfand. Ganz sicher wäre er – so gut kenne ich den eigentlich immer gut gelaunten Unternehmer – nach der Adipositasoperation nicht selbstmordgefährdet gewesen, aber nach längerem Ringen mit sich selbst kam der Eingriff jetzt schlichtweg nicht mehr infrage. Max Übersinn ist beispielhaft für die Ergebnisse einer kanadischen Studie, die zeigte, dass etwa 80 Prozent der Menschen mit schwerem Übergewicht sich ihrer Situation und der möglichen Konsequenzen ihrer Erkrankung durchaus bewusst sind und sich eigentlich diesbezügliche Änderung wünschten. Eigentlich! Denn nur wenige können sich letztlich zu einer Operation entschließen. In Deutschland werden nur etwa vier Prozent all jener übergewichtigen Menschen operiert, bei denen aufgrund ihres starken Übergewichts und den damit verbundenen Gesundheitsgefahren, ja manchmal auch zu befürchtender Lebensgefahr, ein Eingriff erforderlich ist. Alle anderen können sich nicht zu einer Operation durchringen. Bei der Entscheidung zu einer Operation spielen sowohl rationale als auch nicht rationale Gründe eine Rolle. Aufklärung hinsichtlich der medizinischen Notwendigkeit und Umstände kann viel bewirken, ist aber natürlich nicht alles. Der persönliche Leidensdruck und auch Ängste hinsichtlich des Krankenhausaufenthalts und der Operation mit den potenziellen Folgen sind dabei sehr individuell und unterschiedlich ausgeprägt. Hier fließen auch soziokulturelle Aspekte bewusst und unbewusst mit ein. Für manche Patienten ist der Gang zum Chirurgen hochemotional – sonst nie im Leben liefert man sich so bedingungslos einem anderen Menschen aus –, für andere wiederum ist es wie beim Termin in der Autowerkstatt, nicht mehr als ein nüchterner Reparaturauftrag. Das Vertrauen zu Ärzten, dem »persönlichen« Hausarzt und zu dem jeweiligen Chirurgen, spielt also eine entscheidende Rolle. Die Gründe, warum sich jemand für oder gegen eine (medizinisch sinnvolle) Operation entscheidet, sind also sehr vielschichtig. Dabei stehen ganz unterschiedliche Operationsmethoden zur Verfügung.

Operationen bei Adipositas – welche Methoden sind aussichtsreich?

Die Adipositaschirurgie wird auch als bariatrische oder metabolische Chirurgie bezeichnet. Weltweit werden aktuell etwa eine Million derartiger Operationen pro Jahr durchgeführt, in Deutschland ungefähr 12.000, Tendenz steigend. Der Begriff Bariatrie stammt aus dem Griechischen und heißt so viel wie »Schwere« oder »Gewicht« und bezeichnet das medizinische Spezialgebiet, das sich mit allen Aspekten der Vorbeugung und Behandlung von Übergewicht beschäftigt. Heute wird jedoch der Begriff »metabolische Chirurgie« bevorzugt. Auch der Begriff Metabolismus entstammt dem Altgriechischen und steht wörtlich für »Veränderung/Umwandlung«. Mit metabolischer Chirurgie wird eine Operation bezeichnet, die in den Stoffwechsel eingreift. Das vordringliche Ziel eines solchen operativen Eingriffs ist somit die Vermeidung bzw. Behandlung der Adipositas assoziierten Folgeerkrankungen, allen voran Diabetes, Fettstoffwechselstörung und Bluthochdruck. Aspekte der schlichten Gewichtsreduktion sowie optische oder ästhetische Überlegungen sind dabei nachrangig.

Je größer der chirurgische Eingriff in den Verdauungstrakt ist, desto effektiver ist die Methode hinsichtlich der Gewichtsreduktion. Entsprechend größer ist auch der positive Effekt bezüglich Vermeidung und Behandlung von Folgeerkrankungen durch Übergewicht. Dazu liegen viele Erfahrungen vor. So verschwindet der Diabetes ganz oder teilweise, die Blutfettwerte werden besser, der Blutdruck des Patienten normalisiert sich im besten Fall wieder vollständig. Sogar die Lebenserwartung steigt wieder. Ähnlich wie bei der notwendigen Entwöhnung vom Tabakkonsum ist es praktisch nie zu spät, etwas zu tun. Egal wann man sich entschließt, das Ruder herumzureißen, es wird praktisch immer einen positiven Effekt haben – je früher, desto besser. Die Kehrseite der Medaille: Je größer und effektiver der chirurgische Eingriff sein wird, umso eher kann es natürlich auch zu unerwünschten Begleiterscheinungen einer solchen Operation kommen. So gilt es, für jeden Patienten sorgfältig das jeweils individuell geeignete Operationsverfahren herauszufinden.

So habe ich auch Stefania Grassolino und Max Übersinn genauestens unter Zugrundelegung ihrer persönlichen Situation und vor allem der angezeigten Indikation aufgeklärt und die fünf geeigneten Operationsverfahren aufgezeigt. Wer sich mit dem Thema noch nicht beschäftigt hat, mag sich wundern, welche Möglichkeiten es gibt.

Der Magenballon

Mithilfe einer Magenspiegelung wird bei diesem in der Regel ambulanten Eingriff ein Silikonballon, der mit Kochsalzlösung gefüllt wird, für die Dauer von maximal drei bis sechs Monaten in den Magen eingebracht. Der Ballon muss deshalb mit einer Flüssigkeit und nicht mit Luft gefüllt sein, da er sonst praktisch immer »oben« im Magen schwimmen würde und den Mageneingang »blockieren« könnte. Dann hätte der abnahmewillige Patient zwar einen Pfropf vor dem Magen, das würde ihm aber nicht bekommen. Hat der Ballon seinen Zweck mit Beenden der Therapie erfüllt, muss er über eine weitere Magenspiegelung wieder entfernt werden.

Wozu das alles? Nun, der gefüllte Ballon in der Größe etwa einer Grapefruit dient als Platzhalter im Magen, wodurch Hunger und Verdauung reduziert werden sollen. Damit dies funktioniert, muss während der Anwendung des Ballons zwingend eine Diät bei gleichzeitiger Änderung der Lebensgewohnheiten eingehalten werden. Bei fehlender konsequenter Umstellung des Lebensstils und der Ernährung muss nach dem Entfernen des Ballons sonst mit einem sofortigen Gewichtsanstieg gerechnet werden. Und das ist auch das Hauptproblem der Magenballontherapie. Da kein nachhaltiger Effekt durch den Ballon selbst erzielt wird, sind die Langzeitergebnisse nach dessen Entfernung meist schlecht; nahezu alle Patienten nehmen mehr oder weniger wieder an Gewicht zu. Daher sollte der Ballon allenfalls nur als erste, vorbereitende Maßnahme im Hinblick auf nachfolgende andere, effektivere Adipositasoperationen eingesetzt werden. Manchmal sind Patienten derart adipös, dass andere und auf lange Sicht wirkungsvollere Maßnahmen aus technischen Gründen nicht eingesetzt werden können. Konkret heißt das, dass die Patienten buchstäblich zu dick für eine Operation sind.

So betreute ich vor einigen Jahren Mandy Kuzorra, eine Patientin, die 285 Kilogramm (entsprechend einem BMI von 101 kg/m^2) auf die Waage brachte und auch auf keinen OP-Tisch passte. Nach Aussage unserer Anästhesisten bestand bei ihr auch ein viel zu hohes OP-Risiko mit der Gefahr des Herz-Kreislauf-Versagens. Eingeliefert wurde die Patientin mit Bauchschmerzen, nachdem sie mit einem Kran der Feuerwehr aus dem zweiten Stock ihres Hauses über das Fenster ihrer Wohnung geborgen werden konnte. Glücklicherweise vergingen die Bauchschmerzen von alleine. Eine Röntgenuntersuchung war nicht möglich und eine Ultraschalluntersuchung aufgrund der dicken Bauchschichten nicht aussagekräftig. Die Gunst der Stunde nützend, sprach uns Frau Kuzorra auf die chirurgischen Möglichkeiten zur Behandlung ihres extremen Übergewichts an. Natürlich waren wir zunächst nicht begeistert, eine solche Entscheidung sollte nicht ad hoc getroffen werden. Wir sahen aber auch die Notwendigkeit hier zu handeln, zumal die Patientin sich jetzt offensichtlich ein Herz gefasst hatte, ihre schwere Erkrankung aktiv anzugehen. Nachdem wir in mehreren Gesprächen mit der Patientin und ihrem Ehemann die Risiken sowie kurz- und langfristigen Konsequenzen der Adipositaschirugie

diskutierten, entschieden wir uns, dem Wunsch der Patientin nach-
zukommen. Wie setzten Frau Kuzorra auf eine Reduktionskost mit
900 Kilokalorien pro Tag und implantierten ihr mithilfe unserer
gastroenterologischen Kollegen[17] einen Magenballon. Nach zwölf
Wochen im Krankenhaus und einer Gewichtsabnahme von knapp
40 Kilogramm war der erste große Schritt geschafft. Obwohl es
sich gemessen am Gesamtgewicht nur um einen relativ kleinen Teil
des Übergewichts handelte, besserten sich bereits die Funktionen
des Stoffwechsels, des Herzens und der Lunge erheblich. Dies gab
unserer Patientin einen erneuten Motivationsschub und wir planten den zweiten und entscheidenden Eingriff, eine Magen-Bypassoperation (siehe S. 160 ff.).

Doch der Reihe nach: Als OP-Verfahren, welches dauerhaft eine
etwas höhere Erfolgsquote aufweist als der Ballon, gilt das Magenband. Seine größte Popularität besaß es in den 90er-Jahren des
letzten Jahrhunderts und kurz nach der Jahrtausendwende.

Das Magenband

Das Magenband als chirurgisches Verfahren zur Behandlung der
Adipositas ist unter Medizinern mittlerweile »in Verruf« geraten
und »aus der Mode« gekommen. Die Wirkung ist zu gering und
aus Sicht vieler Chirurgen nicht nachhaltig genug. Durch fehlendes Mitwirken des Patienten wird das Magenband seiner Wirkung »leicht beraubt« und ist zudem auch komplikationsträchtiger als anfangs angenommen. Im Prinzip ist das Magenband
ein von außen zu befüllendes Silikonband, welches
in Vollnarkose im Rahmen einer Laparoskopie
(= Bauchspiegelung), also in einer Operation mit
kleinen Schnitten, um den Eingang zum Magen
gelegt wird. Durch unterschiedliches Befüllen
des Bandes mit Kochsalzlösung kann der Mageneingang justiert werden. Wird das Band
enger gestellt, das heißt stärker befüllt, kann

weniger Speisebrei in den Magen gelangen; umgekehrt führt eine geringere Befüllung zu einem größeren Einlass in den Magen.

Die Vorteile liegen auf der Hand. Der Eingriff ist einfach und komplikationsarm, unter bestimmten Voraussetzungen sogar ambulant durchzuführen und daher kostengünstig. Der Magen wird nicht durch chirurgische Schnitte verkleinert und nach Entfernung des Bandes ist praktisch alles wieder so wie vorher, das heißt der Eingriff lässt sich rückgängig machen. Allerdings sind die Erfolge, was die Gewichtsreduktion und die Verbesserung des Diabetes oder hohen Blutdrucks angeht, verglichen mit den anderen chirurgischen Verfahren eher mittelmäßig und daher ist diese Vorgehensweise nicht für sehr stark übergewichtige Personen geeignet. Erwartet werden kann eine anfängliche Verminderung des Übergewichts um maximal 50 Prozent. Hat also ein Patient mit einem BMI von 40 kg/m^2 etwa 50 Kilogramm Übergewicht, so kann bestenfalls davon ausgegangen werden, dass er mit einem Magenband 25 Kilogramm abnimmt. Anders als bei den anderen, später beschriebenen Methoden, muss auch eine erhebliche Gewichtsabnahme erfolgen, also bei unserem Patienten mit 50 Kilogramm Übergewicht etwa 10 bis 15 Kilogramm, bis man überhaupt einen günstigen Effekt auf die Folgeerkrankungen des Übergewichts beobachtet. Das Magenband scheint, wenn überhaupt, nur bei jungen, übergewichtigen Frauen eine Berechtigung zu haben. Ältere Patientinnen und Männer, gleich welchen Alters, schneiden bei Nachuntersuchungen deutlich schlechter ab – Ursache unklar! Und auch bei jugendlichen Patienten nimmt nach einer Magenbandimplantation nur jeder Fünfte mehr als 50 Prozent seines Übergewichts ab, wie eine Studie aus New York zeigte.

Das Magenband erfordert einen starken persönlichen Willen, da es sich durch kalorienreiche Getränke, z. B. Cola, oder Kuchen »austricksen« lässt. Getränke und Kuchen passen nämlich wunderbar durch das Magenband hindurch und verhindern so zuverlässig das Abnehmen. Ein weiterer Nachteil des Magenbandes ist, dass es als Fremdkörper im Körper natürlich allerlei unerwünschte Dinge »anstellen« kann. Zu den Langzeitkomplikationen des Magenbandes gehören die Möglichkeiten, dass es kaputtgeht (es bekommt Risse oder Löcher und die Füllflüssigkeit geht im Körper verloren), dass es verrutscht und keine Wirkung mehr zeigt oder dass es – im schlimmsten Fall – ein Loch in den Mageneingang oder die angrenzende Speiseröhre scheuert. In all diesen Fällen muss das Magenband entfernt und ein gegebenenfalls entstandener Schaden repariert werden. Der Einsatz von Magenbändern ist deshalb seit etwa 2008 stark zurückgegangen.

Die Magen-Bypass-OP

Als gleichwertige Alternative zur Magenverkleinerung (siehe S. 162 ff.) gilt die sogenannte Magen-Bypassoperation. Hierbei wird der Magen nahe dem Mageneingang quer durchtrennt und der kleinere obere Abschnitt im Sinne einer Umleitung mithilfe eines zwischengeschalteten Dünndarmabschnitts mit einem weiter unten gelegenen Darmteil wieder verbunden. Anders als bei der Magenschlauchoperation (= Magenverkleinerung) wird hier nichts entfernt, sondern es werden lediglich Magen und Dünndarm an zwei Stellen durchtrennt und neu zusammengefügt.

Das Ergebnis ist zum einen, dass anschließend ebenfalls nur ein kleiner Teil des Magens für die Nahrungsaufnahme zur Verfügung steht. Zum anderen treffen der Nahrungsbrei aus dem Magen und die Verdauungssäfte, vor allem Gallen- und Bauchspeicheldrüsensekret, erst später zusammen, das heißt, der eigentliche Verdauungsprozess beginnt später und ist daher von kürzerer Dauer. Letztlich steht weniger Darm für die Verdauung und Aufnahme von Nährstoffen zur Verfügung. Weil aber ähnlich wie bei der Magenschlauchbildung gleichzeitig erhebliche Veränderungen im Hormonhaushalt des Magens und Darms ablaufen, kommt es zu weitaus stärkeren Auswirkungen auf den Stoffwechsel. Nach einer Magen-Bypassoperation können wir schon nach wenigen Tagen, lange bevor Patienten relevant an Gewicht verloren haben, feststellen, dass sich der Diabetes oder die Fettstoffwechselstörung bessert.

Die Bypassoperation ist komplizierter als die Magenschlauchbildung, daher auch etwas komplikationsträchtiger. In ihrer Wirkung ist sie aber vergleichbar, bzw. nach aktuellen Erkenntnissen möglicherweise sogar minimal effektiver. Es scheint so zu sein, dass Patienten mit Diabetes etwas mehr von dieser Methode profitieren. Innerhalb von drei Monaten benötigen mehr als 80 Prozent der Diabetiker keine medikamentöse Therapie mehr. Genauso verlief es auch bei Frau Kuzorra. Schon wenige Tage nach ihrer Bypassoperation hatte sich ihr Diabetes gebessert und nach zwei Monaten war er vollständig verschwunden. Sie musste sich kein Insulin mehr spritzen. Diejenigen, die Diabetes-Tabletten nehmen, können ebenso darauf verzichten. Die wenigen, die nicht ganz ohne Medikamente auskommen können, zeigen zumindest eine Verbesserung ihres Diabetes. Die etwas größere Wirkung des Magenbypasses im Vergleich zum Schlauchmagen auf den Stoffwechsel und das Körpergewicht geht aber umgekehrt auch mit stärkeren unerwünschten Wirkungen einher. Hierbei muss insbesondere auf die ausreichende Versorgung mit Mineralien, Spurenelementen und Vitaminen geachtet werden. Welches Operationsverfahren gewählt wird, muss der Chirurg zusammen mit dem Patienten im Einzelfall diskutieren und festlegen.

Für viele sehr adipöse Patienten führt die Gewichtsabnahme mit Verbesserung der Folgeerkrankungen der Adipositas zu einer erheblichen Steigerung der Lebensqualität. Ein zunehmend »normales« Äußeres steigert das Selbstwertgefühl und vermindert die Sorge vor gesellschaftlicher Stigmatisierung und Ausgrenzung. Irgendwann sind auch längere Spaziergänge oder sogar Sport wieder möglich. Der persönliche Nutzen der Gewichtsabnahme wird konkret und greifbar. Grundsätzlich können Patienten nach einer Magenverkleinerung bzw. Bypassoperation alles essen und trinken, nur eben in kleineren Mengen. Rasch stellt sich ein Sättigungsgefühl ein; das Schlucken großer Bissen wird häufig mit Übelkeit quittiert. Überlisten kann man die neuen anatomischen und physiologischen Gegebenheiten zum Teil durch Trinken hochkalorischer Getränke mit wenig Kohlensäure. Vernunft ist also gefragt. Hieran wird ersichtlich, dass Ernährungsgewohnheiten, die häufig durch Fast Food, Softdrinks und Sahnetorten geprägt waren, sich ändern müssen, möchte man einen nachhaltigen Erfolg erzielen.

Magenverkleinerung durch Magenschlauchbildung

Die inzwischen populärste und am weitesten verbreitete Methode ist die Magenverkleinerung im Sinne einer Magenschlauchbildung. Diese Operation erfolgt ebenfalls in Vollnarkose in minimal-invasiver Technik, also in der Bauchspiegelmethode (= Laparoskopie) mit kleinen Schnitten. Aus dem Magen wird durch Abtrennung und Entfernung eines großen Teils in Längsrichtung und gleichzeitigen Verschluss der Nahtreihe mittels Metallklammern ein enger Schlauch »geformt«.

Der Magen wird also in Längsrichtung geteilt und somit verkleinert. Abgetrennt werden je nach Größe des Magens etwa 800 bis 1500 Milliliter Magenvolumen, sodass hinterher der verbleibende Magenschlauch noch ein Füllungsvolumen von etwa 150 bis 200 Milliliter besitzt – dies entspricht etwa einem Glas Wasser. Interessanterweise kommt es durch diese Magenverkleinerung nicht nur zu einer einfachen Verringerung der durch den Magen aufzunehmenden Nahrungsmenge und damit zu einem Gewichtsverlust, sondern auch zu einer erheblichen Beeinflussung des Stoffwechsels im gesamten Verdauungstrakt. Im entfernten Magenanteil gibt es unterschiedliche Drüsen, die Magensäfte und Hormone an das Blut und umliegende Zellen abgeben. Unter den verschiedenen Hormonen befindet sich unter anderem auch das Hungerhormon Ghrelin. Durch die Entfernung dieser Magenanteile und Drüsen stellt sich der gesamte Stoffwechsel des Körpers um, es kommt zu einer hormonell bedingten Verminderung des Hungergefühls und auch zu einer Verbesserung des Zuckerstoffwechsels. Diese hormonellen Veränderungen sind auch der wesentliche Unterschied zur Therapie mit einem Magenband. Bei Patienten mit einer Magenschlauchoperation zeigt sich häufig schon nach wenigen Tagen, also noch bevor überhaupt ein relevanter Gewichtsverlust eingesetzt hat, eine deutliche Verbesserung der Zucker- und Fettstoffwechselstörung sowie des Bluthochdrucks.

Die Erfolgsaussichten einer Magenschlauchoperation sind daher sehr gut, die meisten Patienten nehmen zwischen 60 und 75 Prozent ihres Übergewichts ab, sodass ein BMI unter 30 kg/m^2 erreicht wird. Bei der Magenschlauchoperation gilt es immer die richtige Größe des zu verbleibenden Schlauches zu finden. Je enger und damit kleiner der Schlauch, desto weniger passt hinein und desto effektiver ist er mit Hinblick auf die Gewichtsabnahme. Umgekehrt kann er aber auch zu eng werden, es passt buchstäblich nichts mehr durch und der Patient leidet unter ständiger Übelkeit und häufigem Erbrechen. Um hier das richtige Maß zu finden, legen wir bei einer Magenschlauchoperation immer eine Sonde über den Mund in den Magen, die etwa daumendick ist. Diese Sonde dient uns zur Kalibrierung und wir wissen, solange sie während der Operation als Platzhalter im Magen ist, passt nach Längsteilung des Magens immerhin so viel hinein, wie die Sonde dick ist. Der Erfolg der Magenschlauchoperation hinsichtlich der Gewichtsabnahme ist ebenso wie der Einfluss auf Stoffwechselerkrankungen in den ersten drei Jahren nach dem Eingriff am größten. Danach tritt bei einigen Patienten wieder eine leichte Gewichtszunahme ein, da sich der Magenschlauch etwas ausdehnt, sodass mehr Essen in den Magen passt. Wie bei allen Methoden der Adipositaschirurgie sind wesentliche Aspekte eines langfristigen Erfolgs ganz einfach die Umstellung des Lebensstils und der Ernährung. Dies gelingt durch den Motivationsschub, den die Abnahme von häufig mehr als 50 Kilogramm Körpergewicht auslöst, meist sehr gut. Das OP-Risiko eines solchen Eingriffs ist glücklicherweise in der Hand von erfahrenen Chirurgen gering, nur selten kommt es zu Komplikationen. In jedem Fall liegen die chirurgischen Komplikationsraten weit unter den zu erwartenden Komplikationsraten durch das schwere Übergewicht. Wie immer in der Chirurgie muss auch hier zur Rechtfertigung einer Operation das Risiko, das durch diesen Eingriff entsteht, kleiner sein als das Risiko, das man eingeht, wenn man sich nicht operieren lässt. Zweifelsfrei liegt bei schwer adipösen Patienten das Risiko, welches diese Patienten ohne Operation eingehen, um ein Vielfaches höher als das eigentliche Operationsrisiko.

Entfernung des gesamten Magens

Die Extremform der Magenverkleinerung stellt natürlich die Entfernung des gesamten Organs dar. Ein Leben ohne Magen ist möglich, aber oft von erheblichen Einschränkungen geprägt. Eine Entfernung des gesamten Magens erfolgt typischerweise nur bei Tumorerkrankungen. Wird der Magen vollständig entfernt, muss der Dünndarm direkt an die Speiseröhre angeschlossen werden. Da nun die Reservoirfunktion des Magens fehlt, können nur noch sehr kleine Mahlzeiten eingenommen werden. Empfohlen werden mindestens sechs kleine Mahlzeiten pro Tag, um den notwendigen Kalorienbedarf zu decken. Durchschnittlich verlieren Patienten, selbst wenn sie alles dagegen unternehmen, etwa zehn Prozent ihres ursprünglichen Körpergewichts, ganz gleich ob sie vorher normal- oder übergewichtig waren. Sie fühlen sich häufig schwach und nicht mehr so leistungsfähig. Die Entfernung des Magens bleibt somit nicht ohne Konsequenzen. Der im Magen produzierte

»Intrinsic Factor« wird für die Aufnahme von Vitamin B_{12} aus der Nahrung im unteren Dünndarm benötigt. Fehlt dieser Faktor nach einer kompletten Magenentfernung, muss monatlich bis vierteljährig Vitamin B_{12} gespritzt werden. Auch nach einer Magenverkleinerung kann es zu einem Mangel an Vitamin B_{12} kommen, der aber meist nicht so ausgeprägt ist. Auch andere wichtige Nährstoffe, wie etwa Kalzium, sollten nach einer Magenentfernung ergänzt werden. Durch den direkten Anschluss des Dünndarms an die Speiseröhre oder an einen kleinen Magenrest tritt bei manchen Patienten ein sogenanntes Dumpingsyndrom auf. Man unterscheidet das Frühdumping vom Spätdumping. Beim Frühdumping kommt es etwa 30 Minuten nach der Nahrungsaufnahme zu Übelkeit, Schwitzen, Bauchschmerzen und manchmal Kreislaufproblemen. Diesem Phänomen liegt eine rasche Entleerung des Speisebreis in den Dünndarm mit anschließender, osmotisch bedingter Flüssigkeitsverschiebung aus dem Blutkreislauf in den Dünndarm zugrunde. Osmose sorgt dafür, dass Flüssigkeit sich immer dorthin verschiebt, wo sich gerade mehr Nahrungsbestandteile oder Salze befinden – in diesem Fall im Darm. Entsprechend fehlt kurzfristig die Flüssigkeit im Blut und der Kreislauf sackt ab. Kleine Mahlzeiten und die Trennung von Essen und Trinken (mindestens 30 Minuten) können die Symptome verbessern. Konzentrierte Fette, wie sie etwa in Sahne oder Käse mit hohem Fettanteil vorkommen, werden besonders schlecht vertragen. Auch wenn diese nicht auf dem Speiseplan stehen, muss man das wissen. Beim Spätdumping kommt es etwa zwei bis drei Stunden nach dem Essen zu Übelkeit, Herzrasen, Schwäche und Schwindel sowie zu Kopfschmerzen. Ursächlich liegt dem Spätdumping eine durch den raschen Nahrungstransport ausgelöste, überschießende Insulinfreisetzung mit nachfolgender Unterzuckerung zugrunde. Vorsicht ist daher insbesondere bei stark zuckerhaltigen Nahrungsmitteln geboten, da diese die überschießende Insulinreaktion auslösen. Der Körper bestraft gewissermaßen kleine »Sünden« mit sehr unangenehmen, zum Glück aber praktisch nie lebensgefährlichen Reaktionen. In seinen leichten Formen hat das Dumping sogar einen erzieherischen Wert – Patienten vermeiden solche Situationen, indem sie sich penibel an die Essensvorgaben halten. Allerdings kann in seltenen Ausnahmefällen das Dumping so stark ausgeprägt sein, dass eine erneute Operation notwendig ist. Hierbei muss die neue Verbindung zwischen Magenrest und Dünndarm eingeengt werden, damit die Magenentleerung verlangsamt wird. Wenn das nicht hilft, muss sogar eine andere Dünndarmschlinge an den Magen angenäht werden. Ähnliche Symptome sind nach einer Magenverkleinerung nicht zu befürchten, jedoch gelegentlich nach einer Magen-Bypassoperation.

Ja, und was wurde nun aus Stefania Grassolino? Nach über halbjährigem Abwägen hat sie sich zu einer Magenverkleinerung durch Magenschlauchbildung entschieden. Jetzt wiegt sie noch 69 Kilogramm. Ihre Augen scheinen noch heller zu leuchten und sie beteuerte beim letzten Besuch in meiner Sprechstunde, dass sie jetzt, zweieinhalb Jahre nach der Operation, wieder viel glücklicher sei. Glücklicher, auch wenn ihr Mann immer noch schlanken Schönheiten nachschaut. »Aber wenn er so weitermacht, schicke ich ihn noch in die Wüste«, erzählte sie mir. Stefania Grassolino ist also keinesfalls suizidgefährdet, sondern strotzt vor neuem Selbstbewusstsein.

Was kommt nach der Operation?

Nach einer Adipositasoperation müssen sich Magen und Darm, wie nach allen Operationen am Verdauungstrakt, erst wieder auf die neue Situation einstellen. Alles braucht seine Zeit und ist vor allem individuell sehr verschieden. Trotz eingehender Aufklärung vor der Operation, was danach auf sie zukommt, sind die Erwartungen, aber auch die Sorgen der Patienten in der Anfangsphase ganz unterschiedlich. Die einen sind sehr vorsichtig und trauen sich kaum einen Schluck zu trinken. Die anderen wollen am liebsten »mutig« alles ausprobieren, um zu wissen, wie viel jetzt noch geht und verspeisen trotz aller Warnungen auch große Stücke.

Gut beraten ist, wer es nach einer Magen-OP erst einmal vorsichtig angehen lässt. In den ersten Tagen stehen Tee, Wasser, Joghurt und klare Suppen auf dem Plan, also einfach gesagt alles, was gut »runterrutscht« und durch den jetzt kleineren Magen geht. Da auch mindestens etwa ein halber Liter Speichel pro Tag produziert, geschluckt und entsprechend durch den Magen transportiert werden muss, ist ein »Nüchternbleiben« nach Operationen in aller Regel nicht sinnvoll. Selbst der frisch operierte Magen ist in der Lage, Speichel und Magensäfte, in der Summe gern eineinhalb bis zwei Liter, Richtung Dünndarm weiterzuleiten. Ein bis zwei Gläser Wasser oder Tee und ein paar Löffel Joghurt stellen keine relevante zusätzliche Belastung dar. Zumindest Trinken geht immer. Wenn alles nach Plan verläuft und die Wunden heilen sowie die ersten Schluckversuche erfolgreich sind, kann schon nach wenigen Tagen die Ernährung wieder auf eine flüssige und weiche Schonkost umgestellt werden. Diese gilt es für rund vier Wochen diszipliniert einzuhalten. Dies wirkt sich in doppelter Hinsicht günstig aus: Magen und Darm passen sich an die neue Situation an und der erste Schritt zur Gewichtsreduktion ist bereits getan.

In den ersten Monaten sind »Kontrollbesuche« beim Hausarzt und in der Adipositas-Sprechstunde sinnvoll, um den Ernährungsstatus und die Veränderungen des Stoffwechsels zu überwachen. Insbesondere bei einer Magen-Bypassoperation kann es leichte Mangelerscheinungen bei Mineralien, Spurenelementen und Vitaminen geben. Diese gilt es dann entsprechend unter ärztlicher Aufsicht auszugleichen. Durch die Umstellung des Stoffwechsels und die rasche Gewichtsabnahme kommt es manchmal auch zu einem vorübergehenden vermehrten Haarverlust. Doch zum Glück hatte ich noch keine Patienten, bei denen alle Haare ausgefallen wären;

es besteht also nicht das Risiko, plötzlich mit einer Glatze leben zu müssen. Denn der Haarausfall ist nur eine vorübergehende Erscheinung, bis sich alles wieder ein bisschen eingependelt hat. Nach einigen Wochen, spätestens nach sechs Monaten, ist üblicherweise der Spuk wieder vorbei. Eiweißreiche Kost, Vitamine und Spurenelemente helfen die Symptome zu lindern. Nach manchen Magen-OPs ist eine wiederholte Diätberatung erforderlich, da sich die Möglichkeiten, viel oder wenig zu essen, im Verlauf der Zeit ändern, ebenso wie die Motivation, sich an die Empfehlungen zu halten. Und manche Patienten kommen buchstäblich erst nach Wochen »auf den Geschmack«, wenn sich die ersten sichtbaren Erfolge einstellen. Viele Patienten berichteten mir nämlich, dass sie es erst im Laufe der Zeit wieder gelernt haben, sich schmackhafte und variantenreiche Mahlzeiten zuzubereiten.

Verlorene Kilos als Geschenk

Vor Jahren, als die Krankenkassen noch sehr viel zurückhaltender mit der Kostenübernahme von Adipositasoperationen waren, hatte ich einmal ein sehr adipöses Patientenpaar (sie: BMI 48 kg/m², er: BMI 52 kg/m²), das sich die Adipositasoperation gegenseitig zu Weihnachten schenkte. Die beiden wollten nicht den damals schwierigen Bewilligungsprozess bei der Krankenkasse abwarten. Sie entschieden sich, aus eigener Tasche die Operation zu bezahlen und damit in ihre eigene Gesundheit und Zukunft zu investieren. Drei Tage vor Weihnachten operierten wir Frau und Herrn Boldstein an einem Tag hintereinander weg. Da die Magenschlauchoperationen, die wir bei beiden durchführten, nur etwa jeweils 90 Minuten dauerten, war das gut möglich. Die beiden waren höchst motiviert, aktiv etwas gegen ihr starkes Übergewicht zu tun – und das noch vor Weihnachten. Beide Patienten mussten bereits Tabletten gegen hohen Blutdruck einnehmen, Axel Boldstein litt unter einem beginnenden Diabetes, klagte über Knieprobleme und schnarchte aufgrund seines Schlafapnoesyndroms nach Mitteilung seiner Frau fürchterlich. Susanne Boldstein war noch schlimmer dran. Sie musste bereits Insulin gegen ihren hohen Blutzucker spritzen, nahm Tabletten gegen erhöhte Blutfette und litt an Schmerzen in beiden Hüften und Knien. Bislang waren die Essensgewohnheiten der beiden von großvolumigen und hochkalorischen Mahlzeiten geprägt. Am liebsten verspeisten sie Burger und Fertigpizza, Pommes und Unmengen Torten, Schokoriegel und andere Süßigkeiten. Sport spielte natürlich keine Rolle. Doch nach der Operation sollte alles anders werden. Und wirklich, die beiden schafften es, ihr ganzes Leben umzukrempeln. Der große Vorteil war sicherlich, dass sie sich immer wieder gegenseitig motivieren konnten. Tatsächlich gibt es bei den meisten Patienten nach Magenverkleinerungen auch Momente und Phasen, in denen die erforderlichen Umstellungen nach der Operation nicht nur Begeisterung auslösen. Insbesondere die fehlende Belohnung über das Essen kann demotivieren. Doch die Boldsteins machten nach der Operation sogar einen Kochkurs (sie hatten sich schon vor der Operation dazu angemeldet!) und entwickelten eine wahre Freude an gemeinsamen Markteinkäufen und dem Zubereiten interessanter Gerichte. Ganz nach der Alltagserfahrung, geteiltes Leid ist halbes Leid, geteilte Freude ist doppelte Freude, meisterte das Paar sein neues Leben. Bei einer Kontrolluntersuchung in meiner Sprechstunde nach einem Jahr saßen zwei völlig veränderte Menschen vor mir. Susanne Boldstein hatte inzwischen 30 Kilogramm abgenommen und ihr Mann Axel 38 Kilogramm. Sie waren kaum wiederzuerkennen. Frau Boldstein schien ein neues Selbstbewusstsein entwickelt zu haben und hatte sich sogar eine völlig andere Frisur zugelegt. Nicht nur die Kleidergröße, sondern auch der Kleidungsstil hatte sich geändert. Mir fiel das sofort auf, weil sich beide, im Gegensatz zu unseren Zusammentreffen vor der Operation, in sehr modisch sportlichem Stil präsentierten. Die äußere Botschaft war klar: Wir haben uns geändert. Blutdruck und Blutzuckerwerte waren bei beiden erfreulicherweise im Normbereich.

»Auch das Schnarchen bei Axel ist ein wenig besser geworden«, berichtete Susanne Boldstein. Nur mit den Knien hatten beide noch starke Probleme. Orthopädische Beschwerden lassen sich häufig nicht mehr ganz so gut in den Griff bekommen, wenn der Knorpel erst einmal angegriffen ist. Vorsichtige Belastungen, Aufbau der Muskulatur mittels Physiotherapie und sportmedizinisch betreute Besuche in einem Fitnessstudio zur Stabilisierung der Gelenke sowie Schwimmen war unsere Empfehlung. Mit Begeisterung erzählte das Paar von seinen neuen Essgewohnheiten. Erst nach und nach hätten sie wieder gelernt, Freude an den neuen »Diäten« zu finden. Anfangs hätten sie es als Einschränkung empfunden, inzwischen könnten sie sich aber gar nicht mehr vorstellen, in ihre alten Verhaltensmuster mit fettreichem und ungesundem Essen zurückzukehren. Einschränkungen, außer dass sie jetzt nur noch kleine Portionen essen konnten, hatten die beiden keine. Es gab nichts, was sie nicht essen durften. Es gab nur Dinge, die sie unter dem Gesundheitsaspekt besser meiden sollten, so etwa Burger mit Pommes oder eine Pizza mit der früher so geliebten doppelten Lage Salami. Aber der Espresso am Morgen war ebenso möglich wie der kleine Teller Pasta mit einem Glas Rotwein am Abend. Selbst ein Steak mit Salat und Röstkartoffeln stand gelegentlich auf dem Speiseplan. Nur Trinken zum Essen war manchmal schwierig, weil dann der Magen sofort voll war. Ein großes Glas Wasser unmittelbar vor der Mahlzeit konnte einem den ganzen Appetit verderben. Erst nach ein bis zwei Stunden war wieder Platz für anderes. Unterm Strich war das aber natürlich genau das, was wir wollten. Nur so sind nachhaltige Gewichtsabnahmen möglich, die nicht gleich wieder durch Schwächen in der eigenen Disziplin zunichtegemacht werden. Die Boldsteins waren in jeder Hinsicht ein positives Beispiel, wie man sich den Verlauf nach einer Adipositasoperation wünscht, sowohl aus Sicht der Betroffenen als auch aus Sicht des Arztes.

Unverzichtbar: die Sprechstunde nach der Operation

Auch für uns Ärzte gibt es nichts Befriedigenderes in unserem Beruf, als wenn die Behandlung gelungen und die Patienten mit dem Ergebnis glücklich sind. Aus dem Feedback, das uns die Patienten geben, ziehen wir die Kraft für neue Aufgaben. Wenn möglich, versuche ich alle Patienten nach ihrer Entlassung zumindest noch einmal in meiner Sprechstunde zu sehen. Das hat verschiedene Gründe. Heute sind die Liegezeiten in den Krankenhäusern so kurz, dass der Heilungsprozess zum Zeitpunkt der Entlassung meist noch nicht abgeschlossen sein kann. So war es Anfang der 1990-Jahre, als ich mit meiner Facharztausbildung anfing, noch üblich, Patienten nach einer Leistenbruchoperation erst am 10. bis 12. Tag, nach dem Entfernen der Hautfäden, zu entlassen. Zu diesem Zeitpunkt konnte man sicher sein, das wirklich alles gut gegangen war. Allerdings waren die Tage im Krankenhaus, insbesondere bei jüngeren und gesunden Patienten, häufig eine erhebliche Geduldsprobe. Nach dem dritten oder vierten Tag passierte meistens nicht mehr viel, der Heilungsprozess wurde von den Ärzten mit einem kurzen Blick unter die Bettdecke wohlwollend zur Kenntnis genommen. Spätestens ab der »Halbzeit« des Krankenhausaufenthaltes standen die »Hotelleistungen« im Mittelpunkt der Patientenversorgung. Das verkraftet letztlich kein Gesundheitssystem und es belastet auch die Patienten selbst. Heute werden Patienten nach einer Leistenbruchoperation meist am ersten oder zweiten Tag nach dem Eingriff entlassen, oder es wird sogar ambulant operiert, das heißt, der Patient kann noch am Tag der Operation das Krankenhaus wieder verlassen. Die Gründe hierfür sind vielfältig. Neben Verbesserungen in der Therapie spielen gerade bei solchen, eher leichteren Erkrankungen bzw. Operationen Veränderungen im Abrechnungssystem der Krankenhäuser eine entscheidende Rolle. Seit 2003 gibt es in Deutschland ein pauschalisiertes System (DRG), das, vereinfacht gesagt, jeder Diagnose und Therapie eine Pauschale zuordnet. Kürzere Liegezeiten bedeuten bei gleicher Vergütung entsprechend weniger Kosten für das Krankenhaus. In der Zeit davor wurden Krankenhäuser nach Tagespflegesätzen bezahlt. Für jeden Tag gab es also einen bestimmten Betrag, ganz gleich, ob noch aufwendige Untersuchungen oder Therapien notwendig waren oder nicht. Der Anreiz des Krankenhauses, Patienten früh zu entlassen, war entsprechend gering. Wird nun ein Patient nach einer Leistenbruchoperation am ersten oder zweiten Tag nach der Operation entlassen, ist die größte Gefahr gebannt, etwa im Hinblick auf eine schwere Nachblutung, und der Patient ist »wieder auf den Beinen«. Das bedeutet natürlich nicht, dass er schon wieder richtig gesund ist. Denn richtig gesund wird man zu Hause – wenn es sich nicht um schwere Krankheiten handelt.

Eine Zeit von zwei bis drei Wochen körperlicher Schonung ist jedenfalls sinnvoll, damit innere und äußere Wunden heilen können. In dieser Phase erfolgt dann auch die ambulante chirurgische Nachkontrolle in meiner Sprechstunde. Zum einen wird die Wundheilung durch die körperliche Untersuchung kontrolliert und gegebenenfalls durch eine Ultraschalluntersuchung zur Überprüfung der inneren Verhältnisse komplettiert. Zum anderen gilt es über das persönliche Gespräch eine »Rückmeldung« des Patienten zu bekommen, ob denn auch sonst alles in Ordnung war und ist. War der Aufenthalt im Krankenhaus so wie erhofft, verlief technisch gesehen, von der Aufnahme über die Operation bis zur Entlassung, alles wie vorgesehen und blieb vonseiten der Ärzte und des Pflegepersonals genügend Zeit, um auf Fragen und Ängste einzugehen? Die Bedürfnisse der einzelnen Patienten sind dabei naturgemäß sehr unterschiedlich, entsprechend kann das wünschenswerte und erforderliche Maß an Empathie gar nicht überschätzt werden. Konstruktive Kritik während der ambulanten Nachkontrolle hilft uns dort nachzubessern, wo es womöglich bei den Abläufen gelegentlich etwas hapert. Und weil auch Ärzte nur Menschen sind, ist Lob für uns Energie und Motivation dort weiterzumachen, wo wir sind.

Da insbesondere in der Chirurgie die Erlebnisse und Ängste der Patienten besonders intensiv, buchstäblich »einschneidend« sind, lebensrettende Eingriffe bei Not- und Tumoroperationen auch für Laien in ihrem Ausmaß, ihrer Bedeutung und nicht selten auch in ihrer Dramatik, häufig fassbar sind, sind die emotionalen Reaktionen nach gelungenen Operationen oftmals sehr intensiv. Es geht gefühlt oder tatsächlich um Leben und Tod. Ich habe eine Patientin, Frau Brigitte Gutekunst, die mir seit zwölf Jahren jährlich, pünktlich zum Tage ihrer Operation, »dem Beginn ihres zweiten Lebens«, wie sie sagt, eine Postkarte schickt. So vergeht auch kaum eine Sprechstunde, in der mir nicht zumindest eine Patientin bzw. ein Patient buchstäblich um den Hals fällt oder mit einer persönlichen Aufmerksamkeit große Dankbarkeit ausdrückt – häufig mit den Worten, mein Team und ich mögen doch noch lange gesund bleiben, wir würden noch gebraucht.

In der Sprechstunde werden aber auch Fragen gestellt, die mancher Patient vor der Entlassung vergessen hatte zu erwähnen. Vielen sind solche Fragen und Probleme, die im Alltag nach der Entlassung auftauchen, gar nicht bewusst. Mitunter ist es auch die Aufregung, weshalb Fragen vor der Entlassung nicht gestellt werden. Der typischen Krankenhausbetriebsamkeit und -hektik ist ein Übriges geschuldet. Nach einer Magen- oder Darmoperation werden Patienten heute häufig schon nach fünf bis sieben Tagen entlassen. Leichte Kost, je nach Art der Operation, fettarm und unter Verzicht auf blähende Lebensmittel (etwa Hülsenfrüchte und Kohl), wird zum Zeitpunkt der Operation meist schon ganz gut vertragen. Die meisten Fragen nach einer Operation im Bauch betreffen die körperliche Belastung und Ernährung. Je nach Situation empfehle ich, zunächst vorsichtig mit dem Kostaufbau daheim fortzufahren. In den allermeisten Fällen gibt es nach heutiger Vorstellung auch nach größeren Operationen keine strikten Diäten, die bestimmte Nahrungsmittel kategorisch verbieten. Fast immer gilt die Regel, was funktioniert, darf man auch. Das bedeutet, dass es zwar gewisse Empfehlungen gibt, was üblicherweise gut oder weniger gut vertragen wird; im Einzelfall aber muss jeder Patient für sich selbst testen, was er prinzipiell und in welchen Mengen verträgt. Am besten fängt man mit kleinen Portionen an und steigert diese von Tag zu Tag. Immer wieder erlebe ich im klinischen Alltag, dass mir Patienten erzählen, dass sie genau das, was sie vermeintlich nach dem Hörensagen und Lesen nicht vertragen dürften, doch vertragen und umgekehrt. Jeder Körper reagiert eben anders, verträgt unterschiedliche Dinge und braucht vor allem unterschiedlich lange, bis er sich auf die neue Situation einstellt. Eine wichtige Ausnahme bildet dagegen ein schwer einzustellender Diabetes nach kompletter Entfernung der Bauchspeicheldrüse. Hier müssen sich die Patienten strikt an die Empfehlungen der speziell geschulten Diabetesberater halten, wenn sie nicht eine gefährliche Berg- und Talfahrt ihres Blutzuckerspiegels riskieren wollen. Ein weiterer Aspekt ist die Verdauung. Auch diese ist nach Bauchoperationen häufig anfangs nicht wieder so, wie man es gewohnt war. Zum Glück reichen meistens auch hier einfache Empfehlungen, um alles wieder entsprechend in Schwung zu bringen. Körperliche Aktivität, eine vorsichtige Normalisierung der Kost und leichte Abführmittel helfen oft. Unregelmäßiger Stuhlgang, sowohl was Frequenz wie Festigkeit angeht, sind typische Klagen in der Sprechstunde. Als natürliches Stuhlregulans haben sich unter anderem Flohsamen bzw. Flohsamenschalen bewährt – ein Esslöffel in den Naturjoghurt zum Frühstück und anschließend 500 Milliliter Flüssigkeitsaufnahme. Trinken ist wichtig, damit die Flohsamen quellen können und nicht wie ein großer Klumpen im Bauch liegen und alles noch schlimmer machen.

Fast immer kommt in der Sprechstunde auch die Frage nach der körperlichen Aktivität. Nach einer minimal-invasiven Operation am Magen, also mit kleinen Schnitten, ist eine Schonung für zwei bis drei Wochen, von der Operation ab gerechnet, sinnvoll. Sollte ein großer Bauchschnitt bei der Operation notwendig gewesen sein, verlängert sich die Schonungsphase auf vier bis sechs Wochen. Die Verlängerung der »Schonzeit« bezieht sich vor allem auf die Bauchdecke, damit möglichst kein Narbenbruch entsteht. Unter Schonung ist zu verstehen, dass jeder nach seinen Möglichkeiten Sofa und Wohnung verlässt und zumindest nach und nach wieder Spaziergänge unternommen werden – am Anfang kürzere, später auch längere.. Eine moderate Belastung, eben über Spaziergänge, bringt verschiedenste Körperfunktionen, insbesondere auch die des Magen-Darm-Traktes, wieder in Schwung und ist daher erholungs- und gesundheitsfördernd. Ungünstig ist dagegen, körperlich an die eigenen Grenzen, also bis zur totalen Erschöpfung, zu gehen. Das Immunsystem, welches wir für die allgemeine Erholung und Wundheilung im Speziellen nach einer Operation brauchen, dankt dem Körper, wenn wir ihn in Maßen fordern. Maximale körperliche Belastungen überfordern jedoch das Immunsystem und bewirken gerade das Gegenteil. Bei Wunden am Bauch, speziell bei großen, sollte dieser besonders geschont werden. Bauchmuskelübungen sind daher am besten für sechs Wochen zu unterlassen.

Konkrete Nachfragen kommen oft zu den Themen Gartenarbeit, Fahrradfahren und Sex. Gegen vorsichtiges Agieren in Maßen ist nach zwei bis drei Wochen nichts einzuwenden. Ich empfehle den meisten Patienten »in sich hineinzuhören« und auf Warnzeichen ihres Körpers zu achten. Solange es am Bauch »ziept und zwickt«, ist körperliche Aktivität mit Bedacht zu wählen. Die allerwenigsten Patienten sind Hochleistungs- oder gar Profisportler, für die andere Regeln gelten und für die im Einzelfall mit Physiotherapeuten und Sportmedizinern eigene Rehabilitationsprogramme aufgestellt werden. Für alle anderen gilt, lieber etwas vorsichtig zu sein.

Duschen oder Baden ist ein weiteres Thema. Duschen dürfen Patienten mit Hinblick auf die Wunden schon wenige Tage nach der Operation. Kurzes Abduschen, ohne dass die Haut im Sinne von »Waschfrauenhänden« aufweicht und aufquillt, macht einer durch eine Naht oder Hautklammern verschlossenen Wunde nichts aus.

Schützende Folien, sogenannte »Duschpflaster«, sind in der Regel überflüssig und bringen keinen Vorteil. Im besten Fall beruhigen sie die Patienten und geben ihnen die Sicherheit, dass »nichts« an die Wunde kommt. Allerdings sollte man vermeiden, frischen Wunden mit Duschgel oder Seife zu Leibe zu rücken. Und besondere Vorsicht sollte man im Hinblick auf Baden oder Schwimmen walten lassen. Solange eine Wunde nicht vollständig verschlossen ist, Fäden oder Hautklammern vorhanden sind, oder die Wunde noch eine Kruste aus eingetrocknetem Sekret oder Schorf (abgestorbene, grau-schwarze Hautreste) aufweist, sollte längerer Wasserkontakt wirklich vermieden werden. Aus hygienischen Gesichtspunkten sind Besuche in öffentlichen Einrichtungen wie Saunalandschaften oder Bädern tabu – nicht nur, weil Bakterien durch das rasche Aufweichen der Haut in die Wunde eindringen können, sondern auch, weil Bakterien aus der Wunde in die Umgebung gelangen.

Am Ende der Vorstellung in der Sprechstunde steht immer eine klare Aussage, wie es denn medizinisch weitergeht. Ist eine zeitnahe Wiedervorstellung notwendig oder sollte eine Kontrolle beim Hausarzt erfolgen? Bei Patienten nach einer Tumoroperation wird festgelegt, wer die Nachsorge durchführt, der Hausarzt, ein Onkologe (auf Krebserkrankungen spezialisierter Internist) oder ein anderer Facharzt. Bei akuten chirurgischen Problemen, insbesondere in den ersten Wochen nach der Operation, also etwa Schmerzen im Operationsgebiet, Nässen der Wunde oder Fieber, sollte umgehend der Hausarzt oder direkt der Chirurg kontaktiert werden.

Wenn die Therapie nach einer Magenverkleinerung versagt

Das Ziel einer jeden Adipositasoperation, ganz gleich ob Magenband, Magenschlauchbildung oder Magen-Bypassoperation, ist es, deutlich an Gewicht zu verlieren. Manche Patienten erhoffen sich einen Astralkörper, befreit von überschüssigen Fetteinlagerungen, umgeben von straffer, schöner Haut. Leider können wir diese Erwartungen nicht erfüllen. Die Erwartungen müssen realistisch sein und daher im Vorfeld klar angesprochen werden. Je nach Eingriff verlieren Patienten typischerweise etwa 50 bis 80 Prozent ihres Übergewichts. Etwas Übergewicht bleibt in jedem Fall zurück – außer, ja außer man rückt den letzten Pfunden mit strengen Diäten und Sport zusätzlich zu Leibe. Auch die durch Fett ausgedehnte Haut zieht sich nicht einfach wieder elastisch zusammen, sondern bleibt mit überschüssigen Hautfalten oder sogar Hautlappen zurück. Plastische Chirurgen können das im Nachgang korrigieren. Unglücklicherweise gibt es gelegentlich Patienten, bei denen die gewünschte Wirkung nach einer Adipositasoperation auf das Körpergewicht und auf die damit im Zusammenhang stehenden Folgeerkrankungen nicht ausreichend ist – und das, obwohl vermeintlich bei der Operation alles richtig gemacht wurde und der Patient sich an alle Vorgaben gehalten hat. In solchen Fällen muss zunächst geklärt werden, ob möglicherweise doch der Eingriff nicht die notwendige anatomische Verkleinerung des Magens erbracht hat, der Bypass nicht korrekt angelegt ist bzw. das Magenband nicht richtig liegt und richtig befüllt ist. Die klinische Erfahrung zeigt, dass in den allermeisten Fällen an der technischen Ausführung nichts auszusetzen ist. Zur Überprüfung können Röntgenkontrastmittel-Untersuchungen durchgeführt werden, bei denen der Patient ein spezielles Kontrastmittel trinkt und anschließend eine Röntgenaufnahme gemacht wird. Die Lage des Magenbandes und die anatomischen Verhältnisse im Bauch können so überprüft werden. Sollte es an der Operation liegen, hilft in der Regel nur ein erneuter Eingriff, bei dem die Verhältnisse korrigiert werden.

Häufiger ist jedoch, dass es trotz kunstgerechter Adipositasoperation weiterhin zu einer größeren Kalorienaufnahme kommt, als es für eine geeignete Gewichtsabnahme zuträglich wäre. Hierfür

kommen zwei Ursachen infrage: Entweder der Patient hält sich
nicht annähernd an die Empfehlungen und Vorgaben und trickst
sich damit selber aus. Das geschieht häufig durch den Konsum
von zuckerhaltigen Getränken, die oft dauernd und immer wieder
zwischendurch verzehrt werden. Oder er hält sich an die Vorgaben und der Körper spielt buchstäblich nicht mit. Es gibt Patienten – zum Glück sind es wirklich nur wenige –, bei denen es trotz
korrekter Operation und größter Anstrengungen beim Einhalten
der Diät nicht zu einem relevanten Gewichtsverlust kommt. In jedem Fall muss zunächst versucht werden, durch eine Optimierung
des Lebensstils und der Ernährung eine Verbesserung zu erzielen.
Fehler in diesen Bereichen müssen ausgeschlossen werden, bevor
man möglicherweise an eine erneute Operation denkt. Hilfreich
ist dafür auch ein Ernährungstagebuch, in welches der Patient
akribisch alles einträgt, was er isst oder trinkt. Natürlich muss
der Patient »mitmachen« und gewillt sein, gemeinsam mit seinen
Ärzten zum Erfolg zu kommen. Fehlerhafte Tagebücher, ob nun
absichtlich oder unbeabsichtigt, führen natürlich in die Irre. Lässt
sich tatsächlich keine Ursache erkennen, muss man davon ausgehen, dass der Körper offensichtlich trotz der ergriffenen Maßnahmen immer noch zu viele Kalorien verwerten kann. Hier hilft
nur ein erneuter Eingriff. Aus einer Magenbandoperation muss
dann beispielsweise eine Magenschlauchoperation gemacht werden. Eine etwas andere, aber in der Konsequenz ähnliche Situation entsteht, wenn der Patient in den ersten zwei bis drei Jahren
erfolgreich abnimmt, dann aber wieder langsam etwas zunimmt.
Doch zum Glück nehmen diese Patienten nach meinen Feststel-
lungen praktisch nie wie wieder so stark zu, dass sie auch nur annähernd ihr ursprüngliches Gewicht erlangen. Dennoch reichen
diese leichten Gewichtszunahmen, um gegebenenfalls die Wirkung auf die Adipositas-Folgeerkrankungen, zumindest zum Teil,
wieder zunichtezumachen. Es kann also passieren, dass wieder
eine leichte Form des Diabetes auftritt oder dass der Blutdruck

wieder steigt. Die Gründe für die erneute Gewichtszunahme sind bis heute nicht ganz geklärt. Beim Magenschlauch kann es sein, dass sich der verbliebene Magenanteil wieder etwas ausdehnt, also etwas ausleiert (siehe S. 84 ff.). Aber auch beim Magenbypass ist dieses Phänomen bekannt. Der kleine Magenanteil, der an der Verdauung teilnimmt, kann sich auch hier ausdehnen. Zudem gibt es Regelmechanismen im Körper, die wir bis heute noch nicht vollständig verstehen. Der Körper passt sich buchstäblich an die veränderten Bedingungen an, optimiert seine Verdauungseigenschaften und schafft es so, effektiver an Kalorien zu kommen. Das A und O aller adipositaschirurgischen Maßnahmen, ganz gleich, welche Diätform oder welches Operationsverfahren man auswählt, ist daher eine Umstellung des Lebensstils. Es muss also jedem Patienten klar sein, dass er die Chance, die er in den ersten zwei Jahren nach einer Adipositasoperation erhält, auch selbst wahrnehmen muss. Ganz ohne Eigenverantwortung und Willen geht es leider auch hier nicht.

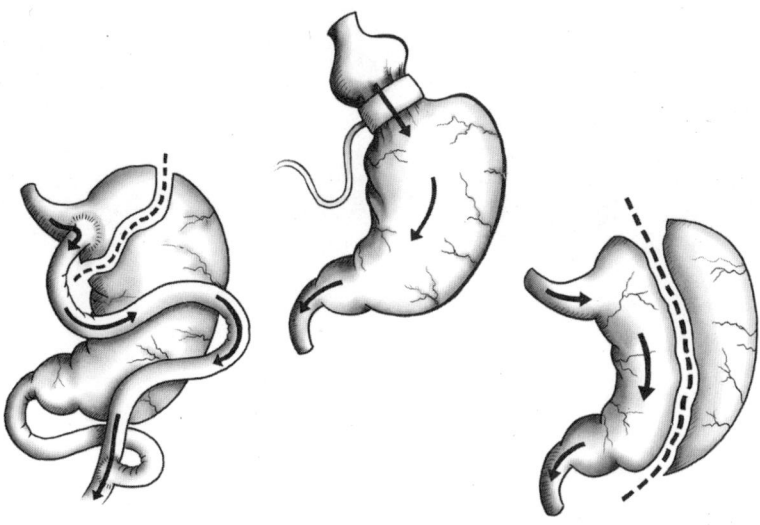

Wenn der Magen das Sagen hat und durch die Galle zu uns spricht

»Die Krankheit zu erkennen ist ein Schritt zur Gesundheit.«

Erasmus von Rotterdam (1469-1536)

Eine Gallenkolik ist gemein

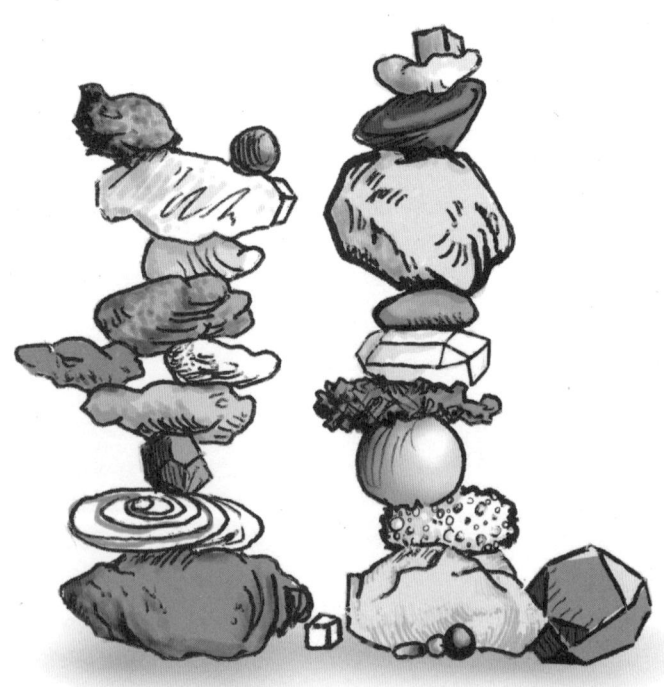

Das geht sicherlich jedem von uns so: Es gibt Dinge im Leben, die eine Zeit lang ganz wichtig erscheinen, für uns im Vordergrund stehen und dann von anderem überlagert werden. Das können Gegenstände sein, Erlebnisse, Situationen oder Planungen. So gab es bei mir eine Zeit, da wünschte ich mir nichts lieber als Geologie zu studieren. Nun haben mich Felsen und Steine schon immer interessiert, sehr gerne wandere ich in den Bergen. Aber als ich mit einem Freund in den 1980-Jahren Marokko bereiste und die oft bizarren und spektakulär farbenprächtigen Felsformationen im Hohen Atlas und dann wieder die Stein- und Sandwüsten in der Nordsahara sah, hat es mich richtig gepackt. Ja, ich war festen Glaubens, dass ich Geologie studieren würde. Doch in der Abwägung zwischen totem Gestein und meinem ebenfalls schon immer vorhandenen Interesse für den medizinischen Bereich habe ich mich letztlich – und da bin ich heute noch froh – für das Lebendige entschieden. Für das Verstehen unseres Lebens und unseres Körpers und dafür, Menschen, die gesundheitliche oder gar lebensbedrohende Probleme haben, helfen zu können. Es mag absurd klingen, aber es ist nun mal so: Immer, wenn ich nach einer Operation Gallensteine betrachte, werde ich für einen kurzen Moment in meine frühere, damals viel stärker ausgeprägte Leidenschaft für die Geologie erinnert. Immer wieder kommen ja Leute zu mir, weil sie Probleme mit der Galle haben. Im Laufe meiner Berufsjahre hat sich gezeigt, dass es bei diesen Patienten fast immer Gallensteine in der Gallenblase sind, welche ihnen Schwierigkeiten bereiten.

Gallensteine sind eigentlich nichts Außergewöhnliches; ja sie sind durchaus häufig, denn etwa jeder sechste Erwachsene hat welche davon. Und in etwas mehr als der Hälfte der Fälle »verhalten sie sich friedlich«. Doch diese Information nützt natürlich den Mitmenschen mit Beschwerden herzlich wenig. Meist berichten mir solche Patienten über unspezifische Symptome wie Völlegefühl, Unwohlsein oder vermehrte Blähungen nach dem Essen.

Seltener sind es richtige Koliken[18]. Zu einer solchen Kolik kommt es, wenn sich etwa ein Gallenstein im Gallengang einklemmt. Schmerzhaft ist vor allem auch eine Gallenblasenentzündung, die dann entsteht, wenn die Galle nicht mehr aus der Gallenblase abfließen kann und sich daraufhin im gestauten Gallensekret Bakterien vermehren. Zum Glück musste ich es selbst noch nicht erleiden; aber auch ärztliche Kolleginnen und Kollegen, die schon selbst betroffen waren, bestätigen die mir oft geschilderten Schmerzverläufe ihrer Patienten. Die Schmerzen können bei einer Gallenkolik so unerträglich stark sein, dass sich die Patienten vor Schmerzen auf dem Fußboden krümmen.

Woher die Schmerzen kommen? Nun, der Gallengang versucht den eingeklemmten Stein durch starke Muskelbewegungen durch den Gang »hindurchzumelken«, um den störenden Fremdkörper so wieder loszuwerden. Wirklich schlimm wird es, wenn es sogar zu einem Gallenblasendurchbruch kommt oder wenn kleine Gallensteine genau an der gemeinsamen »Mündung« mit dem Bauchspeicheldrüsengang hängen bleiben und dadurch die gefürchtete Bauchspeicheldrüsenentzündung auslösen.

Was hat das nun mit dem Magen zu tun? Die Gallenflüssigkeit brauchen wir bzw. unser Magen und Darm zum Verdauen fetthaltiger Nahrung. Manche behaupten, die Gallenblase selbst war ursprünglich wohl so etwas wie ein Hilfsmagen, aber das ist natürlich falsch. Der Verdauungsprozess selbst hat nie in der Gallenblase stattgefunden, sondern die Gallenblase ist lediglich ein Zwischenspeicher für Gallenflüssigkeit, die der Nahrung beigemischt wird. In der Tierwelt haben einige Wiederkäuer, die nur sehr wenig Fett zu sich nehmen, wie Rehe, Hirsche oder auch Giraffen, keine Gallenblase. Wer weiß, hätte die Schöpfung den Menschen als Veganer angelegt, würden auch wir vielleicht gar keine Gallenblase besitzen. Glücklicherweise haben die meisten Leute, die etwas »an der Galle« haben, eher harmlose Beschwerden. In den überwiegenden Fällen rate ich ihnen aber dennoch, sich die Gallenblase entfernen zu lassen. Erfahrungsgemäß geben Gallensteine – denn daher rühren fast immer die Beschwerden – künftig keine Ruhe mehr, sollten sie sich einmal bemerkbar gemacht haben. Ob es dann bei den eher harmlosen, unspezifischen Symptomen bleibt oder ob in absehbarer Zeit die nächste Eskalationsstufe eintritt – mit einer Kolik oder Gallenblasenentzündung –, kann kein Mediziner kalkulieren. Kommt eine Operation nicht infrage, entweder weil ein Patient die Operation ablehnt oder diese aufgrund anderer Erkrankungen zu risikoreich wäre, besteht die Therapie im Wesentlichen aus dem Vermeiden von Nahrungsmitteln, welche die Beschwerden auslösen. Doch die muss man erst mal kennen. Dazu gehören fettreiches Essen wie Wurstwaren, Milchprodukte mit einem hohen Fettanteil, etwa Käse, aber auch Süßigkeiten und erstaunlicherweise auch Kaffee oder Eier. In Einzelfällen helfen vorübergehend sogenannte Verdauungstropfen. Bei einer Kolik steht zunächst die medikamentöse Therapie mit Schmerzmitteln und krampflösenden Medikamenten im Vordergrund, lindernd wirkt meist lokale Wärme, etwa mittels der guten alten Wärmflasche.

Zäh und schwarz

Häufig kommt bei der Besprechung einer empfohlenen Operation die berechtigte Frage, ob wir denn die Galle nicht bräuchten. Aber ja, denn ohne Galle – eine gelbliche Körperflüssigkeit – können wir nicht leben, denn sie dient der Fettverdauung. Doch die Gallenblase brauchen wir nicht zwingend. Die Galle selbst, also der Gallensaft, wird in der Leber produziert und fließt über den etwa zehn Zentimeter langen sogenannten Gallengang in den Zwölffingerdarm. Meist ist er kurz vor der »Mündung« mit dem Bauchspeicheldrüsengang verbunden. Pro Tag sind es ca. 700 Milliliter Galle. Die Galle besteht zum größten Teil aus Wasser (80 Prozent) und zu etwa 15 Prozent aus Gallensäuren. Cholesterin, Gallen-farbstoffe und andere Stoffe machen den Rest aus. Die Gallenblase dient als Zwischenspeicher der Galle zwischen den Mahlzeiten. Hier wird die Gallenflüssigkeit eingedickt; sie ist nun nicht mehr wässrig-gelb, sondern zähflüssig und fast schwarz. Ein Ungleich-gewicht der Gallenbestandteile erhöht die Wahrscheinlichkeit, dass sich Gallensteine in der Gallenblase entwickeln. Genetische und hormonelle Faktoren spielen hierbei eine wichtige Rolle. Ins-besondere Frauen heller Hautfarbe, jenseits des 40. Lebensjahres, die schon eine oder mehrere Schwangerschaften hinter sich haben, sind gefährdet.

Tatsächlich sind Frauen insgesamt dreimal häufiger betroffen als Männer – den Unterschied machen die Hormone. Vor allem Übergewicht, aber auch cholesterinreiche Ernährung oder Diabe-tes mellitus scheinen das Risiko zu erhöhen. Interessanterweise führt auch das Abnehmen an sich zu einer vermehrten Gallenstein-bildung, weshalb Menschen mit Übergewicht, die nach dem be-kannten Jo-Jo-Effekt immer wieder zu- und abnehmen, besonders von Gallensteinbildung betroffen sein können. Herausgefunden wurde dies durch Untersuchungen mit modernen Ultraschallge-räten. Vermutlich hat die Gallenblase, entwicklungsgeschichtlich gesehen, ihre Bedeutung beim modernen Menschen weitgehend verloren. Die Gründe dafür reichen nach den Vermutungen vieler Wissenschaftler bis weit an den Anfang der Menschheitsgeschichte zurück.

Ein Blick zurück

Machen wir doch gedanklich eine Zeitreise, zurück in die Alt-steinzeit. In diesem Zeitalter vor etwa 40.000 Jahren besiedel-ten neben den letzten Neandertalern die sogenannten Cro-Mag-non-Menschen[19] die Täler der Schwäbischen Alb unweit meiner

Wahlheimat Stuttgart. Dort fanden sie in Kalksteinhöhlen des Jura immer wieder Schutz. In einer Welt, wo längst ausgestorbene Säbelzahntiger und Höhlenbären sowie Riesenhyänen lauerten und nur urtümliche Jagdwaffen wie Speere und Steinschleudern zum Einsatz kamen, war oft tagelang kein Wild zu sehen. Von Beeren und Kräutlein und ein paar Haselnüssen – die ohnehin nur saisonal zur Verfügung stehen – ernährte sich der hungergeplagte Altsteinzeit-Mensch mehr schlecht als recht. Oft hatten die frühen Bewohner unserer heutigen Gourmetlandschaften, in denen gutbürgerliche Gasthöfe und Sternerestaurants an jeder Ecke zu finden sind, nichts zu essen. Tagelange Hungerphasen waren für Neandertaler wie Cro-Magnon-Menschen sicherlich mehr die Regel als die Ausnahme. Wenn es mit vereinten Kräften überwältigtes Mammut, Steppenhirsch, Wollnashorn oder mühsam erlegtes Rentier oder Wildpferd zum Essen gab, musste verschlungen werden, was in die ausgezehrten und ausgehungerten Körper nur so reinpasste. Mit der gespeicherten Gallenflüssigkeit, die in der Gallenblase ungefähr zehnfach konzentriert und eingedickt gelagert wird, konnte quasi ein Speicher aktiviert werden, um die Unmengen schlecht zerkauter – weil gierig verschlungener – Nahrung überhaupt »verarbeiten« zu können; die Galle fungierte sozusagen als »Turbolader« bei der Verdauung. Auch wenn es ärmliche Zeiten gegeben hat und die Leute oft während Kriegsereignissen und Naturkatastrophen hungern mussten, war die Nahrungsaufnahme in den letzten Jahrhunderten doch weit gleichmäßiger – verglichen mit den Menschen der Altsteinzeit. Längst haben wir uns an drei oder gar fünf Mahlzeiten am Tag gewöhnt. Dafür ist bei uns modernen Menschen eher kontinuierlicher Gallenfluss gefragt. Schließlich nehmen wir nicht nur einmal, sondern gleich mehrfach am Tag mitunter doch recht fetthaltige Nahrung zu uns. Die Gallenblase als Gallenspeicher wird kaum noch benötigt, sie hat buchstäblich ausgedient. Wie bei einem nicht mehr ausreichend durchflossenen, veralgten Weiher kommt es so zu einer

Ansammlung von Schlick, in Fachkreisen auch auf die Galle bezogen als »Sludge« bezeichnet. Kristallisiert dieser Gallenschlick aus, entstehen Steine unterschiedlicher Größe, Konsistenz, Konfiguration und Farbe.

Steinreich

Im OP lassen wir Chirurgen uns am Ende der Operation immer von der OP-Schwester die Gallensteine zeigen – während der Operation wird die Gallenblase mit den darin befindlichen Steinen nämlich aus hygienischen Gründen ungeöffnet abgegeben. Mancher Geologe wäre angesichts der Formen und Farben dieser humanen Sedimente verzückt. Während einzelne Exemplare gelblich oder ockerfarben sind, ebenmäßig oder gescheckt, erscheinen andere als kleine schwarze Kiesel, rund oder vieleckig. Die meisten Gallensteine sind weich und brechen oder krümeln beim unvorsichtigen Anfassen. Doch es gibt auch verkalkte, sprichwörtlich steinharte Gallensteine. Sie können wenige Millimeter groß sein oder aber als sogenannter Tonnenstein, etwa so groß wie ein Hühnerei, die Gallenblase komplett ausfüllen. Traditionell bringen wir den Patienten ihre Steine zur Betrachtung und Mitnahme in einem verschlossenen durchsichtigen Becher nach der Gallenblasenoperation mit ans Krankenbett. So hat jeder Patient seine »steinreiche« Geschichte – wenn er denn will – zum Mitnach-Hause-Nehmen. Meist finden Patienten die Beute aus ihrer eigenen Gallenblase spannend und faszinierend, häufig ein wenig verstörend, gelegentlich auch irritierend. Manche sind von Ekel ergriffen. In keinem Fall jedoch erscheinen die Steine appetitlich. Das hat allerdings eine unserer Patientinnen vor Jahren nicht davon abgehalten, ihre erbsengroßen Steine nach dem Frühstück mit einem Schluck Tee einzunehmen – in dem Glauben, es handle sich um wichtige Medikamente. Man kann sich unsere ungläubigen

Gesichter bei der Morgenvisite sicherlich gut vorstellen. Nachdem wir uns davon überzeugt hatten, dass die Patientin wohlauf war – verschluckte Gallensteine sind ernährungsphysiologisch wertlos und zum Glück medizinisch unbedenklich –, beließen wir es bei der Dokumentation dieser nicht ganz unkomischen Erfahrung. Obwohl es sich in diesem Fall um eine ansonsten bedachtsame und aufmerksame Frau in ihren 60ern handelte, besprachen wir mit unseren Schwestern, unsere Patienten zukünftig noch intensiver auf die Herkunft des mit Steinen gefüllten Bechers hinzuweisen und diesen auch entsprechend zu beschriften.

Werden die Steine dann im Becher präsentiert, ist die OP schon mal überstanden. Und diese ist oftmals auch notwendig, weil die »Gallenprodukte« gefährlich sein können. Besonders die kleinen Steine, denn sie können in den dünnen Gallengang abrutschen. Die großen, mehr als drei Zentimeter großen Steine stehen im Verdacht, über eine schleichende chronische Reizung und Entzündung der Gallenblase das Krebsrisiko zu erhöhen.

Schlemmen mit Folgen

Die Galle dient ja der Fettverdauung. Führt eine Veränderung der Zusammensetzung des Gallensaftes und ein ungenügender Gallenfluss in und aus der Gallenblase zu Gallensteinen, ist dies ein untrüglicher Hinweis auf eine mangelhafte Funktion der Gallenblase. Meist werden Kaffee, kalte Getränke, fettreiche Nahrung oder blähende Speisen wie Bohnen oder andere Hülsenfrüchte und Zwiebeln als Auslöser unspezifischer Beschwerden beschrieben. Nach besonders opulenten, fettreichen Mahlzeiten stellen sich dann Koliken und Gallenblasenentzündungen ein. Ja, man könnte fast von Kolik-Kalendertagen reden. Dazu gehören in der Medizingeschichte seit Langem die Weihnachtsfeiertage mit dem traditionellen Gänsebraten, Weihnachtsgebäck, Verdauungsschnäpsen und anderen Schlemmereien. Vor einiger Zeit wurde ich von der Moderatorin eines Radiosenders gebeten, live den Zusammenhang zwischen den Weihnachtsfeierlichkeiten und dem starken Anstieg an Gallenkoliken und Gallenblasenentzündungen zu erklären. Dabei konnte ich unter anderem berichten, dass allein an den drei Weihnachtsfeiertagen gleich zwölf Patienten wegen akuter Beschwerden mit einer Gallenblasenentzündung über die Notaufnahme unserer Klinik stationär aufgenommen werden mussten.

Während bei leichten Gallensteinbeschwerden eine Operation in aller Ruhe geplant werden kann, machen solch schwere Gallenblasenentzündungen eine zeitnahe Operation häufig dringlich oder gar zwingend. Dann beschert das Christkind manchem Chirurgen einen unvorhergesehenen, nicht planbaren Arbeitseinsatz und häufig eine schlaflose Nacht.

Was bringt die Gallenblasen-OP?

Das Entfernen der Gallenblase mit den darin befindlichen Steinen normalisiert den Gallenfluss und bannt so das Risiko schwerwiegender Komplikationen, wie einen Gallenblasendurchbruch oder eine Bauchspeicheldrüsenentzündung. Nach einer Gallenblasenoperation ist dann, wie nach allen Bauchoperationen, für wenige Tage, in Einzelfällen für wenige Wochen, eine leichte Schonkost angesagt. Anschließend gibt es keine Einschränkungen, was die Ernährung angeht. Patienten können wieder alles essen und trinken, also auch fettreiche Nahrung, Kaffee oder kalte Getränke. Entwarnung also für alle, die fürchten, auf so manchen kulinarischen Genuss verzichten zu müssen. Anders als es mitunter noch empfohlen wird, gibt es keine »Gallediät«. Gelegentlich berichten Patienten in meiner Sprechstunde, dass sie die eine oder andere Speise nach der Operation vorübergehend noch nicht ganz so gut vertragen haben. Hier sollte man ganz pragmatisch vorgehen und vorsichtig testen, was man verträgt und was nicht, und Dinge, die einem nicht gut bekommen, weglassen oder nur in kleinen Portionen essen. Es ist wie vorsichtiges Heranfahren mit dem Auto aus einem verkehrsberuhigten Wohnquartier auf eine viel befahrene, mehrspurige Straße. Erst wenn man die Lage übersieht, sollte es weitergehen. Patienten reagieren ja ohnehin ganz unterschiedlich. Als wäre nie etwas gewesen, können einige nach einer Woche schon wieder einen deftigen Schweinebraten mit Krautsalat essen, anderen behagt selbst fettfrei gedünstetes Gemüse noch nicht. Mit der Zeit wird sich das einspielen. Gar nicht so selten treffe ich Patienten, die vor Monaten oder Jahren eine Gallenblasenoperation hatten und mir erzählen, dass sie seit der Operation oder einer kurzen Zeit danach endlich ohne Sorge wieder alles essen könnten. Im Nachhinein wünschten sich einige dieser Patienten, sie hätten den Entschluss zur Gallenblasenoperation schon viel früher gefasst.

War eine Gallenblasen-OP noch vor 30 Jahren eine mittelgroße Operation mit einem größeren Hautschnitt entlang des Rippenbogens im rechten Oberbauch, so ist dieser Eingriff heute mittels der Schlüssellochtechnik möglich. Dabei wird unter Vollnarkose und gleichzeitiger optischer Kontrolle mittels Videokamera mit vier kleinen Schnitten am Bauch operiert. Die Schnitte sind nur zwischen drei Millimeter und einem Zentimeter lang. Bei der Operation wird zunächst die Gallenblase, die an der Unterseite der Leber angewachsen ist, identifiziert. Die Gallenblase ist mit einer kleinen Schlagader mit dem Blutkreislauf verbunden, damit sie mit Blut versorgt werden kann. Diese Schlagader wird ebenso wie der wenige Zentimeter lange Verbindungsgang zwischen Gallenblase und Gallenhauptgang abgebunden – ganz so wie eine Leberwurst beim Schlachten – und anschließend mit einer Schere abgeschnitten. Nachdem nun noch die Verklebungen zwischen Leber und Gallenblase mit einem elektrischen Häkchen gelöst wurden, kann die Gallenblase samt ihrer Steine durch einen der kleinen Schnitte aus dem Bauchraum entfernt werden. Manchmal ist das ganz schön knifflig, wenn buchstäblich ein ganzer Sack voller Steine oder ein einzelner großer »Tonnenstein« durch einen solch kleinen Schnitt in der Bauchdecke gezwängt werden muss. Wir behelfen uns dann ähnlich wie bei einer Zangengeburt mit Fasszangen, mit deren Hilfe die Gallenblase durch die kleine Öffnung gezogen wird. Ist der Eingriff überstanden, können die Patienten in aller Regel nach durchschnittlich zwei bis drei Tagen wieder aus dem Krankenhaus entlassen werden. Gallenblasenoperationen gehören heute zu den häufigsten Operationen, allein in Deutschland werden etwa 190.000 Gallenblasen pro Jahr entfernt. Kein Wunder bei der üppigen Versorgungslage und dem noch üppigeren Essen unserer Wohlstandsgesellschaft.

Die gelbe Sucht

Weit problematischer ist das Symptom Gelbsucht. Gelbsucht beschreibt nichts anderes als den Zustand der Gelbfärbung der Augen – dort erkennt man die Erkrankung als Erstes. Weitere Indizien finden sich an Schleimhäuten und der Haut. Die Ursachen sind vielfältig. Die Gelbfärbung entsteht durch eine Erhöhung der Konzentration des gelben Blutfarbstoffes Bilirubin im Blut – dem Abbauprodukt des roten Blutfarbstoffes Hämoglobin. Rote Blutkörperchen leben im Mittel nur 120 Tage und müssen daher fortwährend im Körper ersetzt werden – alte rote Blutkörperchen werden vom Körper abgebaut, neue entstehen. Eine vermehrte Konzentration des Bilirubins im Blut kann durch einen vermehrten Abbau an roten Blutkörperchen, durch eine verminderte Verarbeitung in der Leber oder durch eine anschließende verminderte Ausscheidung über die Galle in den Darm entstehen. Also kann alles, was den Gallenfluss im Hauptgallengang von der Leber zum Darm blockiert, zu einer Gelbsucht führen. Da der Gallenfarbstoff im Normalfall dem Urin seine charakteristische gelbe Färbung und dem Stuhl seine Braunfärbung verleiht, führt fehlender Gallenfluss neben der Gelbsucht zu einer Umkehr der Farben von Urin und Stuhl: Urin wird dann »bierbraun« und der Stuhl hell. Ein Gallenstein, der sich im Gallengang verklemmt und der Galle den Weg versperrt, führt meist gleichzeitig zu einer Gallenkolik. Der Körper versucht ja dann, den Gallenstein durch den wenige Millimeter großen Gang zu transportieren – ganz so, als würde eine Schlange eine größere Beute schwanzwärts herabwürgen. Deshalb sind vor allem die kleineren Steine, die gerade noch durch den Gallengang passen, sich aber dann verkeilen und stecken bleiben, besonders gefährlich. Bleibt ein solcher Stein dann tatsächlich im Gallengang stecken, muss er so schnell wie möglich entfernt werden. Während dazu früher komplizierte Operationen an der Tagesordnung waren, ist es heute in den allermeisten Fällen möglich, diese eingeklemmten Steine auch über eine Art Magenspiegelung zu bergen, die bis an die Mündung des Gallengangs in den Zwölffingerdarm reicht – etwa fünf bis sieben Zentimeter hinter den Magen. Der Gallengang mündet mit einer kleinen warzenartigen Erhebung, der *Papilla vateri,* in den Zwölffingerdarm. Diese Papille ist nach dem in Wittenberg geborenen Hochschullehrer für Anatomie, Abraham Vater (1684–1751), benannt, der sie bereits 1720 erstmalig beschrieben hat. Bei dieser speziellen Magenspiegelung wird nun in den Gallengang ein sehr dünner Schlauch eingeführt, mit Kontrastmittel angespritzt (ERCP: endoskopisch retrograde Cholangiopankreatikografie) und geröntgt. Dadurch können Gallensteine im Gallengang erkannt werden. Anschließend werden diese – ähnlich wie der Ruß im Schornstein vom Kaminkehrer entfernt wird – mit verschiedenen Techniken aus dem Gallengang gefischt und der Gallengang buchstäblich sauber geputzt. Die Galle kann dann wieder frei abfließen, die Gelbfärbung an den Augen bildet sich binnen weniger Tage vollständig zurück, der Urin wird wieder hell, der Stuhl wieder dunkel. Alles ist dann wieder im »Normalmodus«. Nach einer solchen »Putzaktion« sollte die Gallenblase bald operativ entfernt werden, selbst wenn jetzt keine Gallensteine mehr erkennbar sind. Schon bald würden sich sonst wieder neue Steine bilden und die Beschwerden gingen von vorne los.

Weitere Auslöser der gelben Gefahr

Sollten sich keine Steine im Gallengang finden, die als Ursache der Gallenabflussstörung infrage kommen, denken wir Mediziner sofort an eine weitaus schlimmere Ursache der Gelbsucht: einen Tumor. Dieser macht typischerweise außer der Gelbfärbung der Augen (mit Braunfärbung des Urins und Entfärbung des Stuhls) zunächst keine weiteren Beschwerden und ist gerade deshalb so besonders heimtückisch. Nicht selten berichten Patienten, dass sie morgens, bei ansonsten bester Gesundheit, beim Blick in den Spiegel plötzlich eine Gelbfärbung der Augen bemerkt hätten. Meist führt dieser Schock zu einer raschen Vorstellung beim Hausarzt, der, in der Regel nicht minder aufgeregt, den Patienten sofort in eine Klinik zur weiteren Abklärung schickt. Tumore des Gallengangs und der Bauchspeicheldrüse verursachen dieses Symptom der sogenannten »schmerzlosen Gelbsucht«. Leider sind diese Tumoren fast immer bösartig und nur im Frühstadium durch eine große Operation mit Entfernung des Gallengangs, des Kopfes der Bauchspeicheldrüse und des gesamten Zwölffingerdarms zu heilen. Glücklicherweise hat die Natur aber auch für eine ganz harmlose Ursache für eine Gelbsucht gesorgt. Es gibt nämlich eine erbliche Störung, bei der durch einen Enzymmangel der anfallende gelbe Blutfarbstoff aus dem Blut nicht ausreichend über die Leber ausgeschieden werden kann: Morbus Meulengracht, auch Morbus Gilbert-Meulengracht, nach dem Franzosen Nicolas Gilbert (1858–1927) und dem Dänen Jens Einar Meulengracht

(1887–1976) benannt. Etwa fünf Prozent der Bevölkerung tragen diesen Gendefekt in sich, Männer sind etwas häufiger betroffen – warum, weiß man nicht genau. Stress, auch Operationsstress, Fasten, Infektionen oder übermäßiger Alkoholgenuss am Vortag können eine vermehrte Gelbfärbung der Augen auslösen.

Als Chirurg, insbesondere nach Gallenblasenoperationen, ist man leicht in Sorge um seinen Patienten, wenn einen dieser am Morgen nach der Operation mit gelben Augen anblickt. Ist etwas bei der Operation schiefgelaufen – besteht womöglich ein Problem am Gallengang? Ist eventuell noch ein Stein im Gallengang zurückgeblieben? Oder ist es, hoffentlich, vielleicht doch nur ein Morbus Meulengracht, der vor der Operation nicht offensichtlich war, durch das Fasten um die Operation und durch den Operationsstress dann aber die Gelbfärbung ausgelöst hat? Da ist man froh, wenn einem hier aufmerksame Patienten aus dem Grübeln helfen oder gewissenhafte Assistenzärzte bei der Visite bemerken, sie hätten dies bei der Aufnahme des Patienten bei der Anamnese herausgefunden und dokumentiert. Heilbar ist der Morbus Meulengracht nicht, da er im Erbgut verankert ist. Aufklärung des Patienten über das ungefährliche Phänomen ist die wichtigste Aufgabe des Arztes, da die gelegentliche Gelbfärbung der Augen – die meist nach einem Tag wieder verschwunden ist – häufig erst nach der Pubertät zum Vorschein kommt.

Ohne Gallenblase endlich Ruhe?

Immer wieder werde ich gefragt, ob sich denn nach dem Entfernen der Gallenblase noch Steine bilden könnten und ob alle Symptome, die letztlich zur OP geführt haben, nach der Operation verschwinden. Tatsächlich kann es trotz entfernter Gallenblase erneut zur Gallensteinablagerung im Hauptgallengang kommen, insbesondere wenn eine krankhafte Veränderung und Aufweitung im Bereich der Gallengänge vorliegt. Dies ist aber sehr selten der Fall, und meist findet man keine neu aufgetretenen, sondern lediglich im Rahmen der Erstbehandlung übersehene und zurückgebliebene Steine. Sind diese dann über die schon beschriebene ERCP entfernt, sollte in Zukunft Ruhe herrschen im Gallengang.

Etwas komplizierter ist die Frage nach den Symptomen. Eindeutige Gallenkoliken, Gallenblasenentzündungen oder durch Gallensteine verursachte Bauchspeicheldrüsenentzündungen treten naturgemäß nicht wieder auf, denn die Gallensteine sind ja sämtlich mit der Gallenblase entfernt. Bei den sogenannten unspezifischen Symptomen verhält es sich – wie es der Name schon vermuten lässt – möglicherweise anders. Gerade im Bauch können wir Symptome nur schwer einem Organ zuordnen. Vermutlich gibt es kaum ein Organ im Bauch- oder Brustraum, das Patienten und natürlich auch uns Ärzten nicht schon »Gallenbeschwerden« vorgegaukelt hätte. Die Liste ist lang: Speiseröhrenentzündung, Magenschleimhautentzündung, Magen- oder Zwölffingerdarmgeschwür, Nierensteine rechts, Nierenbeckenentzündung rechts, Harnleiterstein, Dickdarmentzündung, Blähungen, Verstopfung, Bauchspeicheldrüsenentzündung, Lumbago – also »Rücken« –, selbst ein Herzinfarkt, eine Lungenentzündung oder eine Lungenembolie sind nachgewiesenermaßen schon als Gallenbeschwerden fehlgedeutet worden (siehe auch S. 16 f.).

Es ist daher leicht verständlich, dass »Gallenbeschwerden« nach einer Gallenblasenoperation nur dann »echt« verschwunden sind, wenn die Gallensteine auch wirklich ursächlich waren für die Beschwerden. Ein Besuch beim Hausarzt des Vertrauens und bei einem erfahrenen Chirurgen ist daher im Vorfeld der Operation von Vorteil. Manchmal ist es wichtig, vor einer geplanten Gallenblasenoperation eine Magenspiegelung durchführen zu lassen – Magenprobleme gehören nämlich zu den häufigsten Beschwerden, die sich mit den gleichen oder ähnlichen Symptomen bemerkbar machen wie ein Gallensteinleiden. Und sollte neben den Gallensteinen gleichzeitig ein Magengeschwür vorliegen, wäre eine Operation nicht ungefährlich, weil es durch den Operationsstress zu einer Verschlimmerung des Magengeschwürs mit Blutungen kommen kann.

Die Gallenblase ist also ein Sensibelchen. Nicht nur, dass sie bei den verschiedensten Gelegenheiten mit Steinbildung reagiert, sie kann sich sogar ohne Gallensteine entzünden. Insbesondere bei schweren Verletzungen nach Unfällen oder Verbrennungen oder im Rahmen größerer Operationen an ganz anderer Stelle im Körper kommt es gelegentlich zu einer sogenannten Stress-Gallenblasenentzündung. Die Ursache dafür ist bis heute nicht ganz klar, hängt aber womöglich mit einer vorübergehenden Durchblutungsstörung der Gallenblase zusammen. Nicht selten muss dann bei schwer erkrankten oder sich gerade in der Erholung befindlichen Patienten die Gallenblase durch eine Notoperation entfernt werden. Aus diesem Grund entfernen Chirurgen – insbesondere bei größeren Bauchoperationen, wenn sie gewissermaßen schon »vor Ort« sind – beim geringsten Zweifel, was den Zustand der Gallenblase angeht, diese gleich mit. Denn: Sicher ist sicher!

Magengeschwüre, Magenkrebs und Magentherapien

»Magengeschwüre bekommt man nicht von dem, was man isst, man bekommt sie von dem, wovon man aufgefressen wird.«

Mary Wortley Montagu (1689-1762)

Als ärztlicher Direktor im Bereich Viszeralchirurgie befasse ich mich zusammen mit meinem Team mit den unterschiedlichsten Erkrankungen im Bauchraum, der Bauchwand und aller anderen Weichteile einschließlich des Verdauungstraktes mit Speiseröhre, Magen, Dünn- und Dickdarm, des Enddarms der Leber sowie der Bauchspeicheldrüse, der Milz und Gallenblase. Auch die Schilddrüse, die Nebenschilddrüse, die Nebenniere und anderes zählen dazu. Von meinen bislang mehr als 10.000 selbst durchgeführten Operationen betrafen weniger als fünf Prozent der Fälle Magengeschwüre, Magendurchbrüche, Magenverkleinerungen oder Krebserkrankungen des Magens. Und das, obwohl Magenoperationen zu meinen Lieblingsoperationen gehören. Lieblingsoperationen, weil es zum einen »große« und anspruchsvolle Eingriffe sind, bei denen nicht nur etwas entfernt (»abgeschnitten«), sondern oft auch wieder etwas zusammengefügt und wiederhergestellt wird. Das ist eine besondere Herausforderung für jeden Chirurgen. Zum anderen auch deshalb, weil Magenoperationen für Patienten häufig von lebenswichtiger Bedeutung sind und man als Chirurg das Gefühl hat, etwas »wirklich« Wichtiges zu tun. Last, but not least, gehen Magenoperationen in den Händen eines geübten Operateurs in den allermeisten Fällen gut. So ist das Ergebnis am Ende für Patient und Chirurg gleichermaßen positiv und befriedigend.

Magenoperationen sind mit Ausnahme von Magenverkleinerungen bei Adipositas inzwischen selten geworden. Zum Glück für die Patienten sind Magenschleimhautentzündungen und Magengeschwüre durch Medikamente, vor allem Säureblocker, fast immer »in den Griff« zu bekommen, und Magenkrebserkrankungen nehmen ebenfalls ab.

Magengeschwüre machen vielen zu schaffen

Ein Magengeschwür kann jeden treffen und fürchterlich plagen. 50 von 100.000 Einwohnern bzw. etwa 40.000 Personen in Deutschland erkranken jährlich daran. Männer sind häufiger betroffen als Frauen – warum, weiß man nicht so genau –, meist zwischen dem 40. und 70. Lebensjahr. Als Magengeschwür (*Ulcus ventriculi*) wird ein Defekt in der Schleimhaut des Magens bezeichnet. Ursächlich dafür ist ein Ungleichgewicht schützender und zerstörender Faktoren. Zu den schützenden Faktoren gehört eine gute Durchblutung und eine intakte Schleimschicht auf der Magenoberfläche. Zerstörend wirken Schmerzmittel, wie ASS (Aspirin®), Ibuprofen, Diclofenac, andere entzündungshemmende Medikamente wie Kortison, aber auch Rauchen und Alkohol. Nachteilig wirkt sich auch eine genetische Disposition (Veranlagung) sowie die Blutgruppe 0 aus. Zudem findet man bei 75 Prozent der Patienten mit einem Magengeschwür die Besiedelung mit dem Bakterium Helicobacter pylori (siehe auch S. 33 f., 56 f.). allerdings ist dieses Bakterium auch bei jedem zweiten Gesunden nachweisbar. Helicobacter pylori kann sich im sauren Milieu des Magens vermehren, eine Entzündung auslösen und so zum Magengeschwür führen. Warum der eine mit einer Helicobacter-pylori-Infektion ein Geschwür bekommt und der andere nicht, ist bis heute nicht geklärt.

Magengeschwüre heilen manchmal auch ohne Behandlung nach zwei bis drei Monaten ab. Mit Medikamenten gegen die Magensäure (»Säureblocker«) und gegen das Bakterium Helicobacter pylori (Antibiotika) geht es aber schneller (ein bis drei Wochen) und zuverlässiger. Schädigende Reize wie Rauchen, Alkohol und Kaffee sollten besser vermieden und bestimmte Medikamente wie die genannten Schmerzmittel abgesetzt oder gegen andere ersetzt werden. Pflanzliche Wirkstoffe wie Kamille, Fenchel oder Anis wirken beruhigend und schmerzlindernd. Von den früher beschworenen, guten alten »Rollkuren« ist allerdings nicht wirklich etwas zu erwarten. Die Idee einer Rollkur ist, dass die Magenpräparate – welcher Art auch immer – durch Hin- und Herrollen des Körpers auf die Seite, den Bauch und den Rücken gleichmäßiger und damit effektiv und schützend im Magen verteilt werden. Ernsthafte wissenschaftliche Beweise für die Wirksamkeit solcher Lagewechsel gibt es jedoch nicht. Als Chirurg, der Mägen schon tausendfach von außen und innen betrachtet, beobachtet und in den Händen gehabt hat, muss ich auch sagen, dass der Plazeboeffekt bei einer Rollkur sicher ganz groß geschrieben wird.

Wenn Stress auf den Magen schlägt

Auch wenn unser Magen in mancher Hinsicht ein Sensibelchen ist und wir Stress gerne auf den Magen projizieren – ein Geschwür bekommt man durch Stress eher nicht. Wir sprechen hier von psychischem Stress: Belastungen aller Art können uns auf den »Magen schlagen« und zum Reizmagen führen (siehe auch S. 55 ff.). Wir leiden dabei tatsächlich an allerlei Magensymptomen, wie Übelkeit, Schmerzen und Krämpfen, vielleicht kommt es sogar zum Erbrechen. Ein Geschwür lässt sich aber bei einer Magenspiegelung in aller Regel nicht nachweisen.

Von einem »echten« Stressulkus sprechen Ärzte, wenn dieses nach schweren Verletzungen, Verbrennungen oder nach großen Operationen auftritt. Das hängt vermutlich damit zusammen, dass es dabei zu einem starken Anstieg von Stresshormonen (z. B. Kortison) und anderen Botenstoffen kommt, welche die Magenwand schädigen. Gleichzeitig ist die Durchblutung der Magenwand vermindert, was die Schutzfunktion hemmt. Die Folge ist eine akute Magenschleimhautentzündung (Gastritis) und im schlimmsten Fall ein Magengeschwür. Daher bekommen heute alle Patienten nach schweren Verletzungen, Verbrennungen und großen Operationen prophylaktisch Säureblocker verabreicht. Die Magensäure soll in einer solchen »körperlichen« Stresssituation nicht auch noch leichtes Spiel beim »Andauen« der Magenwand haben.

Magengeschwüre verursachen meist Schmerzen im Oberbauch; diese bestehen häufig dauerhaft oder können sich nach Nahrungsaufnahme verstärken. Übelkeit und Erbrechen kommen häufig dazu. Manche Patienten berichten mir von brennenden Schmerzen, die es ihnen unmöglich machen, überhaupt etwas zu essen. Dann gibt es Patienten, die keinerlei Beschwerden haben, insbesondere wenn sie dabei Schmerzmittel eingenommen haben. Fast ein Drittel der Patienten merkt erst durch Komplikationen des Geschwürs etwas von der Erkrankung. Am häufigsten kommt es dabei zu einer Blutung. Die Blutung kann zu Teerstuhl, blutigem Erbrechen oder Kaffeesatz-Erbrechen führen. So eine Blutung wird schnell lebensbedrohlich und erfordert umgehend eine Notfall-Magenspiegelung. Zum Glück kann eine Blutung aus einem Magengeschwür in den allermeisten Fällen im Rahmen einer Magenspiegelung gestillt werden. In vielen Fällen hört die Blutung – genauso wie wir es von äußeren Wunden kennen – durch die Selbstheilungskräfte des Körpers von allein auf. Wenn nicht, kann durch Setzen eines Gefäßclips oder durch Spritzen von Flüssigkeit neben und in das Geschwür die Blutung gestillt werden. Nur noch selten muss heute der Chirurg aktiv werden und durch eine Operation die Blutung stillen. Über 100 Jahre – von den Anfängen der Magenchirurgie in der 2. Hälfte des 19. Jahrhunderts bis in die 70er-Jahre des 20. Jahrhunderts – gab es für Patienten mit einer nicht von alleine zum Stillstand kommenden Magenblutung aber nur eine Überlebenschance: den Chirurgen. Vorher sind die Patienten an diesem sogenannten Blutsturz innerlich verblutet.

Bei einer Notoperation wird über einen Bauchschnitt das blutende Geschwür am Magen lokalisiert. Von außen ist dieses praktisch immer an einer Verhärtung der Magenwand zu ertasten. Meist liegt ein solches Geschwür im unteren Teil des Magens, was es für den Chirurgen glücklicherweise einfacher und somit für den Patienten besser macht. Traditionell wurde nicht nur die Blutung mit einer Naht gestillt, sondern gleichzeitig die unteren zwei Drittel des Magen entfernt – und somit auch das im unteren Teil des Magens gelegene Geschwür. Zudem befinden sich im unteren Magenabschnitt diejenigen Zellen, die das Hormon Gastrin produzieren, was wiederum den stärksten Reiz für die Salzsäureproduktion im Magen darstellt. Fehlt Gastrin, produziert der Magen nur noch wenig Salzsäure, was das erneute Auftreten eines Geschwürs unwahrscheinlich macht.

Heute wird die Säure des Magens medikamentös unterdrückt. Wirklich wirksame Medikamente zur Behandlung von Magengeschwüren gibt es erst seit der Entwicklung der sogenannten H2-Blocker Mitte der 70er-Jahre des letzten Jahrhunderts. Es sollte jedoch bis 1989 dauern, bis die »echten« Säureblocker (Protonenpumpenhemmer) auf den Markt kamen. Heute wird, wenn überhaupt noch eine Not-OP wegen einer Magenblutung notwendig ist, meist nur das Geschwür ausgeschnitten und der Rest des Magens erhalten. Anschließend verabreichte Säureblocker übernehmen den Rest. Unter konsequent eingenommenen Säureblockern entstehen in der Regel keine Magengeschwüre mehr. Da sich hinter jedem Magengeschwür ein bösartiger Tumor verbergen kann, müssen aus meiner Sicht immer Proben aus dem Geschwür entnommen werden, sofern es nicht sowieso durch den Chirurgen bereits ganz entfernt wurde. Alternativ kann nach ein paar Wochen eine erneute Magenspiegelung durchgeführt werden, um zu sehen, ob das Geschwür unter der medikamentösen Therapie mit Säureblockern abgeheilt ist.

Wenn das Geschwür durchbricht

Neben einer Blutung kann es noch zu weiteren Komplikationen bei einem Magengeschwür kommen. Ein Magengeschwür kann durchbrechen. Von stärksten Schmerzen geplagt, müssen solche Patienten sofort in ein Krankenhaus gebracht und in aller Regel notoperiert werden. Hier gilt dasselbe wie bei nicht anderweitig stillbaren Blutungen – außer, dass diese Operation auch oft minimal-invasiv durchgeführt werden kann. Plötzliche Bauchschmerzen, Angaben über mögliche Risikofaktoren für ein Magengeschwür, wie die längere Einnahme von Schmerzmitteln oder Kortison, und ein sogenannter »brettharter« Bauch bei der Untersuchung weisen auf die richtige Diagnose. Der brettharte Bauch kommt durch eine unwillkürliche, also reflektorische Anspannung der Bauchmuskeln als Reaktion auf eine Entzündung des Bauchfells zustande. Salzsäure, die aus dem Magen in die Bauchhöhle fließt, reizt und entzündet das Bauchfell sofort. Im Gegensatz dazu brauchen Bakterien aus dem Darm – bei einem Darmdurchbruch – deutlich länger, meist mehrere Stunden, um das Bauchfell zu entzünden. Das ist auch der Grund, warum ein Magendurchbruch von Patienten praktisch sofort wahrgenommen wird, ein Darmdurchbruch jedoch erst nach Stunden.

Kommt nun ein solcher Patient mit Verdacht auf einen Magengeschwürdurchbruch ins Krankenhaus, wird in der Notaufnahme sofort ein Röntgenbild oder eine Computertomografie vom Bauch gemacht. Normalerweise gibt es im Bauch keine Luft zwischen den Organen. Platzt nun der Magen oder Darm, tritt die in ihnen befindliche Luft in den Bauchraum aus und kann im Röntgenbild als »schwarzer« Schatten erkannt werden. Die ausgelaufene Magensäure ist im Röntgenbild nicht zu erkennen. In der Regel reicht diese Information der »freien Luft«, um den Patienten schnellstmöglich in den OP zu bringen. Wird zu lange gewartet, kommt es schnell zu einer Blutvergiftung, die je nach Schweregrad und Zustand des Patienten tödlich enden kann. Vorbeugend wird schon bei Narkosebeginn ein Antibiotikum verabreicht, um die drohende Blutvergiftung durch die Bauchfellentzündung abzuwehren und um die Wundheilung nach der Operation zu verbessern. Minimal-invasiv mit kleinen Schnitten und einer in den Bauch eingeführten Kamera (oder gleich mit einem größeren Schnitt) erfolgt jetzt die Detailanalyse des Problems im Bauch. Bestätigt sich die Diagnose eines Magengeschwürdurchbruchs, wird – um den Eingriff möglichst klein zu halten – das durchgebrochene Geschwür einfach wieder zugenäht, der Bauch mit Kochsalzlösung ausgespült und so von Bakterien und Salzsäure befreit. Nach einigen Wochen muss auf jeden Fall eine Magenspiegelung erfolgen, um eine vollständige Abheilung des Geschwürs sicherzustellen. Es gibt Geschwüre, die so groß sind, dass wir Chirurgen sie nicht wieder zunähen können. Entweder können wir das Geschwür dann als Ganzes ausschneiden und anschließend den Magen wieder vernähen, oder wir müssen tatsächlich einen großen Teil des Magens entfernen.

Gut im Gedächtnis geblieben ist mir noch eine 64-jährige, etwas verwahrlost wirkende Patientin. Sie kam vor einigen Jahren mit stärksten Oberbauchschmerzen zu uns. »Freie Luft« im Röntgenbild mit der Verdachtsdiagnose eines Magendurchbruchs führte zur Operation. Das durchgebrochene Geschwür war so groß, dass wir zunächst keine wirkliche Orientierung hatten, um mit dem Problem umzugehen. Der untere Teil des Magens war als solcher praktisch nicht mehr erkennbar. Doppelfaustgroß lag ein an einen

Tumor erinnerndes Magengeschwür im Oberbauch und ließ keinen Raum mehr zu den benachbarten Organen Leber, Gallenblase und Dickdarm. Zum Glück war die Bauchspeicheldrüse, welche hinter dem Magen liegt, nicht betroffen. Hätten wir nicht in ein großes Loch geblickt, aus dem Magensäfte und Galle in den Bauchraum flossen, wir hätten den Bauch sofort wieder verschlossen mit der Diagnose: inoperabel. Da ein Magengeschwür meistens Schmerzen bereitet, und es ja auch so seine Zeit dauert, bis ein Geschwür solche Ausmaße annehmen kann, fragten wir uns natürlich, wie es die Patientin so lange aushalten konnte. Übermäßiger Alkoholgenuss und chronische Schmerzmitteleinnahme leisten einer solchen Situation leider Vorschub. Schmerzen, Übelkeit und allgemeines Unwohlsein werden so betäubt. Nun hatten wir aber bei unserer Patientin im OP keine Wahl – wir mussten ganz einfach eine Lösung finden. Ein Loch im Magen, aus dem Magensäure und Bakterien in den Bauchraum fließen, muss verschlossen werden, sonst kommt es unweigerlich zur Blutvergiftung (Sepsis). Keine Lösung zu finden, hätte das sichere Todesurteil bedeutet. Es war klar, die untere Hälfte des Magens musste entfernt werden. Daher entschlossen wir uns, das Geschwür, das in die Leber eingebrochen war, aus der Leber herauszuschneiden, die ebenfalls betroffene Gallenblase und ein Stück Dickdarm zu entfernen und den Magen im Anfangsteil des Zwölffingerdarms abzutrennen. Probleme bereitete die Blutstillung der Leber. Diese neigt bei solchen Entzündungssituationen besonders stark zur Blutung. Mehrere Nähte und ein sogenannter Argon-»Laser«[20] führten zum Erfolg. Auf die entfernte Gallenblase konnte die Patientin getrost verzichten. Der Dickdarm musste neu zusammengenäht und der Magen letztendlich wieder an den Dünndarm angeschlossen werden. Nach vier Tagen auf der Intensivstation hatte die Patientin das Schlimmste überstanden. Alle Organe arbeiteten wieder und auch die Nahrungsaufnahme klappte mit leichter Breikost schon wieder ganz vorsichtig. Wirklich froh waren wir, als nach einigen

Tagen vom Pathologen die Nachricht kam, dass sich tatsächlich hinter dem Geschwür kein bösartiger Tumor verbarg – bei so einem großen Geschwür wäre dies gut möglich gewesen. Glücklicherweise erholte sich die Patientin rasch und konnte nach weiteren zehn Tagen aus dem Krankenhaus entlassen werden.

Größere Einschränkungen sind selbst nach einer solch großen Operation langfristig nicht zu erwarten. Der Körper gewöhnt sich zum Glück an die neue Situation. Beim Essen ist vor allem auf eine ausgewogene Kost mit mehreren kleinen Mahlzeiten zu achten. Der verbliebene Magenrest kann weniger Nahrung aufnehmen und die neue Verbindung zwischen Magen und Dünndarm unterliegt nicht mehr der Steuerung durch Nerven, denn diese wurden während der Operation zwangsläufig beim Entfernen des unteren Magenabschnitts gekappt. Daher müssen häufig ein paar Regeln eingehalten werden. So sollten Patienten etwa eine zu rasche Magenentleerung vermeiden, und daher nicht während des Essens, sondern nur davor oder danach trinken (Abstand ca. 30 Minuten). Als viel größeres Problem im Vergleich zur Ernährungsumstellung schätzten wir bei unserer Patientin aber die offensichtliche Alkoholabhängigkeit und die chronische Schmerzmitteleinnahme ein. Als chirurgische Klinik eines Akutkrankenhauses waren unsere Möglichkeiten zu helfen in diesem Fall jedoch beschränkt. Wir rieten der Patientin aber dringend, mit Unterstützung ihres Hausarztes professionelle Suchthilfe in Anspruch zu nehmen. Ja, es macht manchmal schon traurig und betroffen zu sehen, wie sich manche Leute gehen lassen; aber wir wissen ja nicht, welche Lebensumstände letztlich dazu geführt haben.

Wenn es eng wird

Neben der Blutung und dem Durchbruch eines Magengeschwürs ist die »narbige Enge« eine weitere Komplikation, die uns Chirurgen begegnet. Ein im untersten Abschnitt des Magens gelegenes Geschwür kann, insbesondere wenn es länger besteht, zu einer

Verengung des Magenausgangs führen. Der Ausgang des Magens in Richtung Zwölffingerdarm ist schon von Natur aus relativ eng und wird zudem durch einen Ringmuskel, den Magenpförtner *(Pylorus)* reguliert. Der Magenpförtner steuert, ohne dass wir es willkürlich beeinflussen können, die portionsweise Abgabe der im Magen vorverdauten Nahrung (siehe auch S. 131). Umgekehrt sorgt er auch dafür, dass die Galle und die Verdauungssäfte der Bauchspeicheldrüse, die wenige Zentimeter hinter dem Magen in den Darm gelangen, nicht in den Magen zurückfließen. Ein größeres Geschwür oder auch die Narbe nach Abheilung eines Geschwürs in der Nähe des Magenpförtners kann nun den Magenausgang derart einengen, dass die Nahrung vom Magen nicht mehr ausreichend weitertransportiert werden kann. Übelkeit und Erbrechen sind die Folge. Bei kurzstreckigen Engen kann versucht werden, diese über eine Magenspiegelung aufzudehnen. Dies übernehmen unsere Kollegen der Gastroenterologie. Gelingt dies nicht, oder ist die Enge langstreckig, hilft nur eine Operation. Hierbei wird der Magenabschnitt mit der Enge entfernt und der Darm wieder neu angeschlossen oder es wird nur eine Umleitung, ein sogenannter Bypass, gelegt. Das ist gar nicht so schwer, denn der Dünndarm ist so lang und locker im Bauchraum platziert, dass er einfach nach oben gezogen und an einen Bereich vor der Enge im Magen angenäht werden kann. Die Nahrung zweigt dann wie eine Baustellenumleitung einer Autobahn vor der Engstelle ab und mündet – etwa 50 Zentimeter weiter unten als ursprünglich von der Natur vorgesehen – direkt in den Dünndarm ein.

Ein großes Übel: Magenkrebs

Schmerzen im Oberbauch, also oberhalb des Nabels, Übelkeit, Appetitlosigkeit und Gewichtsverlust sind unspezifische Zeichen, die auf eine ernsthafte Erkrankung des Magens hindeuten können.

Magenkrebs macht sich meist erst spät bemerkbar – leider oft erst dann, wenn die Krankheit schon fortgeschritten ist. Nur etwa ein Drittel der Patienten können geheilt werden. Theodor Storm (1817–1888), der selbst an Magenkrebs verstarb, beschrieb die häufig uncharakteristischen Beschwerden so:

Beginn des Endes

Ein Punkt nur ist es, kaum ein Schmerz,
Nur ein Gefühl, empfunden eben;
Und dennoch spricht es stets darein,
Und dennoch stört es dich zu leben.
Wenn du es andern klagen willst,
So kannst du's nicht in Worte fassen.
Du sagst dir selber: »Es ist nichts!«
Und dennoch will es dich nicht lassen.
So seltsam fremd wird dir die Welt,
Und leis verlässt dich alles Hoffen,
Bis du es endlich, endlich weißt,
Daß dich des Todes Pfeil getroffen.

Theodor Storm (1885)

Um die Krebserkrankung von Theodor Storm rankt sich die Geschichte, dass er, nachdem er von der Krankheit erfuhr, in eine Depression verfiel; diese hielt ihn davon ab, weiter als Dichter und Schriftsteller tätig zu sein. Die aus heutiger Sicht zweifelhafte Maßnahme seiner Nächsten, im Sinne einer zweiten Meinung durch einen weiteren Mediziner die Diagnose »Magenkrebs« wider besseres Wissen absichtlich infrage stellen zu lassen, gab Theodor Storm neuen Lebensmut und er vollendete vor seinem Tod die Novelle »Der Schimmelreiter«. Keine drei Monate nach Erscheinen des »Schimmelreiters« starb Theodor Storm am 4. Juli 1888.

Änderung der Ernährungsgewohnheiten

Glücklicherweise erkranken in Deutschland immer weniger Menschen an Magenkrebs, auch wenn er nach wie vor die siebthäufigste Krebserkrankung darstellt. Am häufigsten ist bei Frauen Brustkrebs und beim Mann Prostatakrebs. Der Rückgang des Magenkrebses im Westen ist drastisch. So war der Magenkrebs 1930 in den USA die häufigste Krebstodesursache, heute ist diese Erkrankung nur noch für zweieinhalb Prozent der Krebstoten verantwortlich. Die Neuerkrankungsrate ist von 38/100.000 Einwohner in den 30er-Jahren des 20. Jahrhunderts auf aktuell 10/100.000 gesunken. Hierfür spielen verschiedene Faktoren eine Rolle. Wesentlich für den Rückgang der Erkrankung scheint vor allem ein Wandel der Ernährungsgewohnheiten zu sein.

Vor der Ära des heute bekannten Kühlschrankes für jedermann, also bis Mitte der 30er-Jahre des letzten Jahrhunderts, war in den USA (in Deutschland etwas später) die Aufbewahrung frischer Lebensmittel schwierig. Eisschränke – die so hießen, weil Eisklötze zum Kühlen in den Schrank gelegt wurden – halfen im Winter die Not der fehlenden Frischhaltung zu verbessern; in der warmen Jahreszeit war das natürlich schwierig. Entsprechend häufig wurden aus purer Not verdorbene Lebensmittel gegessen. Hieraus haben sich so manche kulinarischen Traditionen entwickelt, die bis heute überliefert sind: In Bayern etwa darf die Weißwurst das 12-Uhr-Läuten nicht hören, muss also früh gegessen werden, bevor sie verdirbt. Konserviert wurde durch Räuchern und Pökeln. Verdorbene Nahrungsmittel, insbesondere Schimmelbefall, geräucherte oder mit Nitritpökelsalz behandelte Lebensmittel erhöhen jedoch in größeren Mengen das Magenkrebsrisiko. Ein weiterer wichtiger Risikofaktor ist eine durch den Keim Helicobacter pylori (siehe S. 33, 56 ff.) verursachte chronische Magenschleimhautentzündung. Diese lässt sich zum Glück durch Antibiotika gegen den Keim in Kombination mit Säureblocker-Tabletten heilen. Eine Infektion mit Helicobacter pylori erhöht das Magenkrebsrisiko um den Faktor zwei bis drei. Warum sich nur bei wenigen Patienten mit einer Helicobacter-pylori-Infektion ein Magenkrebs entwickelt, bei den meisten aber nicht, ist bis heute unklar. Alkohol und Rauchen begünstigen ebenfalls die Entstehung von Magenkrebs. Fortwährende Aufklärung und Gesetzesänderungen, wie Werbe- und Rauchverbote, die zu einem kontinuierlichen Rückgang des Konsums von Nikotin und hochprozentigem Alkohol geführt haben, zeigen einen positiven Einfluss auf die Entwicklung des Magenkrebses. Erste Rauchverbote in Flugzeugen gab es bereits Anfang der 1990er-Jahre, das Rauchverbot in öffentlichen Gebäuden trat in Deutschland aber erst 2007 in Kraft. Bei Alkohol und beim Rauchen hat jeder, ähnlich wie bei der Ernährung, selbst die Möglichkeit sein persönliches Krebsrisiko zu verringern. Andere Risikofaktoren, wie etwa eine erbliche Komponente, das heißt die Veranlagung den Krebs zu entwickeln, können wir bislang auch mit den modernsten medizinischen Verfahren leider noch nicht beeinflussen. Verwandte ersten Grades eines Magenkrebspatienten haben ein um den Faktor zwei bis drei erhöhtes Risiko, selbst auch an Magenkrebs zu erkranken. In seltenen Fällen mit besonderen Erbanlagen wird aufgrund des hohen Magenkrebsrisikos sogar die prophylaktische Entfernung des Magens empfohlen – selbst dann, wenn noch keine Auffälligkeiten bei einer Magenspiegelung erkennbar sind.

Heilungschancen

Magenkrebs, der typischerweise aus den Drüsenzellen der Magenschleimhaut – also innen im Magen – entsteht, ist nur gut zu heilen, wenn er sehr früh entdeckt wird. Kleinste Tumore, die zufällig im Rahmen einer Magenspiegelung auffallen – also lange bevor der Krebs irgendwelche Beschwerden verursacht –, können von innen, das heißt durch Abtragen der Schleimhaut bei einer Magenspiegelung behandelt werden. Ist der Krebs schon etwas größer, aber noch auf die inneren Wandschichten des Magens, also auf die Schleimhaut bzw. die Unterschleimhautschicht begrenzt (Magenfrühkarzinom genannt), kann er durch eine Operation in etwa 90 Prozent der Fälle geheilt werden. Je weiter der Tumor aber fortgeschritten ist, das heißt, je tiefer er sich in die Magenwand hineingefressen hat, desto größer wird das Risiko, dass er in die umliegenden Lymphdrüsen oder sogar in andere Organe gestreut hat. Ist es tatsächlich schon zu einer Streuung in andere Organe gekommen, vor allem in die Leber oder in das Bauchfell, ist eine Heilung fast unmöglich. Sofern jedoch eine Chance auf Heilung besteht, kommen wir Chirurgen ins Spiel. Bei Grenzfällen oder wenn schon Lymphknoten befallen sein können, wird heute vor der Operation meist eine Chemotherapie durchgeführt. Diese soll den Tumor verkleinern, womöglich gestreute Krebszellen abfangen und so die Heilungschancen vergrößern. Bei der anschließenden Operation werden große Teile des Magens oder sogar der gesamte Magen, je nach Tumorsituation, entfernt. Damit hinterher wieder eine natürliche Ernährung möglich ist, muss der Dünndarm an den verbliebenen Magenabschnitt – oder, wenn der Magen ganz entfernt wurde, direkt an die Speiseröhre – angeschlossen werden.

Bezoar – Gewölle gibt es nicht nur bei Greifvögeln oder Katzen

Eva-Maria Willenborg war am Ende. Das sagte sie selbst, als sie zu uns in die Klinik kam. Die 28-jährige Medizinstudentin fühlte sich nicht nur nervlich fix und fertig, sondern sie war auch stark abgemagert. Das zeigten Vergleichsbilder, die sie uns mitbrachte. Die Medizinstudentin wurde von ihrem Hausarzt mit der Verdachtsdiagnose eines bösartigen Magentumors eingewiesen. Sie wirkte schwer krank und blass. Tatsächlich konnten wir durch die Bauchdecke im Bereich des Magens einen (vermeintlichen) Tumor ertasten. Von der Diagnose eines bösartigen Tumors selbst überzeugt, fehlte der Medizinstudentin, die sich in einer wichtigen Examensphase befand, bereits jeglicher Lebensmut. Überraschenderweise fand sich jedoch bei unserer anschließend durchgeführten Magenspiegelung im Magen kein Tumor, sondern ein riesiger Haarknäuel. Dieser war durchsetzt mit Nahrungsbestandteilen.

Das Ganze war fast so groß wie ein Handball und hatte zu einer nahezu vollständigen Magenverstopfung geführt. Endoskopisch, also über die Magenspiegelung, ließ sich der derbe Klumpen natürlich nicht beseitigen. Zum Glück gelang es uns im Anschluss über eine minimal-invasive Magenoperation bei Vollnarkose die Patientin mit vielen kleinen Schnitten von dem Knäuel zu befreien. Was wir da aus dem Magen holten, war ziemlich unappetitlich. Es roch faulig – kein Wunder, klagte Frau Willenborg doch auch über Mundgeruch –, war schleimig und klebte fest zusammen. So ähnlich wie das, was manchmal bei zu seltener Säuberung des Abflusssiebes in der Dusche zutage befördert werden kann. Von dem scheinbaren »Magentumor« geheilt, ließ sich auch die Ursache rasch aufklären. Durch den Examensstress hatte die Studentin offenbar unbewusst immer wieder – ja ständig – nervös an ihren langen Haaren gekaut und sich so ihre Magenverstopfung ungewollt selbst beigebracht. Sie versprach uns, ruhiger werden zu wollen und als erste Maßnahme nach der Genesung zum Friseur zu gehen. Die Patientin litt an einem Bezoar. Bezoar (persisch padzahr: Gegengift) ist eine bei Greifvögeln und Katzen physiologische Verklumpung im Magen aus verschluckten, unverdaulichen Beutebestandteilen wie Fell- und Haarresten (auch Magenstein genannt). Auch im Magen von Kaninchen, Rindern und anderen Wiederkäuern finden sich Haarbezoare, die durch Ablecken des Fells entstehen. Bei Eulen und anderen Greifvögeln nennt man die hochgewürgten und damit wieder ausgeschiedenen Bezoare auch Gewölle. Beim Menschen kommen Bezoare selten vor und sind dann meist Ausdruck einer psychischen Erkrankung, bei der büschelweise Haare verschlungen werden, meist in selbstzerstörerischer Absicht. Die Salzsäure und das Pepsin im Magen vermögen den Haaren nicht substanziell etwas anzuhaben; diese werden also nicht verdaut. Selten können daher auch beim Menschen Bezoare solche grotesken Ausmaße wie bei Frau Willenborg annehmen.

Wenn eine Wasserblase einen Tumor vortäuscht

Die besorgte Hausärztin Adelheid Steckmann rief in meinem Sekretariat an und bat dringend um einen raschen Termin für einen 30-jährigen Patienten. Sie berichtete, dass dieser eine riesige, etwa 17 Zentimeter im Durchmesser große, kugelige Blase im Bauch hätte. Eine Ultraschalluntersuchung und anschließende Computertomografie des Bauches zur Abklärung uncharakteristischer Beschwerden mit Fieber hatten zu diesem Befund geführt. Natürlich vereinbarten wir rasch einen Termin. Am Folgetag kam Max von Leidens in meine Sprechstunde und berichtete über ein komisches drückendes Gefühl im Bauch. Bei der vorsichtigen Untersuchung fühlte sich der Bauch an, als sei der Patient schwanger. Im Gegensatz dazu hatte er aber einen etwas elastischeren Bauch. Bei der genauen Begutachtung der Computertomografie schien es uns, dass die Blase am ehesten mit einer wässrigen Flüssigkeit gefüllt sei. Und es zeigte sich – das war das Wichtigste –, dass es keinen Grund zur Annahme für etwas Bösartiges gab. Der entscheidende Unterschied zwischen einem gut- und bösartigen »Tumor« ist, dass bösartige Tumore in benachbarte Strukturen, also andere Organe, Blut- und Lymphgefäße einwachsen und diese zerstören. Auch verteilen sie sich über die Blut- und Lymphgefäße im Körper – sie streuen also. Im Gegensatz dazu verdrängen gutartige Tumoren lediglich benachbarte Strukturen, bleiben also meist abgekapselt, wirken häufig rund oder oval, sind gegenüber ihrer Umgebung verschieblich, wachsen nicht in Blut- und Lymphgefäße ein und streuen daher nicht. Das gilt für die meisten

Tumoren. Es gibt aber auch Tumoren im Bereich des Bindegewebes – und dazu gehörte die Zyste des Patienten –, bei denen die Unterscheidung zwischen gut- und bösartig nicht so einfach ist. Bei Tumoren oder Polypen des Magens oder Darms kann der Pathologe nach einer Untersuchung unter dem Mikroskop eigentlich immer sagen, ob es sich um einen gut- oder bösartigen Prozess handelt – es ist eine Schwarz-Weiß-Entscheidung. Dazwischen gibt es nichts.

Bei den Tumoren des Bindegewebes – Mediziner bezeichnen zunächst jede umschriebene Veränderung und Schwellung, die an die untersuchte Stelle nicht hingehört, als Tumor – ist das anders. Hier tun sich auch die erfahrensten Pathologen manchmal schwer, eine genaue Einordnung vorzunehmen. In einigen Fällen ist das nach heutigem Wissensstand auch gar nicht möglich. Die Tumoren im Bindegewebe lassen sich also nicht in Schwarz oder Weiß, also gut- oder bösartig einteilen, sondern sie nehmen alle möglichen Grauschattierungen ein – von Weiß über Hell-, Mittel- und Dunkelgrau bis Schwarz. Entsprechend sind die Tumore dann auch so etwas wie »halb bösartig«. Entsprechend der Einschätzung des Pathologen, ob es sich nun um einen »hell- oder dunkelgrauen« Tumor handelt, muss nach dessen operativer Entfernung eine entsprechend engmaschige oder weniger engmaschige Nachsorge erfolgen. Manchmal wird sogar empfohlen, dass die Stelle des ursprünglichen Tumors nach der Operation zusätzlich bestrahlt wird, sofern es die Körperregion zulässt. Durch die Bestrahlung sollen die letzten vielleicht verbliebenen und mit bloßem Auge nicht erkennbaren Tumorzellen abgetötet werden. Wir konnten zwar Max von Leidens beruhigen, weil es sich wohl nicht um etwas »richtig« Bösartiges handelte, eine »hellgraue« Veränderung war aber nicht sicher auszuschließen. Auch gab es eine weitere Sorge. Durch einen kräftigen Stoß in den Bauch – unser Patient war ein begeisterter Mountainbiker – war es durchaus denkbar, dass die Blase, die an der Bauchdecke mitten am Bauch hing, platzen könnte. Schmerzen und ein Kreislaufkollaps könnten die Folge sein. Auch ziehen manchmal kräftige Blutgefäße durch die Wand der Blasen, die beim Platzen einreißen können. Gerade zwei Tage zuvor war uns eine junge Patientin fast verblutet, die durch eine geplatzte Eierstockzyste mehrere Liter Blut in den Bauchraum verloren hatte und nur durch eine Notoperation über einen großen Bauchschnitt gerettet werden konnte. Die Patientin war in der Notaufnahme zusammengebrochen und hatte, gemessen an der Zahl ihrer roten Blutkörperchen, wohl zwei Drittel ihres Blutes verloren. Unter dem Eindruck der kürzlich erlebten schweren Blutung bei eben dieser Patientin und der letztendlichen Unklarheit zur absoluten Gutartigkeit der Blase im Bauch, rieten wir Herrn von Leidens zu einer zeitnahen Operation. Wir konnten dann die Blase während der OP durch eine Punktion mit einer langen Nadel zunächst in einen »schlaffen Sack« verwandeln – etwa ein Liter klare, leicht gelbliche Flüssigkeit ließ sich absaugen. Anschließend entfernten wir die Blase in einer minimal-invasiven Operation in Schlüssellochtechnik. Und tatsächlich, es zogen zwei kräftige Blutgefäße, die während der Operation mit Clips verschlossen wurden, durch die Wand der Blase. Diese Blutgefäße dienten der Blase zur eigenen Blutversorgung. Aufgrund der monströsen Größe des Gebildes waren auch die Blutgefäße entsprechend stark ausgebildet. Glücklicherweise verlief der Eingriff komplikationslos, der Patient konnte nach wenigen Tagen, sichtlich erleichtert und ohne das unbestimmte Druckgefühl im Bauch, unsere Klinik wieder verlassen. Das Ergebnis der feingeweblichen Untersuchung durch den Pathologen erbrachte auch keinen Anhalt für eine bedenkliche Struktur, sodass wir also von einem rein gutartigen Prozess ausgehen konnten. In einem anschließenden Telefonat mit der besorgten Hausärztin konnten wir in ein paar erklärenden Sätzen, die vielleicht noch ein bisschen mehr aussagten als der übliche Entlassungsbrief, den wirklich interessanten Fall abschließen.

Warum macht eine Darmspiegelung als Vorsorgeuntersuchung Sinn, eine Magenspiegelung dagegen nicht?

Die Vorsorgeuntersuchung »Darmspiegelung« ist eine echte Erfolgsstory. In den letzten Jahren ist es daher zu einem Rückgang an Darmkrebs und der damit verbundenen Sterblichkeit um jeweils 25 Prozent gekommen. Darmkrebs entsteht in den allermeisten Fällen aus gutartigen Polypen, die während einer Darmspiegelung entdeckt und meist auch gleich entfernt werden können. Da Darmkrebs häufig ist – in Deutschland der zweithäufigste Krebs nach Brustkrebs überhaupt – und praktisch jeder Mensch Darmkrebs bekommen kann, wurde die Darmspiegelung als Vorsorgeuntersuchung 2002 als Regelleistung der gesetzlichen Krankenversicherung in Deutschland eingeführt. Damit hat jeder gesetzlich Versicherte ab 55 Jahren einen Anspruch auf eine solche Vorsorgeuntersuchung, seit 2019 Männer bereits ab 50 Jahren (Männer können früher Darmkrebs bekommen). Private Krankenkassen ermöglichen die Vorsorgeuntersuchung ihren Versicherten gleichermaßen. Frauen sind wohl besser darin, Krebsvorsorgeuntersuchungen wahrzunehmen. So haben einer Studie zufolge etwa 80 Prozent der Frauen, aber nur knapp über 50 Prozent der Männer, die berechtigt sind, an einer solchen Vorsorgeuntersuchung bereits schon einmal teilgenommen. Auch die Aufklärungsrate hinsichtlich der Möglichkeit und Bedeutung einer solchen Untersuchung und das allgemeine Bildungsniveau, gemessen am Schulabschluss, wirken sich positiv auf die Quote der an der Vorsorgeuntersuchung teilnehmenden Personen aus. Dies unterstreicht, wie wichtig Bildung und Aufklärung für Vorsorgeuntersuchungen und damit für die Gesundheit sind. Hochrechnungen gehen davon aus, dass man Darmkrebs fast vollständig ausrotten könnte, wenn alle regelmäßig zur Darmspiegelung gingen. Durch eine Vorsorgedarmspiegelung werden nicht nur Darmkrebsvorstufen, also gutartige Polypen, sogenannte Adenome, entdeckt, sondern auch Darmkrebs in früheren Stadien. Darmkrebs ist, wenn er erst einmal Beschwerden macht, wie etwa durch Stuhlunregelmäßigkeiten, Blut im Stuhl oder Blutarmut, meist schon weiter fortgeschritten, als wenn er »zufällig« bei einer Vorsorgeuntersuchung entdeckt wird. Es versteht sich von selbst, dass frühe Stadien, also Stadien, in denen der Krebs noch nicht gestreut hat, viel besser zu heilen sind. Es kann daher nur einen Appell geben: alle regelmäßig zur Darmspiegelung! Das gilt für alle Männer ab 50 Jahren und für alle Frauen ab 55 Jahren.

Wie sieht es nun mit einer Vorsorgeuntersuchung für Magenkrebs aus? Diese wird aktuell nur in Ländern mit einer besonders großen Magenkrebshäufigkeit angeboten. Dazu gehören Japan, Taiwan und Korea. Hier tritt diese Erkrankung bis zu fünfmal häufiger auf als in Europa. In Japan wird empfohlen, ab dem 40. Lebensjahr eine Röntgenuntersuchung durchzuführen und ab 50 Jahren eine Magenspiegelung. Interessanterweise besteht bei Immigranten aus Fernost nur noch in der ersten Generation ein erhöhtes Magenkrebsrisiko, auch wenn sie dann im Westen leben. Bei nachfolgenden Generationen verliert sich jedoch dieses erhöhte Risiko. Dies zeigt, dass es sich offensichtlich nicht um Erbfaktoren handelt, die das erhöhte Risiko verursachen, sondern um äußere Faktoren, vor allem die Ernährung. Die Vorliebe für sehr heiße Getränke und nitratsalzhaltige Nahrung sind allem Anschein nach dafür verantwortlich. In Deutschland, wie in allen westlichen Industrieländern, ist die Häufigkeit des Magenkrebses deutlich geringer. Leider fehlen typische Krebsvorstufen wie beim Darm. Magenkrebs entsteht anders als Darmkrebs nicht aus Polypen, die bei der Darmspiegelung erkannt und entfernt werden können. Risikofaktoren für Magenkrebs, wie eine chronische Magenschleimhautentzündung, werden zum Glück manchmal durch Beschwerden erkannt, was natürlich zu einer entsprechenden Therapie mit Säureblockern und Antibiotika gegen Helicobacter pylori führt. Durch Veränderungen der Ernährungsgewohnheiten und Therapie von Helicobacter-pylori-Infektionen ist die Erkrankungsrate an Magenkrebs in den letzten 80 Jahren auf ein Viertel zurückgegangen. Eine Magenspiegelung und Testung auf Helicobacter pylori bei beschwerdefreien Personen wird daher bei uns nicht empfohlen.

Behandlung aller Menschen gegen Helicobacter pylori?

Helicobacter pylori ist weltweit verbreitet, wahrscheinlich trägt die Hälfte aller Menschen das Bakterium in ihrem Magen, in Deutschland etwa jeder Dritte. Aufgrund der zunehmend besseren hygienischen Verhältnisse nimmt die »Durchseuchungsrate« aber weltweit und auch in Deutschland glücklicherweise kontinuierlich ab. Die letztlich immer noch hohe Verbreitung macht aber deutlich, dass eine pauschale Behandlung nicht sinnvoll ist. Die Übertragung von einem Menschen zum anderen geschieht vermutlich über den fäkal-oralen Weg, den die meisten Infektionen des Magen-Darm-Traktes nehmen – das heißt Ausscheiden des Bakteriums über den Stuhl und Wiederaufnahme durch Wasser, Nahrungsmittel oder direkten Handkontakt mit anderen Personen. Zum Glück erkranken nur 10 bis 20 Prozent der Menschen, die mit Helicobacter pylori besiedelt sind, an einer Beschwerden machenden Entzündung im Magen. Eine akute oder chronische Magenschleimhautentzündung, ein Magengeschwür und im schlimmsten Fall Magenkrebs sind die Folge.

Behandelt werden sollte eine Infektion mit Helicobacter pylori, wenn eine Magenschleimhautentzündung oder ein Magengeschwür vorliegt, ein Reizmagen diagnostiziert wird oder wenn eine dauerhafte Therapie mit Schmerztabletten – mit sogenannten nicht steroidalen Antirheumatika (NSAR), wie etwa ASS, Ibuprofen oder Diclofenac – geplant ist. Die Behandlung einer solchen Infektion besteht typischerweise in der Tabletteneinnahme eines Säureblockers (Protonenpumpenhemmer) zusammen mit zwei verschiedenen Antibiotika und einem Bismutsalz zur Wirkungsverstärkung über einen Zeitraum von 7 bis 14 Tagen. Eine pauschale Therapie bei (zufälligem Nachweis) einer Besiedelung mit Helicobacter pylori wird nach den aktuellen Leitlinien aber nicht empfohlen. Ein großes Problem sind die sich zunehmend ausbildenden Resistenzen des Bakteriums, die Helicobacter pylori unempfindlich machen gegen die eingesetzten Antibiotika. Wie in allen Bereichen der Medizin und anderen biologischen Systemen führt ein intensiver Einsatz von Antibiotika auch hier zu einem »Lern- und Veränderungsprozess« des Bakteriums, der es vor Angriffen durch bekannte Antibiotika schützt. Da andererseits aber letztlich etwa 90 Prozent der Magenkrebserkrankungen auf Helicobacter pylori zurückzuführen sind und allein in Deutschland noch immer etwa 14.000 Magenkrebserkrankungen pro Jahr registriert werden, wird seit Jahren intensiv an einem Impfstoff gegen Helicobacter pylori geforscht. Die Weltgesundheitsorganisation WHO hat den Keim schon 1994 als Karzinogen der Klasse I und damit als sicher krebserregend eingestuft.

Impfen gegen Magenkrebs?

In Deutschland erkranken etwa eine halbe Million Menschen pro Jahr an Krebs. Heute ist bekannt, dass etwa jede fünfte dieser Krebserkrankungen durch Viren oder Bakterien ausgelöst wird. Impfungen gegen Krebs gibt es noch nicht lange. Mit dem Impfstoff gegen HPV (humane Papillomaviren), die Gebärmutterhalskrebs auslösen, ist 2006 die erste Impfung zur Vorbeugung von Krebs auf den Markt gebracht worden. Ein anderes Beispiel für eine durch Viren ausgelöste Krebserkrankung ist die Hepatitis-C-Infektion, welche zu Leberkrebs führen kann. Als Professor Dr. Harald zur Hausen, einer der renommiertesten deutschen Krebsforscher, in den 70er-Jahren des letzten Jahrhunderts die These zur infektiösen Ursache von Gebärmutterhalskrebs aufstellte, wurde er anfangs nicht wirklich ernst genommen, von Kollegen sogar belächelt. 2008 bekam er jedoch dafür den Medizin-Nobelpreis, der Weg zur Entwicklung eines Impfstoffes gegen diesen Krebs war geebnet.

Entsprechend groß ist die Hoffnung, dass es bald auch einen Impfstoff gegen Helicobacter pylori geben wird. Den meisten Infektionen mit einem krebsauslösenden Erreger ist gemein, dass die Infektion eine chronische Entzündung auslöst, das heißt, das Immunsystem ist dauerhaft aktiviert, schafft es aber nicht, den Erreger wieder ganz loszuwerden. Dabei werden laufend hochaktive Botenstoffe aus den Immunzellen freigesetzt, die leider nicht nur gegen den Erreger wirksam sind (oder sein sollen), sondern auch körpereigene Zellen stimulieren und im Zweifel zu einer Entartung führen. Die Erreger sind dabei auch noch »schlau« und entgehen den Immunzellen mit zum Teil raffinierten Strategien. So ahmt Helicobacter pylori Blutgruppenmerkmale an seiner Oberfläche nach und produziert ein Enzym als Abwehrstoff, das bestimmte Abwehrzellen (T-Lymphozyten) wiederum abwehrt und so blockiert.

Die Entwicklung derartiger Impfstoffe ist teuer. Unabhängig von dem unschätzbaren Wert für jeden, der nicht an Krebs erkrankt, erscheint es aber auch für die Gemeinschaft unter ökonomischen Gesichtspunkten sinnvoll, diese Entwicklung voranzutreiben. Eine Chemotherapie kostet 50.000 bis 100.000 Euro pro Patient, zum Teil sogar noch mehr. So geben die USA jeweils etwa sechs Milliarden US-Dollar jährlich für die Behandlung von Magengeschwüren und Magenkrebs aus. Über die Krankenkassenbeiträge zahlt jeder seinen Teil an diesen Behandlungskosten. Bei solchen Summen »rechnen« sich die Kosten für die Entwicklung und Verabreichung von Impfstoffen womöglich schnell.

Leben ohne Magen ist möglich

Obwohl der Magen eine so wichtige Bedeutung für den Menschen hat, ist ein Leben ohne Magen durchaus möglich. Dies hat bereits der Schweizer Chirurg Carl Schlatter (1864–1934) im Jahr 1897 mit dem Überleben eines Patienten nach totaler Entfernung des Magens gezeigt. Eine komplette Entfernung des Magens ist fast ausschließlich bei einer Tumorerkrankung erforderlich, in den meisten Fällen liegt Magenkrebs vor. Vor dem Magen liegt die Speiseröhre, hinter dem Magen der Zwölffingerdarm. Letzterer ist übrigens so benannt, da er in etwa so lang ist wie 12 nebeneinander liegende Finger, also etwa 30 Zentimeter. Soll auch weiterhin eine natürliche Nahrungsaufnahme möglich sein, muss ein fehlender Magen überbrückt werden. Dies gelingt am besten, wenn der Dünndarmabschnitt, der auf den Zwölffingerdarm folgt, direkt an die Speiseröhre angenäht wird. Im Gegensatz zum Zwölffingerdarm, der relativ unbeweglich im Bauch fixiert ist – in ihn münden der Gallengang für die Gallenflüssigkeit aus der Leber und die Bauchspeicheldrüse –, ist der nachfolgende Dünndarm, auch Leerdarm oder Jejunum genannt, sehr beweglich. Obwohl es mehr als zwei Dutzend Varianten gibt, den Leerdarm mit der Speiseröhre zu verbinden, ist die sogenannte Roux-Y-Form (nach dem Schweizer César Roux (1857–1934) benannt) die heute am häufigsten angewandte Form.

In den Anfängen der Chirurgie war es üblich, jede Operationsvariante mit dem Namen des Erstbeschreibers zu belegen. Neben ganz praktischen Erwägungen – kleine Varianten müssten sonst

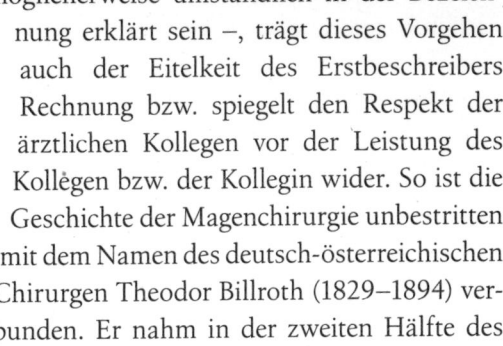

möglicherweise umständlich in der Bezeichnung erklärt sein –, trägt dieses Vorgehen auch der Eitelkeit des Erstbeschreibers Rechnung bzw. spiegelt den Respekt der ärztlichen Kollegen vor der Leistung des Kollegen bzw. der Kollegin wider. So ist die Geschichte der Magenchirurgie unbestritten mit dem Namen des deutsch-österreichischen Chirurgen Theodor Billroth (1829–1894) verbunden. Er nahm in der zweiten Hälfte des

19. Jahrhunderts in Wien erstmals erfolgreiche Teilentfernungen des Magens und der Speiseröhre vor. Zwei Varianten des Dünndarm-Anschlusses an den Magen nach einer Magenteilentfernung werden auch heute noch Billroth I und Billroth II genannt. Bei der Billroth-I-Operation wird der verbliebene Magenanteil direkt wieder an den Zwölffingerdarm angeschlossen, bei der Billroth-II-Operation hingegen an einen etwa 40 Zentimeter tiefer gelegenen Dünndarmabschnitt.

Operationen am Magen, insbesondere Teilentfernungen, sind zweifelsfrei auch deshalb eng mit der erfolgreichen Entwicklung der großen Bauchchirurgie verknüpft, weil Operationswunden am Magen besonders gut heilen. Der Grund hierfür liegt in der dicken und festen Magenwand, die zudem noch sehr gut mit Blut versorgt ist − beides wesentliche Voraussetzungen für den Genesungsprozess eines Patienten, auch unter widrigen Umständen, wie sie wohl Mitte des 19. Jahrhunderts vorherrschten. Nadel- und Fadenmaterial waren vergleichsweise schlecht, die Vorstellungen von sterilen Operationsbedingungen waren wenig verbreitet. So war es üblich, die Magenwand dreifach zu nähen, um Festigkeit und Dichtigkeit gegen die im Inneren befindliche Magensäure und den Nahrungsbrei zu gewinnen. Damals wie heute ist die Undichtigkeit der Naht an der neuen Verbindung zwischen Magen und Dünndarm die gefürchtetste chirurgische Komplikation. Heute nähen wir den Magen im Gegensatz zu früher nur noch einreihig. Sterile Bedingungen, beste anatomische und physiologische Kenntnisse und exzellentes Nahtmaterial ermöglichen dies.

Bis Mitte des 19. Jahrhunderts gab es kein »richtiges« chirurgisches Nahtmaterial. 1860 wurde Catgut als erstes echtes Nahtmaterial aus Katzendärmen, später aus Schafs- und Rinderdärmen, eingeführt. Bis dahin behalf man sich mit (nicht sterilen) Pflanzenfasern, Haaren oder Tiersehnen, selten auch mit Silberdrähten; älteste Berichte gehen bis auf die alten Ägypter zurück.

Berichte aus China beschreiben das Abbinden von Blutgefäßen mit Seide. Auch Catgut war zunächst nicht steril. Im 19. Jahrhundert versuchte man mit Karbolsäure bzw. Karbolspray mehr oder weniger erfolgreich Catgut im OP-Saal zu desinfizieren. »Steril« bedeutet, dass keinerlei vermehrungsfähige Keime vorhanden sind. Desinfizieren heißt eine Keimreduktion durchzuführen, sodass (möglichst) keine Infektion mehr auftreten kann. Meist bedeutet das eine Keimreduktion um den Faktor 10^5, das heißt, von 1.000.000 Keimen bleiben noch zehn übrig. Händewaschen schafft eine Keimreduktion um den Faktor 10^2. Chirurgen desinfizieren (nicht sterilisieren!) heutzutage ihre Hände – bevor sie den OP-Saal betreten und anschließend sterile OP-Handschuhe anziehen – üblicherweise mit hochprozentigen, meist 60- bis 80-prozentigen Alkoholen oder anderen Substanzen. Wie wichtig das Desinfizieren der Hände ist, wurde tatsächlich erst Mitte des 19. Jahrhunderts erkannt. Der in Wien tätige ungarische Frauenarzt Ignatz Philipp Semmelweis, auch als »Retter der Mütter« berühmt geworden, erkannte 1847, dass allein durch das Desinfizieren der Hände der Geburtshelfer mit Chlorkalk sich das seinerzeit so bedrohliche Kindbettfieber in den meisten Fällen vermeiden ließ. Damals starb mancherorts fast die Hälfte aller Frauen an Unterleibsinfektionen nach der Geburt durch Keime, die über die Hände der behandelnden Ärzte übertragen wurden. Es sollte aber auch hier einige Jahrzehnte dauern, bis sich diese These der krank machenden Keime allgemein durchsetzte. Ganz nach dem Tenor: »Es kann nicht sein, was nicht sein darf« – die Vorstellung, dass ausgerechnet die Ärzte selbst verantwortlich für das Kindbettfieber waren, war damals wohl nicht akzeptabel.

Mit Chromsalzen, die auch beim Gerben von Leder verwendet werden, gelang es schließlich 1881, die Catgutfäden der Chirurgen widerstandsfähiger gegen die enzymatische Auflösung im Körper zu machen. Es sollte aber noch bis 1908 dauern, bis Catgut industriell und steril hergestellt werden konnte. Seit 1935 gibt es auch synthetisches Nahtmaterial (Perlon, Nylon), seit etwa 1970 zudem auch solche synthetischen Nähte, die sich im Körper selbst auflösen.

Auch die Vollnarkose als Grundvoraussetzung für größere Operationen am Bauch steckte damals noch in ihren Kinderschuhen. Bis Mitte des 19. Jahrhunderts waren Operationen gleich welcher Art immer mit starken Schmerzen verbunden. Viele Kranke zogen Siechtum und einen langsamen Tod einer qualvollen Operation vor. Das sollte sich am 16. Oktober 1846 ändern. Vor einem interessierten Publikum entfernte der US-Chirurg John Collins Warren (1778–1856) schmerzfrei einen Kiefertumor – in Äthernarkose, die der ebenfalls US-amerikanische Dentist William Morton (1819–1868) vornahm. Die Idee dazu war William Morton angeblich auf einem Jahrmarkt gekommen, als er sah, dass Menschen, die sich an Äther berauschten, scheinbar kleinere Verletzungen nicht spürten.

In Vollnarkose durchgeführt, ist die komplette Entfernung des Magens in den Händen eines erfahrenen Chirurgen heute eine Standardoperation. Schon am Tag nach der Operation darf der Patient wieder trinken, rasch danach auch flüssige Kost wie etwa klare Suppe oder Joghurt zu sich nehmen. Erstaunlicherweise geht es auch ohne Magen ganz gut. Da der Magen etwa ein bis zwei Liter Volumen fasst, fehlt aber nun eben dieses Reservoir. Ganz gleich welche Form des Dünndarm-Anschlusses an die Speiseröhre der Chirurg auch wählt, Volumen ist ein Problem. Meist lässt sich das durch mehrere kleine Mahlzeiten (am besten sechs oder mehr anstelle von drei großen) ausgleichen. Viele Patienten berichten über eine ungewollte Abnahme um etwa zehn

Prozent ihres ursprünglichen Körpergewichts. Genau gegensätzlich zu allen üblichen Abnehm- und Diätprogrammen sollten Patienten nach der kompletten Entfernung ihres Magens also auf eine hochkalorische Ernährung achten. Gleichzeitig sollte die Ernährung natürlich ausgewogen sein, das heißt auch eiweiß-, vitamin- und ballaststoffreich. Eine Patientin erzählte mir, dass es ihr als Vegetarierin besonders schwerfiel, ihr Gewicht zu halten – die Lösung hätte ein Becher pure Sahne pro Tag gebracht. Not macht erfinderisch.

Feste Nahrung muss sehr gut gekaut sein, denn die neue Verbindung zwischen Speiseröhre und Dünndarm kann gern einmal etwas eng sein und lässt sich schlecht dehnen, wenn ein größerer »Brocken« von oben kommt. Langfaserige Nahrungsmittel, wie Spargel oder Orangen, sind daher ebenso problematisch wie faseriges Fleisch. Vereinfacht gesagt kann alles, was sich nicht zu einem feinen Brei im Mund zerkauen lässt, Menschen ohne Magen Schwierigkeiten bereiten. Stark blähende Nahrungsmittel, wie bestimmte Kohlsorten, Zwiebeln oder Hülsenfrüchte sind ebenso mit Vorsicht zu genießen.

Besonders gut geeignet sind weich gekochtes Gemüse, wie etwa Karotten in Kombination mit Energieträgern wie weichen Kartoffeln, Kartoffelbrei, Reis und Nudeln. Gedünsteter fettarmer Fisch und durchgekochtes mageres Fleisch haben sich bewährt. Milchprodukte, wenn sie gut vertragen werden, bieten eine willkommene Ergänzung. Ähnlich wie beim nicht operierten Patienten sind auch Fette, vorzugsweise pflanzliche, wichtig, denn sie sind energiereich. Manche Patienten reagieren auf zu viel Fett jedoch mit Durchfällen, sodass man sich hier individuell buchstäblich herantasten muss. Kurios ist auch, dass Nahrungsmittel, die man vorher ohne Einschränkungen vertragen hat, häufig nicht mehr gut vertragen werden und umgekehrt. Manche Patienten erzählen, dass sich auch der Geschmack ändert. Während sie früher bestimmte Gemüsesorten, wie gekochte milde Paprika nicht mochten, schmecken und bekommen sie ihnen nun ganz wunderbar. In den allermeisten Fällen dauert die Umstellung und Gewöhnung an die neue Ernährung viele Monate, bei manchen sogar ein halbes Jahr oder länger. Auch ist der Magen-Darm-Trakt häufig sehr empfindlich gegenüber Veränderungen in seiner Umwelt. Entsprechend gibt es, insbesondere in der Anfangszeit, gute und schlechte Tage. Übelkeit, Erbrechen, Blähungen und Durchfälle können Folge von anfänglichen Unverträglichkeiten sein. Hier gilt es, vorsichtig mit »harmlosen« Nahrungsmitteln weiterzumachen, lieber einen Schritt zurück, mal einen Tag etwas weniger essen, vielleicht nur eine Suppe. Fenchel, Anis oder Kümmel können gegen Blähungen und Bauchkrämpfe helfen. Gelingt es nicht, über »normale« Nahrung eine ausreichende Kalorienmenge aufzunehmen, kann versucht werden, durch hochkalorische, eiweißreiche Trinklösungen (sogenannte Astronautenkost) Abhilfe zu schaffen. Diese gibt es immerhin in unterschiedlichen Geschmacksrichtungen, häufig werden sie aber als übermäßig süß empfunden. Trinken ist in jedem Fall wichtig, möglichst Flüssigkeiten ohne Kohlensäure. Außerdem sollte man Essen und Trinken voneinander trennen; also nicht zum Essen trinken, sondern am besten immer eine halbe Stunde danach – sonst ist man schon vom Trinken satt, hat aber kaum Kalorien zu sich genommen. Auch schlägt Geruch häufig auf den Appetit, sodass geruchsarme Speisen oftmals besser und in größerer Menge gegessen werden können.

Neben der auf viele kleine Mahlzeiten verteilten, ausgewogenen und energiereichen Ernährung spielen noch andere Aspekte eine Rolle. Im Magen wird der sogenannte Intrinsic Factor gebildet, der sich mit dem mit der Nahrung aufgenommenen Vitamin B_{12} verbindet und so dessen Aufnahme im Dünndarm ermöglicht. Fehlt der Intrinsic Factor nach einer Magenentfernung, kann entsprechend auch Vitamin B_{12} nicht mehr aufgenommen werden. Da dieses Vitamin vor allem für die roten Blutkörperchen und für Nerven wichtig ist, kommt es durch einen Mangel zur Blutarmut (Anämie) und zu Nervenschädigungen. Müdigkeit,

Händekribbeln, Zungenbrennen und Gangunsicherheiten sind häufig die Folge. Eine Lösung ist, Vitamin B$_{12}$ zukünftig alle ein bis drei Monate in den Oberarm- oder Gesäßmuskel zu spritzen. Auch die Eisenaufnahme ist manchmal nach einer Magenentfernung beeinträchtigt – auch das führt zu Blutarmut. Eisenpräparate in Kapselform helfen. Häufig beobachten wir zudem einen Kalziummangel, der zu Osteoporose (Knochenschwund) führen kann. Kalzium ist wichtig für unsere Knochen. Regelmäßig sollte daher auf einen Ausgleich mit Kalzium geachtet werden. Gar nicht so selten erzählen Patienten nach der Operation davon, dass ihnen die Haare ausfallen. Zum Glück geschieht dies meist nur vorübergehend, sodass wir die betroffenen Patienten beruhigen können.

Kann man den Tumor aushungern?

Leider gibt es keine seriösen Untersuchungen, die belegen, dass ein richtiges Aushungern eines Tumors durch eine Low-Carb-Diät (das heißt kohlenhydrat- bzw. zuckerarm) oder durch andere Diäten beim Menschen möglich ist. Eine zuverlässige Diät, die einen Tumor schrumpfen lässt, gibt es also bis heute nicht. Untersuchungen an Tieren (vor allem Mäusen) zeigen allerdings, dass eventuell eine kohlenhydratarme und gleichzeitig eiweißreiche Ernährung einen günstigen Einfluss auf eine Tumorerkrankung haben könnte. Intervallfasten, das heißt, ein bis zwei Tage vor und nach einer Chemo- oder Strahlentherapie nichts oder nur sehr wenig zu essen, kann sich aber vorteilhaft auf die Müdigkeit und auf ein allgemeines Schwächegefühl auswirken. Andere Untersuchungen haben gezeigt, dass etwa jeder zweite Patient mit einer Tumorerkrankung versucht, durch Umstellung der Ernährung – das heißt durch Anwendung einer wie auch immer gearteten Diät – seine Erkrankung positiv zu beeinflussen. Solange eine ausreichende Kalorienzufuhr und eine ausgewogene Ernährung dabei gewährleistet sind, ist aus medizinischer Sicht nichts gegen eine Diät einzuwenden. Die meisten Diäten stellen zudem allgemeingültige, die

Gesundheit fördernde Aspekte in den Vordergrund – sie sind in der Regel gemüse- und vitaminreich, und daher auch ärztlich zu befürworten. Da insbesondere Patienten mit Tumoren des Magens aber eher damit zu kämpfen haben, ihr Körpergewicht zu halten, sollten diese auf keinen Fall eine kalorien- oder kohlenhydratarme Diät anwenden. Der Grund ist offensichtlich: Allein schon durch die Entfernung des Magens kommt es zu einer starken Beeinträchtigung des Appetits und der Möglichkeit ausreichend zu essen. Daher gilt ganz im Gegenteil: Am Magen operierte Patienten sollten besonders darauf achten, sowohl von der Qualität als auch von der Quantität her ausreichend zu essen – was für die meisten bedeutet: so viel wie möglich.

Warum gibt es keine Magentransplantation?

Mythen und Legenden um die Verpflanzung von ganzen Organen gehen zurück bis ins Altertum. Bereits im 3. Jahrhundert vor Christus soll der chinesische Arzt Pien Ch'iao (401–310 v. Chr.) die Herzen zweier Menschen ausgetauscht haben. Tatsächlich gelang das aber erst in der zweiten Hälfte des letzten Jahrhunderts, zuerst bei der Niere, später auch bei anderen Organen. 1967 erfolgte die aufsehenerregende, weltweit erste Herztransplantation durch Christiaan Barnard (1922–2001) in Kapstadt. Er prägte auch eine neue Sichtweise auf das Herz, auch innerhalb der Ärzteschaft. Lange Zeit wurde das Herz als das »besondere« Organ im Körper angesehen, sogar als der Sitz der Seele. Er entmystifizierte es mit dem Satz »It is just a pump.« – Es ist nur eine Pumpe. Vor seinem ehemaligen Büro im Groote Schuur Hospital hängt auch heute noch eine Fotografie von ihm, die mit diesem Zitat untertitelt ist. Fasziniert und angezogen von den chirurgischen Errungenschaften in Kapstadt verbrachte ich während meiner

Ausbildung zum Arzt vier Monate in der Abteilung für Herzchirurgie am Groote Schuur Hospital. Mit einer für heutige Verhältnisse unglaublichen Begeisterung wurde hier Tag und Nacht gearbeitet und geforscht – Freizeit war ein Fremdwort. Assistenzärzte arbeiteten durchschnittlich 100 Stunden die Woche, um sich um die Patienten zu kümmern und nebenbei die Forschung und Wissenschaft voranzubringen.

Organtransplantation ist nicht so einfach

Das Hauptproblem bei der Organverpflanzung ist, dass der Körper fremde Organe nicht ohne Weiteres akzeptiert. Bei eigenen »Ersatzteilen« ist das natürlich kein Thema. Regelmäßig wird deshalb beispielsweise Haut von einer Stelle am Körper an eine andere verpflanzt. Stammt das Organ von einem »Fremden«, bekämpfen Antikörper und Immunzellen dieses Organ, sodass es schnell zerstört wird. Je ähnlicher sich Spender und Empfänger immunologisch gesehen sind, desto größer ist die Chance, dass das Organ akzeptiert wird. Bei eineiigen Zwillingen funktioniert es daher exzellent, bei normalen Geschwistern schon erheblich schlechter und bei unterschiedlichen Spezies gar nicht. Könnten wir etwa Schweinenieren oder -herzen transplantieren, gäbe es keine Organknappheit mehr. Jeden Tag sterben in Deutschland drei Patienten auf der sogenannten Warteliste, weil sie nicht rechtzeitig ein Ersatzorgan bekommen. Diese Situation ist der Grund, warum aus medizinischen, ethischen und juristischen Gründen seit Jahren um die Regelung gerungen wird, wie denn mehr Organspender gewonnen werden können. Wie im Januar 2020 im Bundestag beschlossen, wird es auch in Zukunft in Deutschland bei der sogenannten Zustimmungslösung bleiben. Möchte also jemand nach seinem Tod Organe spenden, muss er dem zu Lebzeiten aktiv zustimmen.

Wenn wir von Organtransplantation sprechen, meinen wir eigentlich die Organe Herz, Lunge, Leber, Niere, Bauchspeicheldrüse und Dünndarm. Da aber hauptsächlich fremde Organe transplantiert werden – eineiige Zwillinge sind einfach zu selten –, müssen die Patienten, die das Organ erhalten, starke Medikamente gegen die drohende Abstoßung einnehmen. Diese Medikamente halten das Immunsystem in Schach. Die Kehrseite der Medaille ist, dass unser Immunsystem auch an anderer Stelle gebraucht wird. Immunzellen brauchen wir vor allem, um uns gegen Infektionen zu wehren, in einem geringen Maß auch, um Tumorzellen in ihrer Entstehung abzufangen. Entsprechend sind Patienten nach einer Organtransplantation sehr stark infektionsgefährdet und haben, über Jahre betrachtet, ein erhöhtes Risiko für Krebserkrankungen. Eine Organtransplantation macht man daher nicht einfach so. Der Grund, warum ein solcher Eingriff aus medizinischen Überlegungen durchgeführt wird, ist, ganz nüchtern betrachtet, dass transplantierte Patienten länger leben und/oder eine höhere Lebensqualität haben als Nichttransplantierte. Bei einigen Organen nimmt gerade das Thema Überleben dramatische Züge an: Patienten, die eine Herz-, Lungen- oder Lebertransplantation benötigen, haben häufig keine Alternative; sie würden in Kürze ohne ein neues Organ sterben. Bei der Niere und der Bauchspeicheldrüse sieht es etwas anders aus. Glücklicherweise gibt es beim Nierenversagen die Blutwäsche, Dialyse genannt, und bei Versagen der Bauchspeicheldrüse – es geht hierbei um die Blutzuckerkontrolle – gentechnisch hergestelltes Insulin. Patienten nach einer Nierentransplantation haben eine bessere Lebensqualität als Dialysepatienten, denn sie müssen nicht mehr zwei- oder dreimal wöchentlich für mehrere Stunden an die Dialysegeräte angeschlossen werden, zudem ist auch ihre Lebenserwartung höher. Während etwa die Nierentransplantation häufig durchgeführt wird, ist die Verpflanzung des Dünndarms eine Rarität – sie wurde in den Jahren 2015 bis 2018 in Deutschland insgesamt nur elfmal durchgeführt. Zum Vergleich: Allein 2018 wurden 2291 Nieren transplantiert. Die Dünndarmtransplantation ist deshalb so selten, weil sie technisch schwierig ist, es wenig Erfahrung und Standards zur Durchführung gibt, die Erfolgsquoten im Vergleich zu anderen Organen schlecht sind und die Komplikationsraten hoch. Es will also gut überlegt sein, wann eine Organtransplantation sinnvoll ist und wann nicht.

Macht eine Magenverpflanzung Sinn?

Vermutlich könnte man einen Magen transplantieren – macht man aber nicht, denn wir können ganz gut ohne Magen leben. Unter Abwägung der medizinischen Vor- und Nachteile wird daher eine Magentransplantation nicht durchgeführt, eine Verpflanzung der Speiseröhre im Übrigen auch nicht. Der gesundheitliche Preis, den ein »Magenempfänger« zahlen müsste, wäre viel zu hoch: Abstoßungsrisiko, Infektionsrisiko, Tumorrisiko. Jede Abstoßung ist durch die starken Reaktionen im Köper potenziell lebensbedrohlich, jede Infektion bei geschwächtem Immunsystem oder Tumorerkrankung sowieso. Ein wichtiger Aspekt, der bei Überlegungen zur Transplantation immer eine Rolle spielt, ist auch die Ursache, warum ein Organ nicht mehr funktioniert oder verloren gegangen ist. Ist Krebs die Ursache, kommt eine Transplantation erst nach einigen Jahren infrage, wenn der Krebs besiegt ist. Bis dahin hat sich der Körper aber längst an die neuen Umstände ohne Magen gewöhnt. Da beim Magen Krebs nahezu der einzige Grund für seine komplette Entfernung darstellt, wäre eine Magentransplantation also erst nach mehreren Jahren sinnvoll. Würde man früher transplantieren, könnte der noch nicht ausgeheilte Krebs sofort wieder »aufflackern«, da durch die erforderlichen starken Medikamente das Immunsystem »herunterreguliert« wird. An einer Magentransplantation wird auch nicht geforscht, es wird sie also auch auf lange Sicht nicht geben.

Black Box Bauch – und wie Botox verschlossenen Mägen helfen kann

»Sorgt für eure Gesundheit,
ohne diese kann man nicht gut seyn.«

Friedrich Schiller (1759–1805)

Komplizierte Schmerzwahrnehmung

Wenn Patienten zu mir kommen und über Schmerzen klagen, dann bin ich mir immer im Klaren, dass Schmerzen zunächst von jedem Betroffenen anders wahrgenommen, anders gefühlt und anders beurteilt werden. Es ist mir sehr wichtig, unvoreingenommen vorzugehen, zusammen mit meinen Kolleginnen und Kollegen die Betroffenen – wenn erforderlich – zu beruhigen oder ihnen Mut zu machen. Und noch eines ist wichtig: sich Zeit zu nehmen. Zeit, die trotz vollem Termin- und OP-Kalender notwendig ist, um ein medizinisches Urteil abgeben und eine ärztliche Entscheidung treffen zu können. Wir Ärzte bezeichnen Schmerzen, die von den inneren Organen ausgehen, als viszerale Schmerzen (von lateinisch *viscera*: Eingeweide). Die Art der Nervenversorgung bringt es mit sich, dass wir Menschen diese Schmerzen schlecht lokalisieren können. Häufig werden solche Schmerzen als dumpf beschrieben. Im Gegensatz dazu kann der oberflächliche somatische Schmerz, der beispielsweise durch Schmerzfasern in der Haut ausgelöst wird, sehr exakt lokalisiert werden. Wir können also mit geschlossenen Augen sehr genau sagen, ob uns die Nase, der kleine

Finger oder die große Zehe wehtut. Im Bauch geht dies nicht – wir können nicht sagen, ob der Magen schmerzt (auch, wenn wir das vielleicht meinen) oder der Zwölffingerdarm oder die zweite oder siebte Darmschlinge.

Der »akute Bauch«

Da es natürlich relevant ist, was im Bauch wehtut, wir aber das Geheimnis dieser Black Box nicht ohne Weiteres lüften können, gibt es in der Medizin einen eigenständigen Begriff für medizinisch relevante, plötzlich aufgetretene starke Bauchschmerzen: das »akute Abdomen«. Manchmal hilft uns eine anatomische Besonderheit weiter, man könnte fast sagen, eine »Sparversion« bei der Rückenmarksanlage. Nervenfasen aus dem Bauchraum werden im Rückenmark auf die gleichen Nervenbahnen Richtung Gehirn geschickt wie Hautnerven. Die Folge ist, dass unser Gehirn nicht richtig unterscheiden kann, ob die Schmerzen von einem inneren Organ oder von einem bestimmten Hautareal kommen. Schmerzreize aus einem inneren Organ werden so einem bestimmten Hautabschnitt zugeordnet, den sogenannten Head'schen Zonen. So kommt es, dass zwar Magenschmerzen tatsächlich häufig auf die Magenregion und den linken Oberbauch projiziert werden, Schmerzen der Gallenblase und des Zwerchfells aber in die Schulter ausstrahlen. Eine beginnende Blinddarmentzündung – der Blinddarm liegt bekanntermaßen im rechten Unterbauch – kündigt sich häufig mit Schmerzen um den Nabel oder gar im Oberbauch an. Die Head'sche Zone des Blindarms, also das korrespondierende Hautareal, das seine Nerven gemeinsam mit den Nervenfasern des Blindarms im Rückenmark verschaltet, liegt oberhalb des Nabels. Im Brustkorb gilt das Gleiche. So kann sich ein Herzinfarkt mit ausstrahlenden Schmerzen ins linke Ohr oder in den linken Arm ankündigen. Die Verwirrung wird komplett, wenn man bedenkt, dass Schmerzen aus dem Brustraum sogar als Bauchschmerzen empfunden werden können. Ein sogenannter

Hinterwandinfarkt des Herzens oder eine Lungenentzündung in den unteren Abschnitten der Lunge kann Ursache eines »akuten Abdomens« sein. Diese Besonderheit des Bauch- und Brustraums, welche die Zuordnung von Schmerzen zu einem bestimmten Organ zum Teil schwierig macht, ist ein entscheidender Grund dafür, dass heute Krankenhaus-Notaufnahmen der Inneren Medizin und Chirurgie gern gemeinsam organisiert werden. Bei einem unklaren Fall mit starken Bauchschmerzen sollten daher immer ein Internist (Facharzt für Innere Medizin) und ein Chirurg gemeinsam den Bauch beurteilen.

Ich kann mich an mehrere Fälle erinnern, als ich zusammen mit anderen Ärzten anhand der körperlichen Untersuchung überzeugt war, wir hätten es mit einem schweren, sofort operationspflichtigen Notfall des Bauches zu tun. Der Blick eines aufmerksamen Kollegen auf die Laborergebnisse und das EKG hat den Patienten gerade noch auf dem Weg in den OP abgefangen – mit der Diagnose »frischer Herzinfarkt«. Statt wegen eines vermuteten Magengeschwürs in den OP ging es direkt auf die Intensivstation, denn Rhythmusstörungen des Herzens mit nachfolgendem Herzversagen sind die gefährlichste Komplikation des Herzinfarktes. Ein fataler Irrtum wurde gerade noch rechtzeitig erkannt. Ein anderer Fall: Ein junger Mann mit Oberbauchschmerzen nach einer Feier mit viel zu viel Alkoholkonsum am Vortag wurde in der Notaufnahme den internistischen Kollegen »überlassen«. Man hatte sich auf die Durchführung einer Magenspiegelung als nächste Maßnahme geeinigt. Diese sollte anschließend Zeichen einer Magenschleimhautentzündung ergeben – nicht verwunderlich nach Alkoholgenuss. Der Patient kam zur Überwachung auf die »Normalstation« und bekam sogenannte Säureblocker als Magenschutz und leichte Schmerzmittel verabreicht. Zwölf Stunden später, als die anhaltenden und inzwischen auch stärkeren Schmerzen den Stationsarzt im Rahmen der Morgenvisite zu einer genauen Zweituntersuchung veranlassten, erschrak dieser. Im gesamten

Bauchraum hatten sich die Beschwerden ausgebreitet. Bei der Untersuchung verkrampfte sich die Bauchmuskulatur, kaum dass der Bauch berührt wurde. Wir nennen das »Abwehrspannung« oder auch Peritonismus. Ein hinzugerufener Chirurg stellte die sofortige OP-Indikation. War bei der Magenspiegelung etwas passiert? Gar ein Magendurchbruch? Die Notoperation über eine über den Nabel durchgeführte Bauchspiegelung zeigte zur Überraschung aller einen Blinddarmdurchbruch mit Bauchfellentzündung und Eiter im gesamten Bauchraum. Zum Glück konnten wir den Patienten retten. Der Blinddarm wurde in üblicher Manier entfernt und der Bauchraum mit mehreren Litern Kochsalzlösung gespült, bis alles wieder sauber war. Eigentlich wurde gar nicht der Blinddarm entfernt, sondern der Wurmfortsatz, der vom eigentlichen Blinddarm abgeht. Der Blinddarm ist der Anfangsteil des Dickdarms, in den der Dünndarm mündet. Entzündet ist – anders als es die deutsche Bezeichnung vermuten lässt – aber der Wurmfortsatz oder Anhang, lateinisch Appendix. Heute wird meist kein Schnitt mehr im rechten Unterbauch gemacht, sondern der Wurmfortsatz minimal-invasiv, das heißt in Schlüssellochtechnik operiert. Unter Kamerakontrolle wird der Wurmfortsatz dazu über zwei kleine Schnitte im Unterbauch mit dünnen, etwa 30 Zentimeter langen Instrumenten aufgesucht, von der eigenen Blutversorgung gekappt, nach Unterbindung des Abgangs vom Blinddarm mit einer Schere abgetrennt und aus dem Bauchraum entfernt. Begleitet von einer Antibiotikatherapie erholte sich der Patient binnen weniger Tage vollständig. So konnte er bereits nach vier Tagen wieder aus dem Krankenhaus entlassen werden. Eine zehn Tage später erfolgte Nachuntersuchung ergab, dass alles komplikationslos verheilt war. Solche Beispiele zeigen, wie schwierig es manchmal ist, selbst bei viel Erfahrung eine richtige Diagnose zu stellen, wenn ein Patient über Bauchschmerzen klagt. Häufig müssen verschiedene Untersuchungsmethoden zurate gezogen werden, um auf die korrekte Diagnose zu kommen und überhaupt das betroffene Organ zu identifizieren. Im Oberbauch, also oberhalb des Nabels, können Erkrankungen der Leber, Galle, Bauchspeicheldrüse und des Magens ähnliche Symptome hervorrufen. Entsprechend können sich Beschwerden im Unterbauch darstellen; insbesondere bei Frauen. Hier spielen ja neben den bei beiden Geschlechtern vorhandenen Organen Blase und Darm zusätzlich noch die weiblichen Geschlechtsorgane, vor allem Eierstock, Eileiter und Gebärmutter mit hinein. Auch eine Bauchhöhlenschwangerschaft – wenn sich also die befruchtete Eizelle nicht in der Gebärmutter, sondern in der Bauchhöhle einnistet – kann zu akuten Bauchschmerzen führen. Da ein Schwangerschaftstest auch bei einer Bauchhöhlenschwangerschaft positiv ist, wird bei jüngeren Frauen mit starken Bauchschmerzen, zumindest bevor es in den OP geht, immer ein Schwangerschaftstest durchgeführt. Es ist äußerst wichtig, je nach Alter und Geschlecht an die verschiedensten Ursachen eines »akuten Bauches« zu denken.

Erste Bestandsaufnahme – die W-Fragen

Kommt ein Patient mit starken Bauchschmerzen in die Notaufnahme, muss man sich zuallererst einen Überblick darüber verschaffen, wie akut die Beschwerden sind, sprich: Wie dringlich ist eine Abklärung und Therapie? Der Allgemeinzustand des Patienten gibt einem als Arzt den wichtigsten Anhalt. Kommt der Patient zu Fuß, wirkt gefasst und berichtet, er habe seit zwei Tagen zunehmende Schmerzen, so ergibt das natürlich ein anderes Bild, als wenn der Patient mit dem Rettungswagen eingeliefert wird, kaum ansprechbar ist, ihm der kalte Schweiß auf der Stirn steht und er sich wimmernd und gekrümmt den Bauch hält. In der Notaufnahme werden sofort die wichtigsten Körperfunktionen gecheckt, die sogenannten Vitalzeichen. Bewusstsein – ist der Patient ansprechbar und orientiert –, Atmung, Puls und Blutdruck werden erfasst. Im schlimmsten Fall liegt schon ein Schock vor. Dann tickt die Uhr natürlich anders als im ersten Fall. Wesentlich ist, etwas über die Vorgeschichte des Patienten zu erfahren, am besten von ihm selbst, oder wenn das nicht möglich ist, von Angehörigen. Wann, wo und wie haben die Schmerzen angefangen? Vor zwei Stunden, vor zwei Tagen oder bestehen sie schon länger?

Ich erinnere mich an eine kuriose Begebenheit während meines ersten Praktikums bei einem Hausarzt in München, als ich mich 1987 im fünften Semester des Medizinstudiums befand. Es war an einem Montagmorgen, als ein älterer Herr in die Praxis kam – er war zuvor noch nie dort – und über stärkste linksseitige Flankenschmerzen klagte. Bevor wir auch nur einen weiteren Satz sprachen bzw. den Patienten untersucht hatten, legten wir uns schon vor unserem inneren Auge auf eine Nierenkolik fest. Auf die Frage, ob er das denn schon einmal gehabt hätte bzw. seit wann er denn die Beschwerden hätte, antwortete der Patient, ohne mit der Wimper zu zucken: »Herr Doktor, dat war der Russe 42, da bin ick durch einen Granatsplitter verletzt worden.« Wir konnten es nicht glauben. Habe sich denn irgendetwas verändert, oder sei es jetzt besonders schlimm? Darauf antwortete der Patient, es sei eigentlich alles so, wie seit mehr als 40 Jahren. Alle paar Tage würde es ihm fürchterlich »reinfahren« in die Flanke, es verginge jedoch auch nach ein paar Stunden wieder von allein. Alle anderen Ärzte hätten gesagt, man könne nichts machen, es seien Nervenschmerzen nach der Kriegsverletzung. Ein Neurologe hätte ihm auch schon einmal etwas verordnet, das hätte aber nicht geholfen. Dieser wollte ihn auch zu einem Schmerztherapeuten schicken, aber das wolle er nicht. Wir waren ein bisschen irritiert, es war aber klar, dass der Patient sich nicht wirklich eine heilende Therapie von dem Praxisbesuch versprach, sondern einfach einen neuen Hausarzt aufsuchen wollte – vielleicht auch, um zu sehen, was der »Neue« denn dazu sagen würde. Die sogenannten »W«-Fragen – also wer, wie, wo, wann, was – können, wie man sieht, auch in einem ärztlichen Gespräch gar nicht hoch genug eingeschätzt werden.

Körperliche Untersuchung

Nach der Anamnese, also der Erfassung der Krankenschichte im persönlichen Gespräch, muss als Nächstes die körperliche Untersuchung folgen. Wie sieht der Bauch aus, ist er gebläht oder eingefallen, welche Farbe hat er, ist er bläulich livide (bläulich-violett, schlecht durchblutet, fahl) oder rosig, finden sich Narben oder sieht man Zeichen einer schweren Leberschädigung. Ein eingefallener Bauch – im Liegen lässt sich das ganz gut erkennen – spricht selten für eine akute Funktionsstörung des Magens oder Darms. Diese akute Störung geht fast immer mit einer Flüssigkeits- und Gasansammlung in diesen Organen einher. Das bläht den Bauch auf. Ein eingefallener Bauch spricht eher für eine chronische Störung, bei der der Patient über einen längeren Zeitraum kaum etwas zu sich genommen hat oder vielleicht sogar durch eine Tumorerkrankung stark an Gewicht verloren hat. Eine livide Verfärbung der Bauchhaut ist selten und verheißt meist auch nichts Gutes, weil der Kreislauf nicht mehr richtig zu funktionieren scheint, etwa bei einem Schockzustand. Entscheidend bei akuten Schmerzen ist nach etwaigen Narben zu suchen. Sie geben uns Ärzten Aufschluss über mögliche vorausgegangene Operationen. Eine klassische Blinddarmnarbe ist unverkennbar und charakteristisch. Schwieriger wird es dann schon mit großen Narben in der Mitte des Bauches oder bei vielen kleinen Narben nach modernen minimal-invasiven Operationen. Hier muss die Anamnese helfen, die Voroperation genauer einzugrenzen. Auf die Frage: »Sind Sie schon einmal im Bauch operiert worden?«, kommt manchmal die Antwort: »Ja am Knie, letztes Jahr, sonst aber noch nie.« Die Untersuchung zeigt aber eine Blinddarmnarbe. »Ach so, ja, aber das war als Kind. Zählt das auch?« Es hat sich daher bewährt, Aussagen des Patienten, soweit möglich, durch Erkenntnisse der Untersuchung abzugleichen und gegebenenfalls zu hinterfragen. Häufig haben Patienten tatsächlich lange zurückliegende Ereignisse vergessen, können die Relevanz der Fragen nicht einschätzen oder sind in Anbetracht der Ausnahmesituation, in der sie sich befinden, schlichtweg mit detaillierten Fragen überfordert. Bei unserem Patienten mit der Blinddarmnarbe sollte sich diese Information als äußerst wichtig herausstellen, klagte er doch über rechtsseitige Unterbauchschmerzen. Der Blinddarm konnte es ja nun nicht sein. Eine OP kam daher auch zunächst nicht infrage. Wir veranlassten eine Computertomografie des Bauches und fanden schließlich die Ursache – ein Nierenstein hatte sich im Harnleiter auf halbem Weg zwischen Niere und Blase verklemmt. Eine Bauchoperation war damit definitiv vom Tisch. Nach der Gabe von Schmerzmitteln und krampflösenden Medikamenten rutschte das kleine Steinchen zum Glück von alleine in die Blase und kam auf natürlichem Weg beim nächsten Toilettengang zum Vorschein. Erleichtert und nicht ganz ohne Stolz berichtete der Patient bei der Visite am nächsten Morgen, wie der Stein mit einem hörbaren »Kling« in der Toilettenschüssel landete.

Für ärztliche Experten sind schwere Erkrankungen der Leber – etwa die Leberzirrhose, bei der das normale Lebergewebe durch die chronische Schädigung größtenteils durch Narbengewebe ersetzt ist –, oft schon an der Haut, besonders an der Bauchhaut von Patienten erkennbar. Wir sehen das häufig: Durch den fehlenden Abbau der auch bei Männern in geringer Menge vorkommenden weiblichen Hormone fallen die Bauchhaare aus, man spricht von der Bauchglatze. Häufig sieht man auch eine verstärkte Aderzeichnung auf dem Bauch. Diese wird zum einen durch einen Mangel an Fett- und Muskelgewebe bei Leberzirrhotikern besonders gut sichtbar und zum anderen sind die blauen Adern (Venen) vielfach gestaut, Blut kann durch die vernarbte Leber nicht mehr so gut abfließen – ähnlich wie bei Krampfadern des Magens und der Speiseröhre. Im Extremfall sieht man stark hervortretende, verdickte Adern, besonders um den Nabel herum. Mediziner nennen das ein »Caput medusae«, also den Kopf der Medusa. Medusa ist in der griechischen Mythologie eine Schreckgestalt mit Haaren aus sich windenden Schlangen, bei deren Anblick der Betrachter zu Stein erstarrt.

Ganz so sehr erschrecken wir Ärzte natürlich nicht, das Bild mit den erweiterten Adern und der Vergleich zu den Schlangenhaaren sind jedoch recht eindrücklich.

Bevor mit Errungenschaften der modernen Medizin uns rasch verfügbare Laboruntersuchungen, die Magen- und Darmspiegelung sowie andere technische Verfahren wie Ultraschall, Röntgen, Computertomografie oder Kernspintomografie an die Hand gegeben wurden, waren Ärzte allein auf die Erhebung der Krankengeschichte und ihre Sinne angewiesen. Zu den für den Mediziner wichtigen Sinnen gehören die klassischen fünf Sinne Hören, Riechen, Schmecken, Sehen und Tasten sowie der Temperatursinn. Hören, wenn ein Patient schwer atmet, Riechen, wenn ein Patient alkoholisiert ist, Sehen und Tasten ist klar. Schmecken spielt heute praktisch keine Rolle mehr; früher setzten Ärzte aber auch diesen Sinn ein. Der Ausdruck Diabetes mellitus, »honigsüßer Durchfluss«, kommt aus dem Altgriechischen und Lateinischen und zeigt, dass von der Antike bis zur Neuzeit Ärzte Diagnosen auch durch Geschmacksproben des Urins stellten. Der Temperatursinn wird nicht eingesetzt, um etwa Fieber zu messen – das geht heute natürlich einfacher und genauer –, sondern um bei einer Rötung oder Schwellung erkennen zu können, ob ein bestimmtes Areal am Bauch oder auch am Bein überwärmt ist, wie wir sagen. Schmerzen, Rötung, Schwellung und Überwärmung gelten auch heute noch als klassische Entzündungszeichen und bedürfen zur Diagnose nur der Sinne eines Arztes (siehe auch S. 20 ff.).

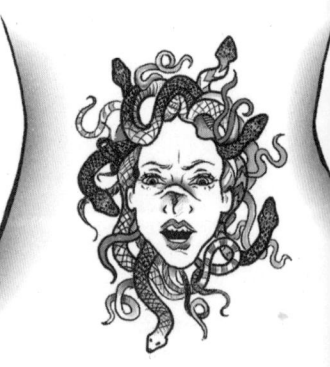

Krampfadern – auch im Magen

Krampfadern, wir Mediziner nennen sie Varizen, kennen die meisten von den Beinen. Aber es gibt auch im Magen und in der Speiseröhre Krampfadern. Entgegen der landläufigen Meinung verursachen Krampfadern keine Krämpfe. Der Ausdruck stammt wahrscheinlich aus dem Althochdeutschen, bedeutet so viel wie »krümmen« und beschreibt den oft geschlängelten Verlauf der erweiterten Blutgefäße.

Schlangenlinien an den Beinen

Krampfadern an den Beinen kommen meist dadurch zustande, dass Venen unter der Haut, die das Blut vom Bein zum Herzen zurücktransportieren sollen, ohne äußere Ursache ausleiern, sich daher »unschön« erweitern und als dicke, zum Teil auch blau durchschimmernde Adern sichtbar werden. Die Ursache liegt in einer Art Bindegewebsschwäche, bei der die Venenklappen, die wie Schleusentore fungieren, nicht mehr richtig schließen und die Venenwand nicht mehr ganz so elastisch ist. Fast jeder fünfte Erwachsene leidet an einer mehr oder weniger schweren Form von Krampfadern. Bei der einfachsten Form sieht man nur die ästhetisch wenig vorteilhaften Besenreiser oder einzelne verdickte Venen. Später kommen häufig schwere Beine durch Wassereinlagerungen dazu, im schlimmsten Fall sogar ein »offenes Bein« mit chronischen Hautwunden, sogenannten Hautgeschwüren. Venen haben keine richtige Muskulatur in ihrer Wand, anders als die Arterien, die das Blut vom Herzen wegtransportieren. Daher ist der Blutstrom in den Beinen in Richtung Herz davon abhängig, dass das Blut durch die umliegenden großen Muskeln nach oben gepumpt wird und gleichzeitig die Venenklappen – der Schwerkraft entgegenwirkend – verhindern, dass das Blut rückwärts fließt und unten in den Beinen versackt. Langes Stehen oder Sitzen mit angewinkelten Hüften und Knien wirkt sich daher besonders ungünstig aus.

Mein erster chirurgischer Lehrer hat uns Assistenzärzten und Patienten daher immer folgenden einfachen Lehrspruch mit auf den Weg gegeben: Dreimal »S«: Sitzen und Stehen sind schlecht. Auch heute noch gehen die Empfehlungen in dieselbe Richtung. Gehen und Laufen fördern die Muskelpumpe, die das Blut indirekt in den Venen in Richtung Herz pumpt, und wirken sich entsprechend günstig aus. Immer die Beine in Bewegung halten ist das Motto. Treppensteigen statt auf der Rolltreppe oder im Aufzug zu stehen, gehört genauso dazu. Auch Sport ist förderlich für unser »Blut-Pumpsystem«. Nachts, wenn wir liegen, kann das Blut besser und einfacher zurückfließen; daher werden »dicke Beine« über Nacht meist auch wieder schlanker. Neben dem Blut wird durch die besseren Abflussbedingungen auch das Wasser, das tagsüber aus den Venen ins Gewebe gedrückt wird, wieder in den Blutkreislauf zurückgeholt. Leider müssen viele Patienten durch die nächtliche Extraportion Wasser aus dem Gewebe häufiger auf die Toilette. Der Körper will sich einfach des überschüssigen Wassers immer gleich wieder entledigen.

Krampfadern müssen, solange sie nur optisch stören, nicht therapiert oder gar operiert werden. Von ihnen geht keine Gefahr aus. Anders sieht es aus, wenn es bereits zu Ödemen, das heißt Wassereinlagerungen, kommt oder wenn man nach längerem Stehen ein Schweregefühl in den Beinen verspürt. Bei Flugreisen, während der Schwangerschaft und bei länger dauernden stehenden Tätigkeiten im Beruf – das gilt gerade auch für unsere Tätigkeit im OP – sind jetzt Kompressionsstrümpfe angeraten. Etwa ein Drittel meiner Kolleginnen und Kollegen trägt Kompressionsstrümpfe während des Operierens. Sie lindern das Schweregefühl und die Wassereinlagerungen. Gravierender wird es, wenn es bereits zu Hautveränderungen kommt, meist erkennbar an rot-bräunlichen Flecken, oder gar zu offenen Wunden. Die bräunlichen Flecken stammen von Eisenablagerungen aus den roten Blutkörperchen. Spätestens jetzt sollte eine Vorstellung beim Chirurgen erfolgen, um die verschiedenen Möglichkeiten der Verödung und Entfernung zu diskutieren. Wirklich wirksame Medikamente gegen Krampfadern gibt es leider nicht, auch wenn manchen Präparaten, wie Extrakten aus der Rosskastanie, ein lindernder Effekt nachgesagt wird.

Gekrümmte Gefäße auch in Magen und Speiseröhre

Bei den Krampfadern in der Speiseröhre und am Mageneingang liegen die Verhältnisse etwas anders. Sie entstehen praktisch nie von allein. Bindegewebsschwäche spielt dabei keine Rolle. Das Blut, welches von der unteren Speiseröhre und Magen in Richtung Herz fließt, muss praktisch immer den »Umweg« durch die Leber nehmen. Für Blut aus dem Darm gilt dasselbe. Denn in der Leber, die so etwas wie unser Biokraftwerk für Stoffwechselprozesse im Körper ist, werden wesentliche Nahrungsbestandteile verarbeitet und gleichzeitig viele Giftstoffe herausgefiltert. Ist die Leber im Sinne einer Leberzirrhose schwer geschädigt und narbig umgebaut, hat es das Blut schwerer, durch die Leber hindurchzufließen. Es entsteht buchstäblich ein Nadelöhr, durch das jetzt das gesamte Blut des Magen-Darm-Traktes hindurch muss. Das Blut staut sich in den Adern des Bauchraumes – wie bei einem aufgestauten Flusslauf, nur dass das Blut nicht über die Ufer treten kann. Die Gefäße werden dick und laufen geschlängelt, genauso wie man es von Krampfadern an den Beinen kennt.

Prinzipiell können die Krampfadern, die sich bis unter die Schleimhaut der Speiseröhre, des Magens und des Darms fortsetzen, überall auftreten. Besonders augenfällig sind sie aber an der unteren Speiseröhre und am Mageneingang. Solche Krampfadern fangen mitunter, anders als die Krampfadern an den Beinen, spontan an zu bluten. Häufig ist die Ursache nicht erkennbar. Im Gegensatz zu den Beinen, wo die Adern von unserer kräftigen Haut geschützt sind, liegen die Krampfadern an Speiseröhre und Magen direkt unter der sehr empfindlichen Schleimhaut. Wird diese angekratzt oder durch Magensäure angegriffen, blutet es schnell und leider häufig auch stark. Die Blutung kann so stark sein, dass Patienten daran verbluten. Meistens spuckt der Patient Blut. Das Blut kann aber auch den Weg »nach unten« nehmen, bis es im Stuhlgang wieder erscheint, da es nicht richtig verdaut wird. Früher sprach man auch gern von einem Blutsturz, an dem ein Patient mit Leberzirrhose verblutete.

Bemerkt werden solche Krampfadern entweder zufällig im Rahmen einer Magenspiegelung oder tatsächlich dann, wenn sie anfangen zu bluten. Für Patienten mit Leberzirrhose sind akute Blutungen in doppelter Hinsicht gefährlich: Zum einen durch den reinen Blutverlust – jeder Mensch kann verbluten –, zum anderen aber auch durch die Belastung, welcher der Körper und damit die schon geschwächte Leber durch solch ein Ereignis ausgesetzt sind. Die Leber, unser Biokraftwerk, pfeift dann buchstäblich aus dem letzten Loch. Man kann sich das so vorstellen, dass einem Kraftwerk, dem nur noch zehn Prozent seiner Leistung zur Verfügung stehen, plötzlich und über einen längeren Zeitraum Höchstleistungen abverlangt werden. Das Kraftwerk soll bei einem Kälteeinbruch auf –20 °C, am besten zu Weihnachten und Silvester, wenn eine Großstadt beleuchtet und beheizt wird, die Energieversorgung alleine gewährleisten. Kein Wunder, wenn hier die Lichter ausgehen. Die Energieversorgung kollabiert. Mit dem Kraftwerk gehen auch zentrale Schaltstellen in der Stadt kaputt bzw. sind lahmgelegt; ähnlich verhält es sich mit anderen Organen im Körper. Eine Stadt kann sich davon erholen, der Körper häufig nicht. Entsprechend muss im Körper vorgesorgt werden. Medikamente können die Krampfadern lindern, das Blutungsrisiko verringern. Kommt es dennoch zu einer Blutung, können die Krampfadern über eine Magenspiegelung durch Abbinden oder Spritzen von Medikamenten verkleinert werden.

Wenn die Speiseröhre streikt
und den Magen im Stich lässt – Achalasie

Bei der Achalasie öffnet sich der Übergang von der Speiseröhre zum Magen nicht. Der Mageneingang bleibt verschlossen. Beim normalen Schluckakt öffnet sich der sogenannte untere Speiseröhrenschließmuskel, wenn Nahrung von oben kommt, und ermöglicht so den Eintritt in den Magen. Es besteht also bei der Achalasie im Prinzip die gegenteilige Situation wie bei der Refluxkrankheit, bei der der Mageneingang sich gegen ein Zurückfließen der Magensäure nicht mehr richtig verschließt. Die Ursache liegt in einem Mangel an Nervenzellen in der Muskulatur der unteren Speiseröhre. Wie es dazu kommt, ist bis heute nicht geklärt. Vermutlich handelt es sich um eine Form der Entzündung. Die Erkrankung tritt meist erst im Erwachsenenalter auf, Kinder sind in weniger als fünf Prozent der Fälle betroffen. Die Patienten leiden dann unter Schluckstörungen, Schmerzen beim Schlucken und müssen oftmals unverdautes Essen erbrechen. Das Essen gelangt gar nicht erst in den Magen, daher ist es unverdaut. Schmerzen entstehen dann durch Krämpfe, wenn die Speiseröhre versucht den Bissen durch die Engstelle hindurchzupressen. Mit der Zeit weitet sich die Speiseröhre vor der Engstelle. Im Röntgenbild sieht das dann wie ein Sektglas aus; der schlanke Stiel entspricht der Engstelle vor dem Magen.

»Botox« für die Speiseröhre

Heilen kann man die Erkrankung bis heute nicht. Die fehlenden Nervenzellen lassen sich nicht einfach ersetzen, Versuche mit künstlichen Elektroden sind fehlgeschlagen. Zur Linderung der Beschwerden aber gibt es Medikamente, welche die Muskulatur entspannen. Dadurch wird der Übertritt in den Magen erleichtert. Man kann sogar Botulinumtoxin (»Botox«[21]) in den Muskel der Speiseröhre spritzen – übrigens das gleiche Prinzip wie beim

Spritzen von »Botox« im Gesicht. Botulinumtoxin ist ein starkes Nervengift, eines der stärksten, das wir kennen. Spritzt man es unter die Gesichtshaut, glätten sich die Hautfalten durch eine Lähmung derjenigen Muskeln, die eigentlich die Haut zusammenziehen. Hierbei muss das Gift extrem stark verdünnt werden, denn die Giftwirkung von nur einem Gramm reicht, um Millionen von Menschen zu töten. In der Medizin ist es daher auch nur in einer geeigneten Verdünnung erhältlich. Statt ein oder zwei Ampullen, wie üblicherweise eingesetzt, müssten mehr als 50 Ampullen in einer Sitzung gespritzt werden, damit es bei einem Patienten zu einer Vergiftung kommt und somit gefährlich wird. »Botox« ist übrigens ein Produktname, der sich als Synonym für alle Darreichungsformen eingebürgert hat, genauso wie »Tempo« für Papiertaschentücher. Spritzt man »Botox« in die Speiseröhre, wird die Muskulatur des unteren Speiseröhrenschließmuskels gelähmt, der Schließmuskel öffnet sich und die Nahrung kommt wieder leichter in den Magen. Auch die krampfartigen Schmerzen hinter dem Brustbein werden gelindert. Doch unglücklicherweise kann man sich manchmal mit dem leichteren Übertritt in den Magen neu auftretende Refluxbeschwerden einhandeln. Wenn es leichter von der Speiseröhre in den Magen geht, ist leider auch der umgekehrte Weg oft einfacher. Und noch eines: Die »Botox«-Wirkung hält ähnlich wie beim Falten-Wegspritzen nicht dauerhaft an. Nach einigen Monaten geht alles wieder von vorne los.

Aufweitung per Ballon

Aber es gibt noch einen anderen Weg, den Beschwerden der Achalasie zu Leibe zu rücken: die Aufdehnung der Engstelle. Hierzu wird während einer Magenspiegelung ein Ballon in die Speiseröhre vorgeschoben und aufgeblasen. Die Muskelfasern reißen dadurch und der Weg ist wieder frei. Der Eingriff wird in einer leichten Narkose durchgeführt und ist praktisch schmerzfrei. Da der Muskel aber wieder verheilt und sich wie bei einer Narbe zusammenzieht, sind häufig mehrere Sitzungen notwendig. Alternativ zum Aufdehnen – Kritiker sagen auch Aufreißen, denn die Muskelfasern werden nicht gedehnt, sondern zerreißen – kann der Muskel auch kontrolliert durchtrennt werden (»Myotomie«). Dies gelingt entweder von innen nach Eröffnen der Schleimhaut der Speiseröhre oder klassisch von außen. Bei der Technik von außen werden durch eine minimal-invasive Operation in Vollnarkose im Rahmen einer Bauchspiegelung die betroffenen Muskelfasern von einem Chirurgen Schritt für Schritt mit einem Skalpell durchtrennt. In der Regel sind Patienten damit dauerhaft beschwerdefrei.

Historisch nicht sicher belegt ist die erste erfolgreiche Behandlung der Achalasie. Im Jahre 1672 therapierte Sir Thomas Willis einen Patienten mit Schluckstörung und erweiterter Speiseröhre, indem er die Speiseröhre mit einem Walknochen aufdehnte – bestimmt nicht zur Nachahmung empfohlen!

Wenn wir am Ende sind – Body Farm

Wer sich hierunter so etwas wie eine Beautyfarm vorstellt, irrt sich gewaltig. Es geht gerade um das Gegenteil. Body Farmen kümmern sich um uns, wenn alles Irdische vorbei ist. Es handelt sich um spezielle Friedhöfe, auf denen Wissenschaftler den natürlichen Verwesungsprozess von Menschen unter »Realbedingungen« erforschen. Die größte und älteste Body Farm gibt es seit 1971 in Tennessee, USA, wo laufend etwa 40 Leichen vorhanden sind. Einmal im Jahr werden die verwesten Körper in einer Clean-Up-Party »richtig« bestattet oder, je nach dem letzten Willen, einer Skelettsammlung hinzugefügt. Hintergrund sind kriminalistische Untersuchungen zur Feststellung des genauen Todeszeitpunktes. Unterschiedliche Klimabedingungen und Bodenverhältnisse beeinflussen den Zersetzungsprozess erheblich, daher müssen Body Farmen in verschiedenen Gegenden und Ländern etabliert werden. Neben den USA gibt es inzwischen in den Niederlanden, in Australien und England solche Einrichtungen. Es ist leicht nachvollziehbar, dass sich ein Körper im trockenen Sandboden anders verhält als im feuchten Waldboden oder gar im Moor. Die Details, vor allem über einen längeren Zeitraum, sind Experten nicht umfänglich bekannt und sollen so aufgedeckt werden. Allerdings gibt es unter Rechtsmedizinern auch Kritiker, die anzweifeln, ob mit Body Farmen allgemeingültige Aussagen getroffen werden können.

Der Magen gehört ähnlich wie der Darm zu den Organen, die dem Verwesungsprozess am schnellsten unterliegen. Die Bakterien, die natürlicherweise im Magen und Darm vorhanden sind, helfen dabei kräftig mit. Nach dem Zusammenbruch des Kreislaufes beim Herzstillstand nimmt der Magen schon nach wenigen Minuten eine gräulich-fahle Farbe an. Wir Chirurgen kennen das von Operationen, in denen wir die Blutversorgung kappen, um den Magen als Ganzes oder Teile von ihm zu entfernen. Der Verwesungsprozess ist ab diesem Zeitpunkt unumkehrbar. Selbst bei einer erneuten Blutversorgung kann sich das Organ nicht mehr erholen. Ärzte nennen das auch einen Infarkt, so wie wir es von einem Herz- oder Gehirninfarkt kennen. Jedoch anders als bei diesen »sterilen« Organen kann ein auch nur teilweise abgestorbener Magen oder Darm nicht im Körper belassen werden. Durch die Zersetzungsprozesse der Bakterien entstehen, bevor es zu einer Narbenbildung kommen kann, schnell Löcher in der Magen- oder Darmwand, Magen- und Darminhalt treten in die Bauchhöhle aus, es kommt zu einer Blutvergiftung, auch Sepsis genannt. Im Gehirn und im Herz bildet sich nach einem Infarkt eine Narbe, die nicht mehr ihrer ursprünglichen Funktion nachkommt, aber friedlich im Körper ruht.

Bauchspeicheldrüse –
oder: Wie näht man Butter?

»Besonders überwiegt die Gesundheit alle äußeren Güter
so sehr, dass wahrlich ein gesunder Bettler glücklicher ist
als ein kranker König.«

Arthur Schopenhauer (1788–1860)

Volkskrankheit Diabetes

Geht es um den Magen und seine Verdauungsfunktion, so darf
auch die benachbarte Bauchspeicheldrüse nicht fehlen. Die Bauchspeicheldrüse – auch Pankreas genannt – gehört im Vergleich zu
anderen Organen im Körper eher zu den Mauerblümchen. Wenig
spektakulär sitzt das etwa 80 Gramm schwere, durchschnittlich
18 Zentimeter lange, drei Zentimeter breite und ein Zentimeter
dicke Organ zwischen Magen und Zwölffingerdarm auf der Rück-
seite des Bauchraumes. Im Wesentlichen hat die Bauchspeicheldrüse zwei Aufgaben. Zum einen schüttet sie über den Blutkreislauf
Hormone aus, insbesondere das Insulin, das für die Blutzuckerre-
gulation entscheidend ist. Ein Mangel an Insulin (Typ 1) oder –
was heute aufgrund unserer Lebensumstände mit zunehmendem
Übergewicht und Bewegungsmangel häufiger ist – ein mangeln-
des Ansprechen der übrigen Körperzellen auf Insulin (»Insulinre-
sistenz«, Typ 2) führt zur Volkskrankheit Diabetes mellitus, also
zur Blutzuckerkrankheit. Knapp zehn Prozent der erwachsenen
Bevölkerung in Deutschland leiden bereits an dem sogenannten

Typ-2-Diabetes-mellitus. Im Grundsatz basiert dessen Behandlung darauf, durch Gewichtsabnahme und körperliche Bewegung die Wirkung des körpereigenen Insulins zu verbessern. Zusätzlich kann durch verschiedene Medikamente versucht werden, den Zuckerstoffwechsel zu verbessern. Reicht das nicht, oder liegt sogar ein Typ-1-Diabetes muss künstliches Insulin gespritzt werden.

Außer der Hormonproduktion ist die Bauchspeicheldrüse für die Produktion von Bikarbonat und Verdauungsenzymen sowie deren Abgabe über den Pankreasgang in den Zwölffingerdarm zuständig. Der Pankreasgang mündet gemeinsam mit dem Gallengang etwa fünf bis sieben Zentimeter hinter dem Magen. Die Bauchspeicheldrüse ist somit auch Verdauungspartnerin von Magen und Darm. Das Bikarbonat neutralisiert die Magensäure, um für die Wirkung der Verdauungsenzyme einen geeigneten pH-Wert zu erlangen. Wird nämlich die Magensäure nicht neutralisiert, können viele Enzyme ihre Wirkung nicht entfalten oder werden sogar zerstört. Die Verdauungsenzyme der Bauchspeicheldrüse sind vor allem für die Fettverdauung (Lipase), aber auch für die Spaltung von Zuckerketten (Amylase) und die »Andauung« von Eiweißstoffen (Trypsin und Chymotrypsin) zuständig. Entsprechend führt ein Mangel an Verdauungsenzymen zu Verdauungsstörungen mit Durchfällen, Blähungen, sogenannten Fettstühlen und bei schweren Formen auch zu Gewichtsverlust. Glücklicherweise kann man Verdauungsenzyme künstlich in Form von Kapseln zuführen – und zwar bei jedem Essen. Leider werden diese »Verdauungskapseln« meist in zu geringer Dosierung eingenommen. Aber hier gilt tatsächlich »viel hilft viel«. Auch sollten die Kapseln zum Essen und nicht davor oder danach geschluckt werden. Benötigt man beispielsweise pro Mahlzeit drei Kapseln, schluckt man am besten alle fünf Bissen eine Kapsel.

Neben der Blutzuckerkrankheit gibt es zwei wesentliche Erkrankungstypen der Bauchspeicheldrüse. Einerseits gibt es akute und chronische Entzündungen, andererseits gutartige und bösartige

Tumoren. Und es gibt Pseudozysten, die manchmal nicht weniger gefährlich sind.

Pankreaspseudozyste

Es ist oft ein Leben ohne jegliche Vernunft, welches manche Menschen zu todesbedrohten Patienten werden lässt. So ein Fall war Charly Burnert. Mehrere Monate nach einer schweren Bauchspeicheldrüsenentzündung infolge lang andauernden Alkoholmissbrauchs stellte sich der 40-jährige Patient in meiner Sprechstunde vor. Er berichtete über anhaltende leichte Schmerzen im Oberbauch, insbesondere nach dem Essen. Sein Hausarzt habe eine Ultraschalluntersuchung vorgenommen und dabei eine riesige Blase entdeckt. In der Klinik veranlassten wir eine Computertomografie, um uns einen besseren Überblick zu verschaffen. Hierbei zeigte sich in der oberen linken Bauchhälfte tatsächlich eine etwa 15 Zentimeter große, nahezu kugelige Blase mit unklarer Zugehörigkeit. Wir konnten also nicht genau erkennen, zu welchem Organ die Blase gehörte bzw. wo sie ihren Ursprung nahm. Da Herr Burnert ansonsten gesund war, die Blutuntersuchungen auch keine Auffälligkeiten zeigten, vermuteten wir den Ursprung in der Bauchspeicheldrüse. Nach schweren Entzündungen dieses Organs kommt es häufig zu Flüssigkeitsansammlungen um die Drüse herum. Verkapselt sich diese Flüssigkeit, entsteht eine flüssigkeitsgefüllte Blase, die vom Körper nur schwer aufgelöst werden kann. Hat der Patient Glück und der Körper schafft es, die Flüssigkeit aufzusaugen, bevor sich eine richtige Kapsel gebildet hat, so bleibt er von der Blase verschont. Da diese Kapsel um die Flüssigkeit nicht von einer richtigen Zellschicht ausgekleidet ist, bezeichnen Mediziner sie als Pseudozyste – im Gegensatz zu »richtigen« Zysten, die immer eine Zellschicht auf der Innenwand haben. Die große Blase im Bauch von Herrn Burnert war unserer Einschätzung nach also eine Pankreaspseudozyste. Während wir noch mit dem Patienten überlegten, die Zyste entweder mit einem Röhrchen in den Magen abzuleiten oder eine Operation zu planen, bei der die Zyste an eine Darmschlinge angeschlossen wird, überschlugen sich die Ereignisse. Während der Morgenvisite kollabierte Charly Burnert und erlitt einen Kreislaufschock. Mit wehenden Fahnen wurde der Patient auf die Intensivstation gebracht und »stabilisiert«. Die erste Blutuntersuchung wies auf eine starke innere Blutung hin. Unser erster Gedanke: schnell in die Röntgenabteilung und versuchen, das blutende Gefäß über eine Röntgen-Gefäßkatheteruntersuchung (Angiografie) zu identifizieren und zu verstopfen (embolisieren). Leider konnte bei der sofort durchgeführten Angiografie (Darstellung von Blutgefäßen mithilfe von Kontrastmitteln) kein Gefäß eindeutig identifiziert werden. Möglicherweise hatte die Blutung auch von allein wieder aufgehört. Mit keinem guten Gefühl im Bauch (der Ärzte) wurde der Patient wieder zurück auf die Intensivstation gebracht. Es kam, wie es kommen musste – keine drei Stunden später erneuter Alarm. Wieder Blutung. Nach kurzer Beratung mit dem Patienten entschlossen wir uns, nicht noch einmal eine Angiografie durchzuführen, sondern gleich direkt zu operieren. Mit mehreren Blutkonserven in der Hinterhand ging es in den OP. Es gelang uns, die Blutung aus der Milzschlagader in die riesige Zyste zu stoppen. Um der dramatischen Situation im OP Herr zu werden – der Patient blutete massiv –, konnte die Zyste jedoch nicht wie sonst üblich einfach an eine Darmschlinge angenäht werden, sondern wir mussten den sogenannten Schwanz der Bauchspeicheldrüse, von dem die Zyste ausging, vollständig entfernen. Glücklicherweise erholte sich der Patient schnell von der Operation, und außer einer größeren Narbe, die sich quer über seinen Oberbauch zog, blieb von dem Noteingriff nichts zurück. Seine Bauchspeicheldrüse erholte sich praktisch vollständig, die Verdauung klappte reibungslos und auch die Blutzuckerkontrolle war zufriedenstellend. Nach knapp zwei Wochen konnte Charly

Burnert die Klinik wieder verlassen, nicht ohne seinen Lebensrettern überschwänglich zu danken – und verbunden mit dem Gelöbnis, keinen Alkohol mehr anrühren zu wollen. Denn letztendlich war Alkoholmissbrauch Ursache für die lebensbedrohliche Komplikation einer Blutung in die Pankreaspseudozyste.

Nach Jahren sprach mich der Patient in der Stadt an. Irgendwie war es ein besonderes Wiedersehen. Denn stolz berichtete er, dass er tatsächlich keinen Alkohol mehr getrunken hätte, zu dramatisch wären die Tage um die Notoperation gewesen. Erst im Nachhinein hätte er so langsam realisiert, wie knapp es gewesen sein musste, und dass er einen Schutzengel gehabt hätte, weil die Blutung in der Klinik und nicht zu Hause aufgetreten war. Er meinte, es sei wohl ein Schuss vor den Bug gewesen. Ich antwortete darauf: »Ich glaube, es war ein bisschen mehr als ein Schutzengel.« Es war mindestens eine Handvoll Schutzengel. Dass die Blutung praktisch vor unseren Augen aufgetreten war, und wir so sekundenschnell reagieren konnten, sollte sich als lebensrettend herausstellen. Der komplikationslose Verlauf des spektakulären chirurgischen Eingriffs ist auch heute noch alles andere als selbstverständlich. Während einer solchen Operation kann es durch die dramatischen und zum Teil unübersichtlichen Verhältnisse mit der riesigen blutenden Blase zwischen Magen, Bauchspeicheldrüse, Milz und Bauchschlagader schnell zu unplanmäßigen Überraschungen kommen. Unvermittelt können, wenn nicht ein sehr erfahrenes und eingespieltes OP-Team am Werke ist, weitere Blutgefäße und Organe verletzt werden, was manchmal zu unumkehrbaren medizinischen Katastrophen führt. Wie bei einer Seilschaft bei Sturm im Hochgebirge oder auf einem Segelschiff im Orkan. Hier kommt es auf jeden Handgriff an, nur im Team lässt sich die Situation meistern, der Orkan überstehen und das Schiff sicher um Kap Hoorn segeln. Die OP-Bedingungen können sich von einer Sekunde zur nächsten ändern, und zu jedem Zeitpunkt muss die richtige Entscheidung getroffen werden. Selbst in den ersten Tagen und Wochen nach einer solchen Operation ist noch nicht alles sicher. Angefangen von allgemeinen Komplikationen, wie Lungenentzündung, Thrombose mit Lungenembolie oder Herzanfall, kann es auch zu Heilungsstörungen im Bauch kommen. Die größte Gefahr besteht darin, dass die Nähte an der Bauchspeicheldrüse nicht halten und die aggressiven Verdauungssäfte frei in die Bauchhöhle fließen, was zu einer lebensbedrohlichen Entzündung führen kann. Zu seinem Glück hatte Herr Burnert aber eine Schar an Schutzengeln, die über ihn wachte, und alles nahm einen vorteilhaften Verlauf.

Bauchspeicheldrüsenentzündung

Akute Entzündungen der Bauchspeicheldrüse werden meist durch Gallensteine, die sich aus der Gallenblase gelöst haben und nun den Bauchspeicheldrüsengang verstopfen, oder durch Alkohol ausgelöst. Da bei einer Entzündung die Enzyme der Bauchspeicheldrüse vermehrt ins Blut übertreten, können wir Ärzte uns dies für die Erstellung der Diagnose zunutze machen. Mediziner sprechen von einer Bauchspeicheldrüsenentzündung (Pankreatitis), wenn um dreifach erhöhte Lipase- oder Amylasewerte im Blut gemessen werden. Eine Pankreatitis verursacht meist starke Schmerzen, die sich häufig gürtelförmig um den Oberbauch erstrecken oder sogar in den Rücken ausstrahlen. Diese Schmerzen werden in Fachkreisen auch als Leitsymptom bezeichnet – also als dasjenige Symptom, das uns Ärzte auf die richtige Fährte bringt, weil es sehr häufig und charakteristisch ist. Bei der Untersuchung des Patienten wirkt der Bauch wie ein großer Gummiball, der sich prallelastisch eindrücken lässt, daher auch »Gummibauch« genannt.

Die Therapie der Bauchspeicheldrüsenentzündung besteht im Wesentlichen darin, eingeklemmte Gallensteine zu entfernen, keinen Alkohol zu trinken, Schmerzen mit Schmerzmitteln zu lindern und Flüssigkeit, die dem Kreislauf ins Gewebe verloren geht, durch Infusionen zu ersetzen. Spezielle Medikamente, die »gut« sind, der Bauchspeicheldrüse »guttun« oder eine erkrankte Bauchspeicheldrüse wieder genesen lassen, gibt es leider nicht. Wir Ärzte sprechen daher von einer symptomatischen Therapie. Früher hat man eine akute Pankreatitis häufig noch operiert, um das entzündete Gewebe zu entfernen. Heute weiß man aber, dass eine Operation nur in den seltensten Fällen einen Vorteil bringt.

Nekrotisierende Pankreatitis

Eine Ausnahme bildet die schwerste Form der Entzündung, die sogenannte nekrotisierende Pankreatitis. Bei einem solch schweren Verlauf sterben Teile der Bauchspeicheldrüse ab, weil sich die Drüse mithilfe ihrer eigenen Verdauungsenzyme selbst verdaut und so zerstört. Das Organ besteht manchmal nur noch aus jauchig riechender, gräulich-schwarzer Matsche. Stirbt ein Teil des Organs ab und stellt sich eine Blutvergiftung durch eine Infektion ein, muss daher auch heute noch operiert werden. Eine Infektionsgefahr für den Chirurgen besteht nicht, Hygienemaßnahmen und das Immunsystem verhindern das zielsicher. Als Chirurg ist man aber immer wieder entsetzt, wie die eigenen Hände trotz der Verwendung steriler und porendichter Handschuhe nach einer OP riechen. Bei der Operation der schwersten Form einer Bauchspeicheldrüsenentzündung wird das matschige, tote Gewebe sorgfältig mit durch zwei Paar OP-Handschuhe geschützten Händen aus dem Bauch »gelöffelt«. Anschließend werden Schläuche in den Bauch gelegt, um nachlaufendes Sekret nach außen zu befördern. So soll verhindert werden, dass sich der Körper durch absterbendes und infiziertes Gewebe selbst vergiftet. In solch schweren Fällen ist die Sterblichkeit aber leider auch heute noch groß – trotz aller chirurgischen und intensivmedizinischen Anstrengungen.

Chronische Pankreatitis

Bei der chronischen Pankreatitis, die meist durch Alkoholismus, seltener durch Immun- und Hormonstörungen, aber auch durch Arzneien oder Rauchen ausgelöst wird, kommt es immer wieder zu schwächeren und stärkeren Entzündungen, die am Ende die Drüse klein, narbig und hart werden lassen. Chronische Schmerzen und Verdauungsbeschwerden, die durch einen schlechten Abfluss der Verdauungsenzyme aus der Drüse in den Zwölffingerdarm resultieren, prägen dieses Krankheitsbild. Die Patienten klagen dabei häufig über Blähungen und großvolumige, fettige Stühle, die in der Toilette »oben schwimmen«. Der Mangel an Verdauungsenzymen kann durch Verdauungskapseln ausgeglichen werden. Sind die Schmerzen jedoch zu stark, kann eine Operation helfen. Entweder werden dabei ganze Teile der chronisch entzündeten Drüse entfernt oder aber es wird ein besserer Abfluss für Bauchspeicheldrüsensäfte geschaffen – dazu muss die Bauchspeicheldrüse längs geschlitzt werden. Mich erinnert das immer an die eleganten Handgriffe von Fischern, wenn sie die toten Fische zum Ausnehmen der Länge nach am Bauch aufschlitzen. Ganz so einfach geht es zwar bei der Bauchspeicheldrüse nicht – wir verwenden auch kein Skalpell, sondern ein elektrisches Messer, welches kleinere Blutungen gleichzeitig verödet –, dennoch lassen sich gewisse Ähnlichkeiten und damit Assoziationen nicht leugnen. Ist die Bauchspeicheldrüse und der darin längs verlaufende Gang geschlitzt, wird an die Öffnung ein ebenfalls längs geschlitztes Stück des Dünndarms genäht – mit Nadel und Faden, am besten in zwei Reihen übereinander, damit es auch richtig dicht hält. Das ist gar nicht so einfach, denn die

Bauchspeicheldrüse ist nicht gut zu nähen. Ich habe immer den Eindruck, kalte Butter nähen zu müssen – so fühlt sich die Konsistenz an.

Hier als Chirurg das richtige Gespür zu entwickeln, ist die Kunst: nicht zu locker zu nähen, sonst verbinden sich die betroffenen Enden erst gar nicht richtig, aber auch nicht zu fest, denn sonst schneiden die Fäden einfach durch die »Butter« hindurch. Jedenfalls können nach solchen Operationen Verdauungsenzyme besser von der Drüse abgegeben werden, fließen frei in den Dünndarm, wo sie der Verdauung helfen und seltener Entzündungen in der Bauchspeicheldrüse durch die Selbstverdauung auslösen.

Tumoren der Bauchspeicheldrüse

Gutartige und bösartige Tumoren der Bauchspeicheldrüse können als Knoten oder Zysten, also Blasen, in Erscheinung treten. Häufig ist es schwierig, insbesondere wenn es sich um kleine Prozesse handelt, gutartige von bösartigen Veränderungen zu unterscheiden. Hinzu kommt, dass manche vermeintlich gutartigen Veränderungen Vorstufen von bösartigen Tumoren sind, sodass auch diese möglichst bald behandelt werden müssen. Manchmal können wir Tumoren der Bauchspeicheldrüse schon bei einer normalen Ultraschalluntersuchung erkennen (wie auch der Hausarzt von Herrn Burnert). Da die Bauchspeicheldrüse aber größtenteils hinter dem Magen bzw. Dickdarm liegt, machen Luftüberlagerungen in Magen und Darm diese Untersuchung nicht sehr aussagekräftig. Genauer und deshalb insbesondere bei kleineren Veränderungen besser geeignet ist eine Computertomografie oder eine Kernspintomografie. Liegen die Veränderungen anatomisch günstig, kann über eine Ultraschalluntersuchung von innen, das heißt über einen Art Magenspiegelungsschlauch, eine Punktion und damit Probenentnahme durchgeführt werden. Der Pathologe kann nun unter dem Mikroskop erkennen, worum es sich handelt. Zeigt die pathologische Untersuchung einen auffälligen Befund oder lässt das Ergebnis der Computer- oder Kernspintomografie vermuten, dass es sich um eine ernsthafte, womöglich bösartige Neubildung handelt, empfehlen wir eine Operation. Alternative Behandlungsverfahren mit der Aussicht auf Heilung bestehen bei bösartigen Tumoren der Bauchspeicheldrüse leider nicht. Da die Bauchspeicheldrüse für Mediziner anatomisch ungünstig liegt, das heißt schwer zu erreichen ist, und gleichzeitig Tumoren dieses Organs besonders schnell in umliegendes Gewebe einbrechen – der Bauchspeicheldrüse fehlt eine solide Hüllschicht oder Kapsel –, gelten Tumoren an dieser Stelle als besonders schwierig, sowohl bei der Diagnostik als auch bei der Therapie.

Schwierige Diagnose

Bauchspeicheldrüsenkrebs gehört zu den Krebserkrankungen mit der schlechtesten Prognose. Weniger als jeder zehnte Betroffene überlebt. Da es keine spezifischen Krankheitssymptome gibt, wird dieser Krebs häufig auch noch zu spät entdeckt. Nur etwa jeder fünfte Patient kann zum Zeitpunkt der Diagnosestellung überhaupt noch operiert werden – das jedoch ist die einzige wirkliche Heilungschance! Zu den Risikofaktoren, an Bauchspeicheldrüsenkrebs zu erkranken, gehören vor allem eine erbliche Belastung, eine chronische Bauchspeicheldrüsenentzündung, Rauchen, Übergewicht und übermäßiger Alkoholgenuss. Leider gibt es aber auch viele Patienten, die diese Erkrankung bekommen, ohne eines dieser Risiken erkennbar mit sich herumzutragen. Häufig bleibt der Auslöser unklar. Manchmal macht sich ein kleiner Tumor dadurch bemerkbar, dass eine schmerzlose Gelbsucht auftritt. Diese Patienten haben dann Glück im Unglück. Unglück natürlich, dass sie an so einem Tumor erkranken. Glück, dass der Tumor genau dort liegt, wo er trotz seiner geringen Größe direkt auf den Gallengang, der durch den Kopf der Bauchspeicheldrüse läuft, drückt, diesen abklemmt und so erkannt wird. Wenn der Gallengang abgeklemmt wird, kann die Gallenflüssigkeit nicht mehr richtig abfließen, staut sich zurück in die Leber und von dort ins Blut. Patienten berichten mir dann häufig, dass sie morgens bei ansonsten völligem Wohlbefinden in den Spiegel blickten und in ihre gelb gefärbten Augen sahen. Sie haben eine Gelbsucht ohne irgendwelche anderen Symptome. Tatsächlich erkennt man die Gelbsucht als Erstes an den Augen; später wird die ganze Haut gelb. Das lässt auch jeden noch so hart gesottenen Menschen nichts Gutes erahnen. Der rasche Weg zum Hausarzt und die sofortige Einweisung ins Krankenhaus sind die richtige und typische Folge. Die meisten Patienten haben aber nicht das Glück, dass der Tumor auf den Gallengang drückt. Oft sind es nur unspezifische Symptome, wie Appetitlosigkeit, allgemeines Unwohlsein, Gewichtsabnahme, vielleicht auch Übelkeit oder ein Druckgefühl im Oberbauch. Diese Anzeichen, die natürlich auch ganz andere Ursachen haben können, führen häufig erst nach Wochen oder Monaten zum Arzt – erst dann, wenn es manchmal bereits zu spät ist. Gelegentlich kann auch ein im Alter jenseits der 60 Jahre neu aufgetretener Diabetes mellitus, insbesondere bei schlanken Personen, auf einen Pankreastumor hindeuten. Die Diagnose eines Bauchspeicheldrüsentumors ist daher auch heute noch häufig schwierig.

Komplikationsträchtige Operation

Das wichtigste Untersuchungsergebnis bei der Abklärung eines Pankreastumors ist zunächst, ob der Tumor in andere Organe gestreut hat oder nicht. Davon hängt fast alles ab. Hat er gestreut, ist normalerweise keine Heilung mehr möglich, hier bleibt meistens nur eine Chemotherapie. Hat der Tumor nicht gestreut, muss durch einen spezialisierten Bauchchirurgen entschieden werden, ob der Tumor mit Teilen der Bauchspeicheldrüse entfernt werden kann oder nicht. Da es sich in aller Regel um große Operationen handelt, müssen auch in besonderem Maße der Allgemeinzustand des Patienten und seine Vorerkrankungen mit einbezogen werden. Operationen an der Bauchspeicheldrüse gelten in Fachkreisen als besonders anspruchsvoll und komplikationsträchtig. Im hinteren Teil der Bauchspeicheldrüse, auch Schwanz der Drüse genannt, wird in der Regel einfach ein Teil des Organs abgetrennt und die Abtrennungsstelle mit Klammern oder mit Nadel und Faden verschlossen. Im vorderen Teil, dort wo die Bauchspeicheldrüse in den Zwölffingerdarm mündet, auch Kopf der Drüse genannt, ist es komplizierter. In aller Regel muss der Zwölffingerdarm mit entfernt und der verbliebene Rest der Bauchspeicheldrüse zusammen mit dem Pankreasgang wieder an den Dünndarm angenäht werden. Versuchen Sie mal Butter an eine »Wurstpelle« (Darm) anzunähen – und zusätzlich den nur etwa zwei Millimeter großen Ausführungsgang so anzuheften, dass er sicher in der Darmöffnung liegt und durch die feinen Nähte nicht eingeengt wird. Das Ganze passiert unter zum Teil ergonomisch ungünstigen Bedingungen – etwa wenn ein Patient sehr beleibt ist und man als Chirurg kaum noch etwas erkennen kann. Kleinere Blutungen, Schatten in der OP-Feldausleuchtung sowie Unruhe im Operationssaal durch die Anwesenheit von mindestens sechs Teammitgliedern (zwei OP-Schwestern, ein Anästhesist und eine Anästhesieschwester, drei Chirurgen) tun ihr Übriges. Dauerte vor 30 Jahren eine solche Operation im Bereich des Pankreaskopfes häufig acht Stunden und länger, so braucht man heute meist nur noch die Hälfte der Zeit. Fortschritte in der Intensivmedizin sowie das gemeinsame Wirken mit einem Team aus erfahrenen Radiologen und anderen Spezialisten lassen zum Glück heute die meisten dieser Operationen und die wichtigen ersten Tage nach einem solchen Eingriff ohne Komplikationen verlaufen. Nach einer solchen Operation sind die Operateure meist am Ende ihrer Kräfte und hoffen zusammen mit dem Patienten und seinen Angehörigen, dass im Weiteren alles gut verheilt.

Die Zeit danach

Zum Glück kann der Mensch dank der modernen Medizin auch ohne dieses Organ leben. Die Verdauungsenzyme lassen sich ganz gut mithilfe von Enzymkapseln ersetzen. Schwieriger wird es mit der Blutzuckereinstellung. Häufig kommt es durch das komplette Fehlen von Insulin und seinem ebenfalls in der Bauchspeicheldrüse produzierten Gegenspieler Glukagon, der den Blutzucker in die Höhe treibt, zu einer Berg- und Talfahrt des Blutzuckers. Die moderne Medizin hat inzwischen gute Mittel und Wege gefunden, Insulin auch bei diesen schwierigen Fällen etwa durch unter der Haut eingepflanzte Minipumpen zu verabreichen. Manchmal gelingt es aber dennoch nicht, insbesondere einen starken Abfall des Blutzuckers zu verhindern. Die größere Gefahr für diese Patienten ist daher oftmals der zu niedrige und nicht der zu hohe Blutzuckerspiegel. In jedem Fall sind eine engmaschige Kontrolle des Blutzuckerspiegels und die intensive Betreuung durch einen auf die Behandlung von blutzuckerkranken Patienten spezialisierten Arzt (Diabetologen) erforderlich.

Auch im Fall einer erfolgreichen, nur teilweisen Entfernung der Bauchspeicheldrüse schließt sich natürlich eine längere Erholungsphase an. Mehrere Monate dauert es häufig, bis Patienten wieder ganz auf dem Damm sind. Nach der Operation ist eine Kontrolle des Blutzuckerspiegels wichtig (siehe oben) und meist auch eine Umstellung der Ernährungsgewohnheiten. Als günstig haben sich mehrere kleine Mahlzeiten – über den Tag verteilt – erwiesen, ebenso wie die Maßgabe, Essen und Trinken zu trennen. So sollte man etwa eine halbe Stunde vor bzw. nach dem Essen trinken. Moderate körperliche Aktivität, also idealerweise dreimal pro Woche für eine Stunde, hat bei manchen Tumorerkrankungen einen positiven Einfluss auf den weiteren Krankheitsverlauf. Ob dies auch für die Bauchspeicheldrüse gilt, ist noch unklar. Wir empfehlen aber – wann immer es für den Patienten in Abhängigkeit von Alter und Allgemeinzustand möglich ist – moderat Sport zu treiben. Da Bauchspeicheldrüsenkrebs typischerweise eine Erkrankung älterer Menschen ist, gelingt dies natürlich nicht immer gleich gut. Auch das Essen im Allgemeinen und Diäten sind nach einer Tumoroperation immer ein großes Thema. Insbesondere bei Erkrankungen des Magen-Darm-Traktes und der Bauchspeicheldrüse ist eine ausgewogene Ernährung mit ausreichender Kalorienzufuhr anzustreben. Die meisten Patienten haben vor allem mit einer ungewollten Gewichtsabnahme zu kämpfen. So sollten Patienten mit Pankreastumoren alles versuchen, sich über viele kleine Mahlzeiten ausgewogen zu ernähren und ihr Körpergewicht weitestgehend stabil zu halten.

Fischgräten, Gebisse und Bodypacker – Schwerenöter des Magens

»Du musst nicht nur mit dem Munde, sondern auch mit dem Kopfe essen, damit dich nicht die Naschhaftigkeit des Mundes zugrunde richtet.«

Friedrich Nietzsche (1844–1900)

Über stärkste Bauchschmerzen klagte Franzisca Carpe. Die 25-jährige wurde mir über unsere Notaufnahme zugewiesen. Am Vorabend – so erzählte sie – habe sie zusammen mit ihrem Freund gegrilltes Zanderfilet gegessen. »Ich glaube, es kann keine Lebensmittelvergiftung sein«, so Frau Carpe. »Der Fisch war ganz frisch und auch sehr teuer.« Doch der Fisch habe schrecklich viele Gräten gehabt. »Schon deshalb habe ich langsam gegessen und konnte das eigentlich leckere Essen mit dem mediterranen Gemüse und den herrlich duftenden Rosmarinkartoffeln gar nicht richtig genießen«, erzählte die junge Frau immer noch aufgebracht und sich mit schmerzverzerrtem Gesicht den Bauch haltend. »Zwei Gräten habe ich gerade noch mit den Fingern aus meinem Rachen gezogen.« Sonst ergab die Anamnese nichts Auffälliges in der Krankengeschichte. Probleme mit dem Magen oder sonst im Bauch hätte sie noch nie gehabt, betonte die Patientin. Die Blutwerte ließen dann eine Entzündung erkennen. Die daraufhin sofort durchgeführte Ultraschalluntersuchung zeigte etwas mehr als üblich Flüssigkeit im Bauch zwischen den Organen. Trotz des jungen

Alters – wir haben die Strahlenbelastung immer im Auge – entschlossen wir uns aufgrund der starken Schmerzen zu einer Computertomografie. Denn es drängte sich der Verdacht auf, dass eine Gräte sich durch die Magenwand gebohrt haben könnte und somit Ursache der Beschwerden war. Schnell bestätigte sich die Befürchtung, sodass wir sofort alles für eine OP vorbereiteten. Durch eine minimal-invasive Operation (Bauchspiegelung) konnten wir die 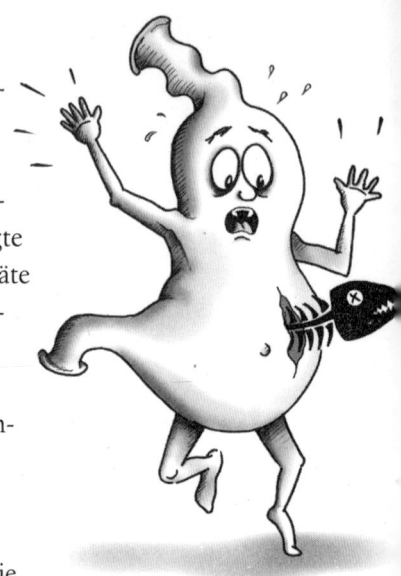 Gräte entfernen, sie kam uns tatsächlich mit der Spitze auf der Magenvorderseite wie ein Dorn entgegen. Wir zogen sie vorsichtig heraus und nähten das Loch im Magen mit Nadel und Faden wieder zu.

Schon zwei Tage später verließ Franzisca Carpe die Klinik. Sie war bei bestem Wohlbefinden und hatte einfach Glück gehabt. Glück, dass wir gerade noch rechtzeitig eingreifen konnten, bevor es zu einer schweren Bauchfellentzündung und Blutvergiftung gekommen wäre. Im schlimmsten Fall kann so etwas zu einem wochenlangen Krankenhausaufenthalt führen und auch heute noch tödlich enden.

Meist geht das Verschlucken von Fremdkörpern glimpflicher aus als bei Frau Carpe. Sie nehmen den natürlichen Weg durch Magen und Darm und werden nach wenigen Tagen mit dem Stuhlgang wieder ausgeschieden. Häufig sind es Kleinkinder, die Dinge in den Mund nehmen und verschlucken. Nach einer großen US-amerikanischen Untersuchung an mehr als 750.000 Kindern, die zwischen 1995 und 2015 wegen verschluckter Gegenstände in Notaufnahmen beobachtet wurden, konnten 90 Prozent der

Kinder ohne weitere Maßnahmen wieder entlassen werden. Am häufigsten wurden Münzen (62 Prozent), seltener kleine Spielsachen, Schmuck oder gar spitze Gegenstände wie Glasscherben oder Stecknadeln verschluckt. Vorsicht ist gerade bei spitzen oder scharfen Dingen und erst recht bei Batterien (meistens sogenannte Knopfzellen) geboten. Letztere können nämlich, wenn sie in der Speiseröhre stecken bleiben durch die sie umgebende Feuchtigkeit Strom abgeben. So kann es zu Verätzungen und sogar zu Löchern in der Speiseröhre oder im Magen kommen. Daran sind tragischerweise immer wieder Kinder gestorben. Rutschen diese gefährlichen Gegenstände nicht rasch durch den Magen-Darm-Trakt, müssen sie daher umgehend entfernt werden. Dies geschieht am besten unter Kontrolle im Krankenhaus – bei Metallgegenständen zeigt ein einfaches Röntgenbild, wo sich der Gegenstand gerade befindet. Nur sehr selten ist, wie bei Frau Carpe, eine richtige Operation notwendig. In aller Regel ist eine Magenspiegelung ausreichend. Sogar ein älteres Klapphandy wurde schon einmal durch eine Magenspiegelung entfernt. Bei Erwachsenen, häufig älteren und pflegebedürftigen Patienten, passiert es gelegentlich, dass Medikamente gleich mit der Durchdrückverpackung (sogenannte Blister) oder sogar Teile des künstlichen Gebisses verschluckt werden. Je nach Situation müssen auch diese dann geborgen werden. Bleiben Medikamentenverpackungen oder Teile des Gebisses in der Speiseröhre oder im Magen stecken, kann es gefährlich werden. Erstickungsgefahr, Blutungen und Entzündungen sind die potenziellen Folgen. In den allermeisten Fällen ist es aber möglich, auch solche Fremdkörper während einer Magenspiegelung mit einer kleinen Greifzange zu fassen und sie wieder herauszuziehen. Allerdings waren die Möglichkeiten der Endoskopie bei einer 32-jährigen Patientin aus Bangladesch, die an Schizophrenie litt, erschöpft, als sich herausstellte, dass sie 29 verschiedene Alltagsdinge verschluckt hatte. Von Teilen eines Kugelschreibers über einen kleinen Löffel bis hin zu einem Kamm lag alles noch wie in einer ungeordneten Schreibtischschublade im Magen. Hier half nur eine »richtige« Operation mit Bauchschnitt, um den Magen wieder von seinem »Ballast« zu befreien.

Ja, es ist wirklich unglaublich, was – meist unabsichtlich – von Menschen schon verschluckt wurde. Geldstücke, Schlüssel, Kronkorken von Bierflaschen, Sicherheitsnadeln, Rasierklingen, Drahtstücke, Schrauben und Knöpfe; ja sogar Zahnarztbohrer. Vieles ist ausgestellt in der Bonner Zweigstelle des Deutschen Museums. Angelegt hat die Sammlung Siegfried Ernst Miederer, früherer Chefarzt der Bielefelder Klinik im Bereich Gastroenterologie.

Eine besondere Herausforderung sind Patienten, die als sogenannte »Bodypacker« größere Mengen Drogen in magensäurefesten Beuteln, meist Kondomen, geschluckt haben. So wollen sie Drogen wie Kokain oder Heroin über Grenzen hinweg schmuggeln und werden deshalb auch Drogenmulis genannt (eigentlich Muli: das Maultier – Kreuzung aus einer Hauspferdstute mit einem Hauseselhengst). Sollten die Beutel jedoch reißen oder werden sie beim Versuch sie zu bergen beschädigt, besteht akute Lebensgefahr für die Drogenkuriere. Die rasche Aufnahme der Drogen über die Schleimhäute führt dann zu einer dramatischen Drogenüberdosierung, oft mit Todesfolge. Heute wird daher in aller Regel von einer endoskopischen Entfernung der Drogenbeutel aus dem Magen abgesehen und ein Spontanabgang, unterstützt durch Abführmittel, abgewartet. Nach wenigen Tagen kommen die »wertvollen« Beutel meist von alleine wieder zum Vorschein.

Deinen Magen musst du mögen

Dank unserer modernen Medizin werden wir Menschen, statistisch gesehen, immer älter. Dies gilt zumindest in den wirtschaftlich wohlhabenden Ländern mit einem gut entwickelten Gesundheits-, Sozial- und Bildungssystem.

In Deutschland belief sich nach Angaben des Statistischen Bundesamtes (2021) die durchschnittliche Lebenserwartung bei der Geburt für Männer auf 78,6 Jahre und für Frauen auf 83,4 Jahre. Die Lebenserwartung hat sich gegenüber den 1870er-Jahren demnach mehr als verdoppelt – dies ist vor allem dem gewaltigen Rückgang der Säuglingssterblichkeit zu verdanken. In Österreich sind die Zahlen der aktuellen Lebenserwartung bei beiden Geschlechtern etwa um ein Jahr höher, in der Schweiz werden die Menschen interessanterweise zwei bis drei Jahre älter (Männer 81,9 Jahre, Frauen 85,6 Jahre).

Dennoch gibt es keine Garantie gesund alt zu werden, so sehr wir uns das auch wünschen. Krankheit, Gebrechlichkeit und Pflegebedürftigkeit sowie familiäre, finanzielle und weitere äußere Umstände prägen in entscheidendem Maße die Qualität unseres Lebens. Den meisten von uns geht es dabei glücklicherweise gut, ja vielfach sehr gut. Wir leben in Mitteleuropa in einer geradezu wohlstandsgesättigten Gesellschaft. Das kann zur Leichtsinnigkeit verführen. Essen haben wir im Überfluss, häufig bewegen wir uns zu wenig (siehe S. 147) und Kenntnisse über gute Ernährung schwinden oder werden ignoriert, obwohl die Informationsmöglichkeiten noch nie so einfach oder vielfältig waren wie heute. Dadurch laufen wir stetig Gefahr, an zivilisationsbedingten Krankheiten zu leiden.

Krankheiten, die in vielen Fällen vermeidbar wären. Dazu gehören etwa der Diabetes mellitus, Bluthochdruck, Fettstoffwechselstörungen und sogar manche Krebserkrankungen. Wir müssen unseren Körper verstehen, ihn lieben und ihm Gutes tun. Dafür befolgen wir die Ratschläge unserer Mediziner und vertrauen in die Wissenschaft. »Deinen Magen musst du mögen« lautet die Devise. Was unserem Magen guttut, tut auch unserem Körper und unserer Seele gut.

»Seien Sie vorsichtig mit Gesundheitsbüchern –
Sie könnten an einem Druckfehler sterben.«

Mark Twain (1835–1910)

»Glück bedeutet eine gute Gesundheit
und ein schlechtes Gedächtnis.«

Ingrid Bergmann (1915–1982)

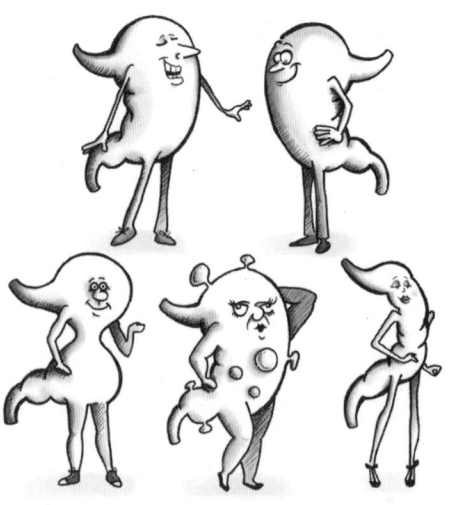

Wissen, was wir essen – wissen, was nicht nur unserem Magen guttut

Die Deutsche Gesellschaft für Ernährung hat Hinweise für eine ausgewogene und gesunde Ernährung entwickelt, die immer wieder fortgeschrieben werden. Diese sollte man nicht nur kennen, wenn man sich mit dem Thema Magen beschäftigt (www.dge.de).

10 Regeln der Deutschen Gesellschaft für Ernährung

1. Lebensmittelvielfalt genießen
Nutzen Sie die Lebensmittelvielfalt und essen Sie abwechslungsreich. Wählen Sie überwiegend pflanzliche Lebensmittel.

2. Gemüse und Obst – nimm »5 am Tag«
Genießen Sie mindestens 3 Portionen Gemüse und 2 Portionen Obst am Tag. Zur bunten Auswahl gehören auch Hülsenfrüchte wie Linsen, Kichererbsen und Bohnen sowie (ungesalzene) Nüsse.

3. Vollkorn wählen
Bei Getreideprodukten wie Brot, Nudeln, Reis und Mehl ist die Vollkornvariante die beste Wahl für Ihre Gesundheit.

4. Mit tierischen Lebensmitteln die Auswahl ergänzen
Essen und trinken Sie Milch und Milchprodukte wie Joghurt und Käse täglich, Fisch ein- bis zweimal pro Woche. Wenn Sie Fleisch essen, dann nicht mehr als 300 bis 600 g pro Woche: Milch und Milchprodukte liefern gut verfügbares Protein, Vitamin B_2 und Calcium. Seefisch versorgt Sie mit Jod und fetter Fisch mit wichtigen Omega-3-Fettsäuren. Fleisch enthält gut verfügbares Eisen, Selen und Zink. Fleisch und insbesondere Wurst enthalten aber auch ungünstige Inhaltsstoffe.

5. Gesundheitsfördernde Fette nutzen

Bevorzugen Sie pflanzliche Öle wie Rapsöl und daraus hergestellte Streichfette. Vermeiden Sie versteckte Fette. Fett steckt oft »unsichtbar« in verarbeiteten Lebensmitteln wie Wurst, Gebäck, Süßwaren, Fast Food und Fertigprodukten.

6. Zucker und Salz einsparen

Mit Zucker gesüßte Lebensmittel und Getränke sind nicht empfehlenswert. Vermeiden Sie diese möglichst und setzen Sie Zucker sparsam ein. Sparen Sie Salz (höchstens 6 g pro Tag) und reduzieren Sie den Anteil salzreicher Lebensmittel. Würzen Sie kreativ mit Kräutern und Gewürzen.

7. Am besten Wasser trinken

Trinken Sie rund 1,5 Liter jeden Tag, am besten Wasser oder andere kalorienfreie Getränke wie ungesüßten Tee. Zuckergesüßte und alkoholische Getränke sind nicht empfehlenswert.

8. Schonend zubereiten

Garen Sie Lebensmittel so lange wie nötig und so kurz wie möglich, mit wenig Wasser und wenig Fett. Vermeiden Sie beim Braten, Grillen, Backen und Frittieren das Verbrennen von Lebensmitteln.

9. Achtsam essen und genießen

Gönnen Sie sich eine Pause für Ihre Mahlzeiten und lassen Sie sich Zeit beim Essen.

10. Auf das Gewicht achten und in Bewegung bleiben

Vollwertige Ernährung und körperliche Aktivität gehören zusammen. Dabei ist nicht nur regelmäßiger Sport hilfreich, sondern auch ein aktiver Alltag, in dem Sie z. B. öfter zu Fuß gehen oder Fahrrad fahren.

Wer beschäftigt sich womit?
Hilfreiche Adressen

Nichts ersetzt bei gesundheitlichen Beschwerden den Besuch beim Haus- oder Facharzt und in Notfällen das Aufsuchen einer Klinik. Dennoch ist es gut zu wissen, welche Organisationen und Institutionen sich neben den Universitätskliniken mit welchen Gesundheitsthemen beschäftigen. Nachfolgend werden einige wichtige genannt.

Adipositaschirurgie Selbsthilfe
Deutschland e.V., Kelsterbach
www.acsdev.de

AdipositasHilfe Deutschland e.V.,
Winsen
www.adipositashilfe-
deutschland.de

Adipositasverband Deutschland
e.V., Bottrop
www.adipositasverband.de

Berufsverband Deutscher
Chirurgen e.V., Berlin
www.bdc.de

Chirurgische Arbeitsgemeinschaft
Adipositastherapie und
metabolische Chirurgie
(CAADIP), Berlin
www.dgav.de
> Arbeitsgemeinschaften >
CAADIP

Deutsche Adipositas
Gesellschaft e.V., Martinsried
www.adipositas-gesellschaft.de

Deutsche Diabetes
Gesellschaft e.V., Berlin
www.deutsche-diabetes-
gesellschaft.de

Deutsche Gesellschaft für Allge-
mein- und Viszeralchirurgie e.V.,
Berlin
www.dgav.de

Deutsche Gesellschaft zur Bekämp-
fung der Krankheiten von Magen,
Darm und Leber sowie Störungen
des Stoffwechsels und der Ernährung (Gastro-Liga) e.V., Gießen
www.gastro-liga.de

Deutsche Gesellschaft für
Chirurgie e.V., Berlin
www.dgch.de

Deutsche Gesellschaft für
Ernährung e.V., Bonn
www.dge.de

Deutsche Gesellschaft für
Ernährungsmedizin e.V., Berlin
www.dgem.de

Deutsche Gesellschaft für
Gastroenterologie e.V., Berlin
www.dgvs.de

Deutsche Gesellschaft für
Innere Medizin e.V., Wiesbaden
www.dgim.de

Europäisches Zentrum für die
Prävention und die Kontrolle
von Krankheiten (ECDC) –
EU Gesundheitsbehörde
https://europa.eu/european-union/
about-eu/agencies/ecdc_de

International Federation for
Surgery of Obesity and
Metabolic Disorders (IFSO)
www.ifso.com

Österreichische Gesellschaft
für Chirurgie, Wien
www.oegch.at

Österreichische Gesellschaft
für Ernährung, Wien
www.oege.at

Österreichische Gesellschaft
für Innere Medizin, Wien
www.oegim.at

Schweizer Gesellschaft für Allgemeine Innere Medizin
(SGAIM), Bern
www.sgaim.ch

Schweizer Gesellschaft für
Chirurgie (SGC), Aarau
www.sgc-ssc.ch

Schweizer Gesellschaft für
Ernährung (SGE), Bern
www.sge-ssn.ch

Selbsthilfegruppe Adipositas –
Marienhospital Stuttgart
www.marienhospital-stuttgart.de

Selbsthilfegruppe Adipositas
Bad Cannstatt
www.adipositas-cannstatt.de

Weltgesundheitsorganisation
(WHO), Regionalbüro für Europa
www.euro.who.int

Kleines Magen-ABC

Wissen, was was ist

*»Zu wissen, was man weiß, und zu wissen,
was man tut, das ist Wissen.«*

Konfuzius (551–479 v. Chr.)

Abdomen   Bauch

Achalasie   Erkrankung, bei der sich der untere Speiseröhrenschließmuskel am Eingang zum Magen nicht richtig öffnet. Ursache ist eine Schädigung der Nervenzellen in der Speiseröhrenmuskulatur.

Adipositas (aus dem Lateinischen; *adeps*: Fett)   Auch Fettleibigkeit, Fettsucht oder Obesitas genannt. Nach der WHO-Definition liegt eine Adipositas ab einem Body-Mass-Index (BMI) von 30 kg/m² vor.

Amylase   Enzym zur Verdauung von Zuckerketten (Kohlenhydraten)

Anästhesist   Narkosefacharzt und Schmerzmediziner

Antioxidanzien   Chemische Verbindungen, die eine Oxidation anderer Substanzen verlangsamen. Sie wirken im menschlichen Körper als sogenannte Radikalfänger.

Aperitif   (Meist) Alkoholisches Getränk, das appetitanregend vor einem Essen gereicht wird.

Appendix vermiformis   Wurmfortsatz, umgangssprachlich Blinddarm

Argon-Plasma-Koagulation   Verfahren in der Medizin zur Blutstillung, fälschlich auch Argon-»Laser« genannt. Über einen ionisierten Argon-Plasmastrahl wird hochfrequenter elektrischer Strom auf Gewebe geleitet und dieses dadurch erhitzt.

Belegzellen (Parietalzellen)   Magenzellen, welche die Magensäure und den sogenannten Intrinsic Factor produzieren.

Bezoar   Gewölle

Bilirubin   Gelber Blutfarbstoff, der die in der Leber gebildete Gallenflüssigkeit gelb färbt.

Billroth, Theodor (1829–1894)   Deutsch-österreichischer Chirurg, der in Wien erstmals erfolgreiche Teilentfernungen des Magens und der Speiseröhre vornahm. Nach ihm sind auch heute noch bestimmte Magenoperationen benannt (Billroth I und Billroth II).

Blättermagen   Einer von mehreren Vormägen beim Wiederkäuer.

Body Farm   Spezieller wissenschaftlicher Friedhof

Body-Mass-Index   Auch Körpermassenindex oder Körpermassenzahl: Maßzahl für die Bewertung des Körpergewichts eines Menschen in Relation zu seiner Körpergröße. Sie wird berechnet, indem man das Körpergewicht in kg durch die Größe in m im Quadrat teilt (kg/m²).

Bodypacker Drogenkurier, der Drogen schmuggelt und dazu kleine Kunststoffbeutel mit Drogen schluckt.

Botulinumtoxin (Botox®) Starkes Nervengift

Cardia Mageneingangsbereich

Catgut Erstes richtiges chirurgisches Nahtmaterial, anfangs aus Katzendärmen hergestellt.

Cholesterin Fettartiger Naturstoff, der in allen menschlichen Zellen vorkommt.

Cholezystektomie Entfernung der Gallenblase

Cholezystitis Gallenblasenentzündung

Cholecystokinin Hormon des Magen-Darm-Traktes, welches auf die Gallenblase und den Magen wirkt.

Cholezystolithiasis Gallensteine in der Gallenblase

Chymotrypsin Enzym zur Eiweißverdauung

CT (Computertomografie) Digitale Schnittbilder des Körpers, die mithilfe eines Computers aus verschiedenen Röntgenstrahlen rekonstruiert werden.

Diabetes mellitus Blutzuckerkrankheit

Dialyse Blutwäsche

Differenzialdiagnose Erkrankung mit ähnlichen oder identischen Symptomen.

Duodenum Zwölffingerdarm; erster Abschnitt des Dünndarms, der hinter dem Magen beginnt.

ECL-Zellen (Enterochromaffin-ähnliche Zellen) Magenzellen, die Histamin produzieren.

ERCP Untersuchung der Gallengänge und Bauchspeicheldrüse über eine Art Magenspiegelung.

Fundoplikatio Biologische Manschette, die aus dem eigenen Magen geformt wird und bei der Operation der Refluxkrankheit um den Mageneingang bzw. die untere Speiseröhre gewickelt wird. Sie stärkt die Schließmuskelfunktion am Mageneingang.

G-Zellen Magenzellen, die das Hormon Gastrin produzieren.

Gastrektomie Entfernung des ganzen Magens

Gastric Bypass Siehe Magen-Bypassoperation

Gastrin Hormon, welches vom Magen gebildet wird. Es stimuliert die Salzsäurebildung im Magen, fördert die Produktion von Pepsinogen (Vorstufe des für die Eiweißspaltung wichtigen Magenenzyms Pepsin) und stärkt den Schließmuskel am Mageneingang.

Gastrinfreisetzendes Peptid Hunger- bzw. Sättigungshormon des Magens. Es übermittelt dem Gehirn ein Sättigungsgefühl.

Gastritis Siehe Magenschleimhautentzündung

Gastroenterologe Facharzt für Innere Medizin, der sich auf Magen-Darm-Erkrankungen und auf Erkrankungen der Leber, der Galle und der Bauchspeicheldrüse spezialisiert hat.

Gastroenterologie Teilgebiet der Inneren Medizin, das sich mit Magen-Darm-Erkrankungen und mit Erkrankungen der Leber, der Galle und der Bauchspeicheldrüse beschäftigt.

Gastroskopie Siehe Magenspiegelung

Hauptzellen Magenzellen, die das Verdauungsenzym Pepsinogen produzieren.

Head'sche Zonen Nach dem englischen Neurologen Sir Henry Head (1861–1940) benannte Bereiche der Haut, deren Nervenversorgung einem bestimmten Rückenmarksegment zugeordnet ist und die sich mit der Nervenversorgung bestimmter innerer Organe decken.

H2-Blocker Medikamente, die gegen den sogenannten Typ-2-Histaminrezeptor wirken und so die Magensäurebildung reduzieren.

Helicobacter pylori Bakterium, das im Magen überleben und sich vermehren kann. Eine Infektion mit Helicobacter pylori führt zu einer Magenschleimhautentzündung, manchmal zu einem Magengeschwür und selten zu Magenkrebs. 2005 gab es für diese Entdeckung den Medizin-Nobelpreis.

Hypophyse Die etwa erbsengroße Hirnanhangsdrüse ist eine Hormondrüse des Gehirns und wird vom Hypothalamus gesteuert.

Hypothalamus In diesem Teil des Gehirns liegt das Hunger- und Sättigungszentrum.

Ikterus Gelbsucht

Ileum (Krummdarm) Unterer Dünndarmabschnitt (nach dem Jejunum), etwa zwei bis drei Meter lang.

Insulin Hormon der Bauchspeicheldrüse, das den Blutzuckerspiegel senkt.

Jejunum (Leerdarm) Nach dem Zwölffingerdarm kommender Abschnitt des Dünndarms, etwa ein bis zwei Meter lang.

Kaffeesatz-Erbrechen Erbrechen von Blut, welches in Kontakt mit Magensäure kam.

Kernspintomografie Siehe MRT

Kolon Dickdarm

Labmagen Magen bei Wiederkäuern

Laktoseintoleranz Unverträglichkeit von Milchzucker (Laktose), hervorgerufen durch einen Mangel des Enzyms Laktase.

Laparoskopie Bauchspiegelung

Leberzirrhose Zerstörung des normalen Lebergewebes durch verschiedene Ursachen und Ersatz durch Bindegewebe.

Leptin Hunger- bzw. Sättigungshormon des Magens; übermittelt dem Gehirn ein Sättigungsgefühl.

Lipase Enzym zur Fettverdauung

Magenantrum Unterer Magenanteil

Magenballon Ein flüssigkeitsgefüllter Ballon, der zur Steigerung des Sättigungsgefühls für mehrere Wochen bis Monate in den Magen eingebracht wird.

Magenband Flüssigkeitsgefülltes Silikonband, das zur Magenverkleinerung bzw. -einengung um den Mageneingang gelegt wird.

Magen-Bypassoperation Adipositasoperation, bei der durch eine quere Durchtrennung des Magens eine Magenverkleinerung entsteht und zusätzlich die Nahrung unter Umgehung (»Bypass«) großer Dünndarmabschnitte erst spät mit den Verdauungssäften in Kontakt kommt.

Magenfundus Natürliche Ausbuchtung im oberen Magenabschnitt.

Magengeschwür Umschriebener Defekt in der Magenschleimhaut. In 80 Prozent der Fälle ist dafür eine Infektion mit dem Keim Helicobacter pylori verantwortlich.

Magenkorpus Mittlerer Anteil des Magens

Magenkrebs Bösartiger Tumor des Magens, der von den Drüsenzellen der Magenschleimhaut ausgeht.

Magenresektion Magenteilentfernung

Magensäure Magensäure (oder auch Magensaft) ist die Flüssigkeit, die der Magen selbst produziert. Sie besteht zu einem wesentlichen Teil aus konzentrierter Salzsäure, aber auch aus Schleim, dem eiweißspaltenden Enzym Pepsin und dem sogenannten Intrinsic Factor, der für die Aufnahme von Vitamin B_{12} im Dünndarm notwendig ist.

Magenspiegelung Mit einem in den Magen eingeführten Schlauch, an dessen Spitze eine Kamera angebracht ist, kann der Magen von innen betrachtet werden. Wenn notwendig, können gleichzeitig Proben aus einer krankhaften Veränderung entnommen werden.

Magenulkus Siehe Magengeschwür

Magenschlauchoperation Adipositasoperation, bei der zum Zwecke der Magenverkleinerung etwa 80 Prozent des Magens entfernt werden.

Magenschleimhautentzündung (Gastritis) Man unterscheidet verschiedene Typen:

- Typ-A-Gastritis (ca. fünf Prozent): Autoimmungastritis, bei der körpereigene Antikörper die Magenschleimhautzellen angreifen.
- Typ-B-Gastritis (mit ca. 85 Prozent am häufigsten): bakterielle Infektion mit dem Magenkeim Helicobacter pylori.
- Typ-C-Gastritis (zehn Prozent): chemisch verursachte Magenschleimhautentzündung durch z. B. zurückfließende Gallenflüssigkeit oder durch Medikamente wie Acetylsalicylsäure, Ibuprofen oder Diclofenac.

Morbus Gilbert-Méulengracht Auch Morbus Meulengracht. Erbliche Störung mit Erhöhung des gelben Blutfarbstoffs im Blut.

MRT oder MR (Magnetresonanztomografie, Kernspintomografie) Ähnlich wie beim CT können Schnittbilder des Körpers sichtbar gemacht werden. Allerdings werden dabei nicht Röntgenstrahlen, sondern sehr starke Magnetfelder eingesetzt.

Netzmagen Einer von mehreren Vormägen beim Wiederkäuer.

Neurologe Nervenfacharzt

Ösophagus Speiseröhre

Pankreas Bauchspeicheldrüse

Pankreatitis Bauchspeicheldrüsenentzündung

Pansen Einer von mehreren Vormägen beim Wiederkäuer.

Papilla vateri Mündungsstelle des Gallen- und Bauchspeicheldrüsengangs in den Zwölffingerdarm.

Parietalzellen Siehe Belegzellen

Pawlow, Iwan Petrowitsch (1849–1936) Russischer Mediziner und Physiologe

Pepsin Bestandteil der Magensäure. Dieses Enzym ist für den Abbau des mit der Nahrung aufgenommenen Eiweißes zuständig.

Pylorus Schließmuskel am Magenausgang

Radiologe Röntgenfacharzt

Refluxkrankheit Man spricht von Refluxkrankheit, wenn es durch Zurückfließen der Magensäure in die Speiseröhre zu Beschwerden kommt, z. B. Sodbrennen, und/ oder wenn dies zu einer Veränderung der Schleimhaut der Speiseröhre führt (aus dem Lateinischen; *refluxus*: Rückfluss).

Reizmagen Chronische Magenbeschwerden ohne medizinisch erkennbare, körperliche Ursache.

Roemheld-Syndrom Herzbeschwerden, verursacht durch einen zu vollen Magen. Es ist nach dem Arzt Ludwig von Roemheld (1871–1938) benannt.

Roux-Y-Rekonstruktion nach Magenoperation Art der Verbindung zwischen Speiseröhre und Dünndarm nach Entfernung des Magens, benannt nach dem Schweizer César Roux (1857–1934).

Säureblocker Auch Protonenpumpenhemmer. Medikamente zur Unterdrückung der Magensäureproduktion.

Sekretin Hormon des Zwölffingerdarms, welches die Magensäurebildung hemmt.

Skorbut Vitamin-C-Mangelkrankheit, bei der es nach zwei bis drei Monaten ohne Vitamin-C-Einnahme zu Erschöpfung, Zahnfleischbluten, Infektionen, Fieber, Muskelschmerzen, Durchfall und schließlich zum Tod kommt.

Sleeve-Gastrektomie Siehe Magenschlauchoperation

Schlatter, Carl (1864–1934) Schweizer Chirurg, der 1897 als Erster einem Menschen den kompletten Magen entfernte (Gastrektomie).

Singultus Schluckauf

Sonografie Ultraschalluntersuchung

Stethoskop Gerät zum Abhören innerer Organe, vor allem des Herzens und der Lunge, aber auch des Darms (aus dem Griechischen; *stethos*: Brust, *skopein*: betrachten, untersuchen).

Thorax Brustkorb

Tumor Gewebevermehrung, Gewebeneubildung, Geschwulst, Knoten oder Gewächs ohne Aussage darüber, ob es sich dabei um eine gut- oder bösartige Veränderung handelt.

Trypsin Enzym zur Eiweißverdauung

Ulcus ventriculi Siehe Magengeschwür

Vagusnerv Nerv, der vom Gehirn zum Magen läuft und wichtig für verschiedene Magenfunktionen ist.

Varizen Krampfadern

Viszeralchirurg Facharzt für Chirurgie, der sich auf Erkrankungen im Bauchraum, der Bauchwand, der endokrinen Drüsen und der Weichteile sowie der Organtransplantation spezialisiert hat.

Viszeralchirurgie Spezialgebiet der Chirurgie, das sich mit Erkrankungen im Bauchraum, der Bauchwand, der endokrinen Drüsen und der Weichteile sowie der Organtransplantation beschäftigt.

Volvulus Verdrehung

Zwerchfellbruch Häufige Ursache der Refluxerkrankung.

Zwerchfell Auch Diaphragma (aus dem Griechischen: »Trennwand«). Ein flacher, scheibenförmiger Atemmuskel, der den Brustraum vom Bauchraum trennt. Es ist kuppelartig an Brustbein, Rippenbögen und dem Lendenwirbel befestigt.

Zyste Blase

Anmerkungen

1 Peristaltik: Muskeltätigkeit von Hohlorganen mit dem Zweck, den jeweiligen Inhalt vorwärts oder rückwärts zu bewegen oder zu durchmischen, z. B. in der Speiseröhre, im Magen, im Darm, im Harnleiter oder im Eileiter.

2 Hämoglobin (Hb): Blutfarbstoff (Eiweiß) in den roten Blutkörperchen, der den Sauerstoff im Blut transportiert.

3 Helicobacter pylori ist ein spiraliges, gekrümmtes Stäbchenbakterium, welches den menschlichen Magen besiedeln kann. Der Name geht auf die gekrümmte Spiralform (»Helix« bedeutet Spirale) zurück.

4 viszeral – von lateinisch *viscera* stammend, bedeutet die »Eingeweide betreffend«. Viszeralchirurgie ist also die Chirurgie im Bereich des Bauchraumes, der Bauchwand, der Hormondrüsen und aller anderen Weichteile sowie des Dünn-, Dick-, Enddarms, der Gallenblase, Leber und natürlich auch der Speiseröhre und des Magens.

5 Prader-Willi-Syndrom: 1956 erstmals auf Basis wissenschaftlicher Kriterien genauer beschrieben von den Kinderärzten Andreas Prader, Alexis Labhard sowie Heinrich Willi. Während zu der genannten Zeit die Symptome beschrieben wurden, lagen noch keine gesicherten Erkenntnisse zu den Ursachen vor. Das Prader-Willi-Syndrom beschreibt eine angeborene Genmutation, welche durch das beschädigte Chromosom 15 zu einer Behinderung führt. Neben anderen Symptomen zeigen sich bei Betroffenen ab dem 3. Lebensjahr starke Hungergefühle, die nicht bewusst reguliert werden können. Folgen sind starkes Übergewicht und Scheu vor Bewegung.

6 Mallory-Weiss-Syndrom: benannt nach dem ungarisch-amerikanischen Arzt S. Weiss (1898–1942) sowie dem amerikanischen Pathologen G. K. Mallory (1900–1986). Beschrieben wurde das Krankheitsbild 1929 und 1932.

7 Boerhaave-Syndrom: erstmals beschrieben von dem niederländischen Mediziner, Chemiker sowie Botaniker Herman Boerhaave (1668–1738).

8 Nierenschale: Der Name geht auf die gebogene Form einer Niere zurück. Aufgrund ihrer Form lassen sich Nierenschalen besser unter das Kinn auf die Brust von Patienten legen, wenn diese sich z. B. übergeben müssen.

9 Kaffeesatz-Lesen ist eine aus dem Orient und der Türkei stammende Form des Zukunftsorakels, bei dem nach dem Genuss eines Mokkas aus dem verbliebenen Bodensatz die Zukunft interpretiert, also »gelesen« wird.

10 Rudolf Virchow war ein deutscher Pathologe, Anthropologe und Politiker (1821–1902).

11 Zwerchfell: auch Diaphragma genannt. Dies geht auf das (Alt-)Griechische zurück und bedeutet so viel wie »Trennwand«. Das Zwerchfell ist ein scheibenförmiger, flacher Muskel, welcher unseren Oberkörper in den Brust- und

Bauchraum aufteilt. Durch das Zwerchfell ist die linke Lungenhälfte von Magen und Milz getrennt und die rechte Lungenhälfte von der Leber. Das Zwerchfell ist kuppelartig an Brustbein, Rippenbögen und dem Lendenwirbel befestigt.

12 Fundoplikatio: Der Name für diese Operation zur Behandlung von Sodbrennen (Refluxkrankheit) geht auf den Begriff »*Fundus*« zurück, was für Magengewölbe steht, und den Begriff »*Plikatio*«, was Faltung bedeutet. Eine Fundoplikatio-Operation hat zum Ziel, die Funktion des Speiseröhren-Magen-Schließmuskels nachzuahmen.

13 Der Begriff Hypothalamus geht auf das Griechische zurück: *Hypo* steht für »unter« und *thálamos* für »Kammer, Zimmer«. Es handelt sich um einen über der Hypophyse (sogenannte Hirnanhangdrüse) befindlichen Teil des Zwischenhirns. Für das vegetative/viszerale Nervensystem ist der Hypothalamus das bedeutendste Steuerungszentrum. Das vegetative/viszerale System dient der Kontrolle bzw. Aufrechterhaltung von Körpertemperatur, Blutdruck, Stoffmengenkonzentration, der Regulierung von Schlaf, Nahrungs- und Wasseraufnahme und des Fortpflanzungsverhaltens. Der Hypothalamus ist durch zahlreiche neuronale Vernetzungen mit anderen Hirnzentren verbunden.

14 MRT, Magnetresonanztomografie, auch Kernspintomografie oder Kernspin: Bildgebendes Verfahren, welches in der Medizin für die Diagnostik zur Darstellung der Gewebe und Organe sowie deren Struktur und Funktion im Körper eingesetzt wird.

15 Epidemiologie: Wissenschaft, die sich mit der Verbreitung, den Ursachen und Folgen einer Erkrankung oder medizinischer Zustände beschäftigt.

16 Der Body-Mass-Index (BMI) wird auch als Körpermassenzahl bezeichnet und steht für die Maßzahl, die das Körpergewicht (in kg) einer Person im Verhältnis zu ihrer Körpergröße (in m) im Quadrat beschreibt.

17 Gastroenterologie: Teilgebiet der Inneren Medizin, das sich mit Erkrankungen des Magen-Darm-Traktes beschäftigt. Hier werden Magen- und Darmspiegelungen durchgeführt.

18 Als Kolik werden sehr starke, krampfartige Schmerzen bezeichnet, die wellenförmig an Intensität zu- und wieder abnehmen, ähnlich wie Geburtswehen.

19 Cro-Magnon-Mensch: lebte vor etwa 40.000 bis 12.000 Jahren. Benannt nach dem Fundort des ersten, 1868 bei Abri de Cro-Magnon (Dordogne, Frankreich) aufgefundenen Schädels dieses Homo sapiens.

20 Argon-»Laser«, korrekt eigentlich Argon-Plasma-Koagulation, ist eine Methode zur Blutstillung. Hierbei wird Hochfrequenzstrom über einen Argon-Edelgasstrahl zur Energieübertragung eingesetzt.

21 Botox – ein Sammelbegriff – besteht aus verschiedenen neurotoxischen Proteinen. Diese sind Ausscheidungsprodukte verschiedener Bakterienspezies. Die Giftwirkung entsteht durch die Hemmung der Erregungsübertragung von Nervenzellen.

Literatur

Adam D. Exclusive: UK to open first ›body farm‹. Nature 2019; 569: 167–168

Ahlman H, Nilsson O. The gut as the largest endocrine organ in the body. Ann Oncol 2001; 12 Suppl 2: S63–68

Allen P et al. Gastropexy for prevention of gastric dilatation-volvulus in dogs: history and techniques. Top companion Anim Med 2014; 29: 77–80

Antoniak AE et al. The effect of combined resistance exercise training and vitamin D_3 supplementation on musculoskeletal health and function in older adults: a systematic review. BMJ Open 2017; 7: e014619

AWMF. Leitlinienprogramm Onkologie: S3-Leitlinie Magenkarzinom, Langversion 2.0 (2019): AWMF Registernummer 032/009OL

Aziz Q, Schnitzler A, Enck P. Functional neuroimaging of visceral sensation. J Clin Neurophysiol 2000; 17: 604–612

Bayless TM et al. Lactase non-persistence and lactose intolerance. Curr Gastroenterol Rep 2017; 19: 23

Bell S et al. Association between clinically recorded alcohol consumption and initial presentation of 12 cardiovascular diseases: population based cohort study using linked health records. BMJ 2017; 356: j909

Bellavia A et al. Alcohol consumption and mortality: a dose-response analysis in terms of time. Ann Epidemiol 2014; 24: 291–296

Bhaskaran K et al. Association of BMI with overall and cause-specific mortality in a population-based cohort study of 3.6 million adults in the UK. Lancet Diabetes Endocrinol 2018; 6: 944–953

Bhupathi V et al. Dairy intake and risk of cardiovascular disease. Curr Cardiol Rep 2020; 22: 11

Birk M et al. Removal of foreign bodies in the upper gastrointestinal tract in adults: european Society of Gastrointestinal Endoscopy (ESGE) Clinical Guideline. Endoscopy 2016; 48: 489–496

Blat C et al. Gastric dilatation and abdominal compartment syndrome in a child with Prader-Willi-Syndrome. Am J Case Rep 2017; 18: 637–640

Blaut M. Ecology and physiology of the intestinal tract. Curr Top Microbiol Immunol 2013; 358: 247–272

Breidenbach T, Banas, B. Organspende und Transplantationsmedizin. Grünwald: Börm Bruckmeier Verlag; 2011

Britton A et al. The protective effects of moderate drinking: lies, damned lies, and ... selection biases? Addiction 2017; 112: 218–219

Bruze G et al. Associations of bariatric surgery with changes in interpersonal relationship status: results from 2 swedish cohort studies. JAMA Surg 2018; 153: 654–661

Cordell BJ et al. Case-control research study of auto-brewery syndrome. Glob Adv Health Med 2019; 8: 2164956119837566

Demling L. Magen – *Handbuch der inneren Medizin*. Band 3: *Verdauungsorgane* 2. Teil. 5. Aufl. Berlin, Heidelberg, New York: Springer-Verlag; 1974

Deutsche Gesellschaft für Gastroenterologie, Verdauungs- und Stoffwechselkrankheiten e.V. (DGVS): Leitlinie Helicobacter pylori und gastroduodenale Ulkuskrankheit. In: AWMF online (Arbeitsgemeinschaft der wissenschaftlichen medizinischen Fachgesellschaft e.V.), Frankfurt am Main; 2016

Deutsche Stiftung Organtransplantation. Report 2018. Im Internet: https://www.bdc.de

Di Castelnuovo A et al. Alcohol dosing and total mortality in men and women: an updated meta-analysis of 34 prospective studies Arch Intern Med 2006; 166: 2437–2445

Dietrich A et al. Obesity surgery and the treatment of metabolic diseases. Dtsch Arztebl Int 2018; 115: 705–711

Ding J et al. The application of enhanced recovery after surgery (ERAS)/fast-track surgery in gastrectomy for gastric cancer: a systematic review and meta-analysis. Oncotarget 2017; 8: 75699–75711

Enck P, Frieling T, Schemann M. *Darm an Hirn*. Freiburg i. Br.: Herder Verlag; 2017

Fischbach W et al. S2-Leitlinie Helicobacter pylori und gastroduodenale Ulcuskrankheit. Z Gastroenterol 2016; 54: 327–363

Flach PM et al. Death by ›snow‹! A fatal forensic case of cocaine leakage in a ›Drug Mule‹ on postmortem computed and magnetic resonance tomography compared with autopsy. Am J Forensic Med Pathol 2017; 38: 339–44

Flores-Funes D et al. The use of coffee, chewing-gum and gastrografin in the management of postoperative ileus: a review of current evidence. Cir Esp 2016; 94: 495–501

Fung M et al. Receptivity of bariatric surgery in qualified patients. J Obes 2016: 5372190

Geliebter A et al. Reduced stomach capacity in obese subjects after dieting. Am J Clin Nutr 1996; 63: 170–173

Glocker E, Suerbaum S. Pathogenese, Diagnostik und Therapie der Helicobacter-pylori-Infektion. In: Bundesgesundheitsblatt, Berlin, 48/2005; 6: 669–678

Guo J et al. The impact of dairy products in the development of type 2 Diabetes: Where does the evidence stand in 2019? Adv Nutr 2019; 10: 1066–1075

Guo Y et al. Dairy consumption and gastric cancer risk: a meta-analysis of epidemiological studies. Nutr Cancer 2015; 67: 555–568

Hasanin M et al. Temporary gastric stimulation in patients with gastroparesis symptoms: low-resolution mapping multiple versus single mucosal lead electrograms. Gastroenterology Res 2019; 12: 60–66

Heinrich H et al. Effect on gastric function and symptoms of drinking wine, black tea, schnaps with a Swiss cheese fondue: randomised controlled crossover trial. BMJ 2010; 341: c6731

Ho VW et al. A low carbohydrate, high protein diet slows tumour growth and prevents cancer initiation. Cancer Res 2011; 71: 4484–4493

Hoffman JR et al. Protein – which is best? J Sports Sci Med 2004; 3: 118–130

Horikoshi M et al. Sex differences in the effects of alcohol on gastric emptying in healthy volunteers: a study using the (13)C breath test. Biomed Res 2013; 34: 275–280

Hvid-Jensen F et al. Incidence of autor au among patients with Barrett's esophagus. N Engl J Med 2011; 365: 1375–1383

Islam MS et al. Exceptional multiple foreign-body ingestion by a patient with schizophrenia. Mymensingh Med J 2017; 26: 194–197

Kast B. *Der Ernährungskompass.* München: C. Bertelsmann Verlag; 2018

Kim HJ et al. Dietary factors and gastric cancer in Korea: a case-control study. In J Cancer 2002; 97 (4): 531–535

Kim KH et al. Acupuncture for symptomatic gastroparesis. Cochrane Database Syst Rev 2018; 12: CD009676

Kim YJ et al. The long-run effect of education on obesity in the U.S. Econ Hum Biol 2016; 21: 100–109

Lee IS, Wang H, Clae Y et al. Functional neuroimaging studies in functional dyspepsia patients: a systematic review. Neurogastrointestinal Motil 2016; 28: 793–805

Leoci R. Animal by-products (ABPS). Origins, uses and European regulations. Universitas Studiorum, Mantora 2014; 96

Limpias Kamiya KJ et al. Endoscopic removal of foreign bodies: a retrospective study in Japan. World J Gastrointest Endosc 2020; 12: 33–41

Liu Q et al. Effect of gum chewing on amelioating ileus following colorectal surgery: a meta-analysis of 18 randomized controlled trials. Int J Surg 2017; 47: 107–115

Marazziti D et al. Alteration of the platelet serotonin transporter in romantic love. Psychol Med 1999; 29: 741–745

Matsuki N et al. Lifestyle factors associated with gastroesophageal reflux disease in the Japanese population. J Gastroenterol 2013; 48: 340–349

Maybaum T. Body Farm. Dtsch Ärztebl 2019; 116 (22): B895

McDougall J. Plant foods have complete amino acid composition. Circulation 2002; 105: e197

McGinley C et al. Does antioxidant vitamin supplementation protect against muscle damage? Sports Med 2009; 39: 1011–1032

Mejia-Rivas M et al. Gastric capacity is related to body mass index in obese patients. A study using the water load test. Rev Gastroenterol Mex 2009; 74: 71–73

Michaelsson K et al. Milk intake and risk of mortality and fractures in women and men: cohort studies. BMJ 2014; 349: g6015

Miederer SE. *Arme Schlucker: wahre Geschichten, aus dem Leib gezogen.* Frankfurt/Main: Edition Fischer GmbH; 2016

Morency ME et al. Association between noncom milk beverage consumption and childhood height. Am J Clin Nutr 2017; 106: 597–602

Nationale Akademie der Wissenschaften Leopoldina. Diskussionspapier, 13.11.2019. ISBN: 978-3-8047-3862-1

O'Connor PD et al. Retrieval of an unusual foreign body. Cureus 2019; 11: e6110

O'Flanagan CH et al. When less may be more: calorie restriction and response to cancer therapy. BMC Med 2017; 15: 106

Orsagh-Yentis D et al. Foreign-body ingestions of young children treated in US Emergency Departments. Pediatrics 2019; 143.pii: e20181988

Porter R. *Die Kunst des Heilens*. Heidelberg, Berlin: Spektrum Akademischer Verlag; 2000

Raghavan M et al. Diet-related risk factors for gastric dilatation-volvulus in dogs of high breeds. J Am Anim Hosp Assoc 2004; 40: 192–203

Rajilic-Stojanovic M et al. Intestinal microbiota and diet in IBS: causes, consequences, or epiphenomena? Am J Gastroenterol 2015; 110: 278–287

Reznicek von P u. B. *Der vollendete Adam. Das Herrenbrevier.* Stuttgart: Verlag Dieck & Co.; 1928

Richards WO et al. Comparative analysis of laparoscopic fundoplication and magnetic sphincter augmentation for the treatment of medically refractory GERD. Am Surg 2018; 84: 1762–1767

Ristow M et al. Antioxidants prevent health-promoting effects of physical exercise in humans. Proc Natl Acad Sci USA 2019; 106: 8665–8670

Ritze Y, Hengelhaupt C, Bárdos G et al. Altered intestinal neuroendocrine gene expression in humans with obesity. Obesity (Silver Spring) 2015; 23 (11): 2278–2285

Robinson MR et al. Population genetic differentiation of height and body mass index across Europe. Nat Genet 2015; 47: 1357–1362

Schaaf J. FAZ am Sonntag; 9.6.2019, S. 15

Schäffer M. Hygienemaßnahmen bei MRSA-Patienten auf chirurgischen Stationen. Chir Praxis 2003; 61: 134-136

Schäffer M et al. Morbidität und Letalität der Nieren- und Pankreastransplantation: Single-Center Analyse von 810 Transplantationen. Dtsch med Wschr 2007; 132: 2318-2322

Schäffer M et al. Neuropeptides: mediators of inflammation and tissue repair? Arch Surg 1998; 133: 1107-1116

Schollenberger A, Hamze Sinno M, Bühler N et al. Gastric ghrelin, GOAT, leptin, and leptin R expression as well as peripheral serotonin are dysregulated in humans with obesity. Neurogastroenterol Motil 2016; 28: 806–815

Scholtes B, Pochhammer J, Schäffer M. Incarceration of a diaphragmatic hernia complicated by a tension free fecopneumothorax after left hemiheptectomy: Review of the literature and case report. J Abdom Wall Reconstr 2018;1:1004-8

Schumpelick V. Unterm Messer II. Heidelberg: Dr. Reinhard Kaden Verlag; 2013

Scudellari M. The science myths that will not die. Nature 2015; 528: 322–325

Seidell JC, Halberstadt J. Overweigth, obesity and life expectancy: do people with a higher BMI live longer? Ned Tijdschr Geneeskd 2016; 160: D859

Shin WK et al. Milk consumption decreases risk for breast cancer in Korean women under 50 years of age: results from the Health Examinees Study. Nutrients 2019; 12.pii:E32

Skubleny D et al. LINX® magnetic esophageal sphincter augmentation versus Nissen fundoplication for gastroesophageal reflux disease: a systematic review and meta-analysis. Surg Endosc 2017; 31: 3078–3084

Sozialgericht Fulda: Krankenkasse muss Magenoperation zur Gewichtsreduktion bei krankhaftem Übergewicht (Adipositas) bezahlen. (23.1.2014) Az. S 11 KR 174/10

Sremanakova J et al. A systemic review of the use of ketogenic diets in adult patients with cancer. J Hum Nutr Diet 2018; 31: 793–802

Stubljar D et al. How far are we from vaccination against Helicobacter pylori infection? Expert Rev Vaccines 2018; 17: 935–945

Takahashi I et al. Gut as the largest immunologic tissue. JPEN 1999; 23: S7-12

Tan Q et al. Current and emerging therapies for managing hyperphagia and obesity in Prader-Willi-Syndrome. Obes Rev 2019. doi: 10.1111/obr. 12992

Thorning T K et al. Milk and dairy products: good or bad for human health? An assessment of the totality of scientific evidence. Food Nutr Res 2016; 60: 32527

Tognon G et al. Nonfermented milk and other dairy products: association with all-cause mortality. Am J Clin Nutr 2017; 105: 1502–1511

Vieira AR et al. Foods and beverages and colorectal cancer risk: a systematic review and meta-analysis of cohort studies, an update of the evidence of the WCRF-AICR continuous update project. Ann Oncol 2017; 28: 1788–1802

Wang S et al. Milk/dairy products consumption and gastric cancer: an update meta-analysis of epidemiological studies. Oncotarget 2017; 9: 7126–7135

Wirth A et al. Prevention and therapy of obesity Dtsch Arztebl Int 2014; 111: 705–713

Witcombe B et al. Sword swallowing and its side effects. BMJ 2006; 333: 1285–1287

Wolf S. The final studies of Tom. Trans Am Clin Climatol Assoc 1959; 71:159–165

Wood AM et al. Risk thresholds for alcohol consumption: combined analysis of individual-participant data for 599912 drinkers in 83 prospective studies. Lancet 2018; 391: 1513–1523

Yan TL et al. National rates of Helicobacter pylori recurrence are significantly and inversely correlated with human development index. Aliment Pharmacol Ther 2013; 37: 963–968

Yeung A W K. Sex differences in brain responses to food stimuli: a meta-analysis on neuroimaging studies. Obes Rev 2018; 19: 1110-1115

Zick SM et al. Pros and cons of dietary strategies popular among cancer patients. Oncology 2018; 32: 542–547

Zitsman JL et al. Adolescent gastric banding: a 5-year longitudinal study. Obes Surg 2019. doi: 10.1007/s11695-019-04321-5

Dank

Allen, die zum Entstehen dieses Buches beigetragen haben, gilt herzlicher Dank. Für vielfältige Hilfe und Unterstützung danken wir Miriam Moses, Beatrix Kübler, Martina B. Belgrad, Marina Neher, Gunter Ehni, dem Team des Heyne Verlags, Anne-Kathrin Janetzky für das Lektorat sowie Ann-Kathrin Hahn für die mit viel Witz gestalteten Illustrationen. Einen besonderen Dank sagt Prof. Dr. Michael Schäffer seinen medizinischen Lehrern, insbesondere an der Universität Tübingen, an der Johns-Hopkins-University in Baltimore, USA, sowie an der Universität Bochum für Wissensvermittlung, Diskurs und kooperative Zusammenarbeit sowie fortwährenden Informationsaustausch. Sein spezieller Dank gilt auch allen ärztlichen und nicht ärztlichen Mitarbeiterinnen und Mitarbeitern der Klinik für Allgemein-, Viszeral- und Thoraxchirurgie und allen anderen Abteilungen am Marienhospital Stuttgart für ihre Unterstützung im täglichen Einsatz für die Patienten.

Register